# CURE MARINE

## DE LA

# PHTISIE PULMONAIRE

PAR

### LE DOCTEUR F. LALESQUE

ANCIEN INTERNE DES HOPITAUX DE PARIS

LAURÉAT DE LA SOCIÉTÉ DE BIOLOGIE

> « Le meilleur remède est souvent
> de n'en prescrire aucun. »
>
> TISSOT

Planches, Dessins, Tableaux, Graphiques.

## PARIS

MASSON ET C^ie^, ÉDITEURS

LIBRAIRES DE L'ACADÉMIE DE MÉDECINE

120, BOULEVARD SAINT-GERMAIN

1897

# CURE MARINE

DE LA

# PHTISIE PULMONAIRE

6219-97. — CORBEIL. Imprimerie Ed. Crété.

# CURE MARINE

## DE LA

# PHTISIE PULMONAIRE

PAR

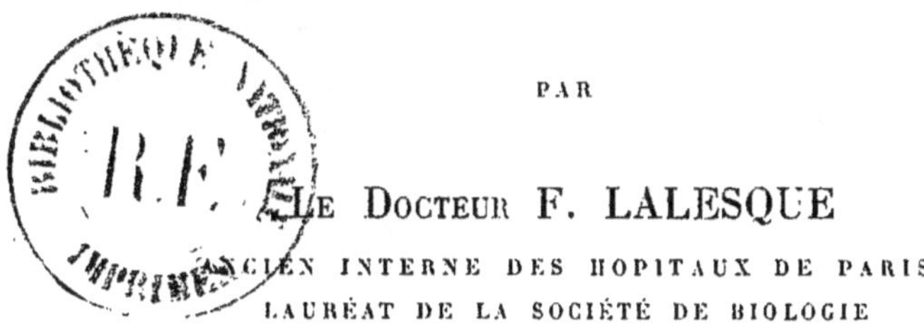

LE DOCTEUR F. LALESQUE

ANCIEN INTERNE DES HOPITAUX DE PARIS
LAURÉAT DE LA SOCIÉTÉ DE BIOLOGIE

> « Le meilleur remède est souvent
> de n'en prescrire aucun. »
>
> TISSOT.

---

**Planches, Dessins, Tableaux, Graphiques.**

---

## PARIS

MASSON ET C$^{ie}$, ÉDITEURS

LIBRAIRES DE L'ACADÉMIE DE MÉDECINE

120, BOULEVARD SAINT-GERMAIN

—

1897

# PRÉFACE

« Puis, si en France, on connaît bien
les ressources que présente le littoral
méditerranéen, peut-être est-on moins
fixé sur les bénéfices que les malades
pourraient retirer d'un déplacement
réalisé vers d'autres lieux, à d'autres
époques de l'année. »

(HERMANN WEBER.)

Ce livre tend à combler cette lacune.

Il se divise en trois parties. La première étudie le milieu, c'est la *climatologie;* la seconde, l'action de ce milieu sur l'organisme, c'est la *climatophysiologie ;* la troisième, ses effets dans la Phtisie Pulmonaire, c'est la *climathérapie.*

Faire apprécier les ressources ignorées ou méconnues du Littoral Atlantique ; étendre, en France, le domaine si riche et si délaissé de la climathérapie, est sa seule ambition.

Que si, quelques esprits inquiets, y voyaient un plaidoyer *pro domo*, il laisserait à Montaigne le soin de sa justification : « Ceux-là sont aussi bien plus recommandables historiens, qui connaissent les choses de quoi ils escrivent, pour avoir été de la partie à les faire. »

FERNAND LALESQUE.

Janvier 1897.

# CURE MARINE

DE LA

# PHTISIE PULMONAIRE

## PREMIÈRE PARTIE

### CLIMATOLOGIE

### CHAPITRE PREMIER

#### LE CLIMAT ATLANTIQUE

I. — **Définition.** — Les trois climats côtiers de la France. — Son véritable climat marin. — Le climat atlantique, entité climatique.

II. — **Causes.** — Les grands courants océaniens. — Le Gulf-Stream. — Le courant de Rennell. — Son existence niée. — Échauffement des eaux de la côte Landaise. — Leur température élevée et constante.

III. — **Caractères.** — **Physiques.** — **Chimiques.** — **Biologiques.**

## I

La France, baignée par trois mers, une grande, une moyenne, une petite, jouit de trois climats côtiers différents.

La grande mer, c'est, de la pointe de la Bretagne à Hendaye, *l'océan Atlantique*. La mer moyenne, d'Espagne en Italie, c'est la *mer Méditerranée*, le lac au milieu des terres, comme son nom latin le dit. La petite mer, c'est la *mer du Nord* (O. Reclus).

Soumise à l'action immédiate de la grande mer, uniforme et puissant facteur climatique, toute la bande littorale ouest, de Brest à Bayonne, présente dans ses grandes lignes climatologiques, des caractères fondamentaux, dont l'ensemble constitue le *Climat Atlantique*, qui, nous le verrons, est le *véritable climat marin* de la France.

S'il est vrai que certaines circonstances de topographie locale, telles que, nature et reliefs du sol, présence ou absence des forêts, atténuent ou accentuent, avec la latitude, ces caractères primordiaux, s'il est vrai que de ces modifications on ait pu déduire un *climat breton*, et un *climat girondin*, il ne s'ensuit pas qu'il faille considérer ces deux climats comme essentiellement distincts. Ils ne sont que les nuances d'une *entité climatique*, comme nous le démontrerons.

## II

La raison d'être de cette unité climatique, découle de l'influence plus ou moins immédiate des courants océaniens, qui, sillonnant les mers en tous sens, répartissent leur calorique aux terres situées sur leur trajet, leur apportant ainsi une source de chaleur empruntée à des régions parfois lointaines. Si bien que les continents, heurtés ou léchés par ces courants, jouissent d'un véritable *climat d'emprunt*.

La distribution de ces courants, chauds sur les côtes d'Europe, froids sur celles des États-Unis, est la cause de ce phénomène depuis longtemps connu que, dans notre hémisphère, et à latitude égale, « les côtes orientales des continents sont plus froides que les côtes occidentales. Ce principe est rigoureusement vrai, parce qu'il est applicable, non seulement au bassin de l'Atlantique, mais à celui du Pacifique » (de Rochas).

Des trois courants *constants* qui sillonnent l'Atlantique, le plus important, le Gulf-Stream, est un courant chaud.

Son pouvoir calorique est tel que, lorsque dans sa course,
il passe « au delà du 40° parallèle, où l'atmosphère se
refroidit parfois jusqu'au-dessous de la glace fondante, le
courant, lui, se maintient à une température de 26° et au-
dessus ». Son pouvoir rayonnant, au dire de Maury, est tel,
que la quantité de chaleur répandue sur l'Atlantique dans
une seule journée d'hiver, « suffirait pour élever la masse
d'air atmosphérique qui couvre la France et la Grande-
Bretagne du point de congélation à la chaleur d'été ».

Dans de pareilles conditions, on comprend l'influence
directe et dominante que ne peut manquer d'exercer ce
courant sur les phénomènes météorologiques des régions
qu'il traverse et des continents qu'il avoisine (Julien).

Or, la géographie nous apprend que le courant principal
du Gulf-Stream, arrivé à la hauteur de 46° de latitude nord,
se divise en deux branches inégales. L'une, la plus importante, la branche nord, remonte vers l'Islande ; l'autre,
d'un volume moindre, s'incline au sud, vers l'Espagne et
le Portugal. De cette branche descendante, se dégage à
son tour un courant collatéral, qui, après être entré dans
le golfe de Gascogne et en avoir léché le littoral, rejoint la
branche ascendante au niveau du cap Lizard.

Là est la cause à laquelle l'Irlande et l'Angleterre doivent de voir le myrte et le laurier fleurir en leurs vertes
campagnes, sous un ciel nébuleux, et à laquelle nos côtes
de Bretagne sont redevables de leurs hivers à la fois pluvieux et doux. C'est l'opinion professée par Reclus : « Les
rives de l'Atlantique sont exposées à la double influence
des courants et des vents du sud-ouest, qui apportent avec
eux les chaudes effluves des mers tropicales. Baignées par
les moites vapeurs d'un autre climat, elles jouissent ainsi
d'une température bien supérieure à celle qui appartient
normalement à leur latitude. »

Nos côtes atlantiques doivent-elles réellement leur climat

exceptionnel, au voisinage de ce courant collatéral du Gulf-Stream, ou courant de Rennell? Jusqu'à ces temps derniers, cette interprétation était seule admise. Aujourd'hui la question est discutable, puisque, se basant sur les recherches du prince Albert de Monaco, et sur les siennes propres, M. Hautreux nie l'existence de ce courant collatéral.

Deux ordres de faits militent en faveur de sa doctrine. Tout d'abord les expériences du prince Albert de Monaco relatives à la trajectoire des corps flottants, faites au moyen de flotteurs spécialement construits à cet effet, reprises plus tard par M. Hautreux, démontrent que dans l'intérieur du golfe, ces flotteurs, loin de suivre une route uniforme et constante, subissent des tourbillonnements, des rétrogradations même, excluant « toute idée de courant analogue au courant de Rennell ».

D'autre part, l'étude de la température des eaux du golfe, conduit M. Hautreux aux mêmes conclusions.

A cent milles de distance de la côte, la température des eaux, à la surface de la mer, est de 18° à 19°C. Sur la côte des Landes il faut descendre jusqu'à vingt-cinq mètres de profondeur pour retrouver cette température, tandis qu'à la surface, le thermomètre monte de 18° à 22°. Cette nappe d'eau chaude « est tout à fait spéciale à la côte des Landes, elle est isolée du reste de l'Océan voisin, elle est localisée. Les choses se passent comme si cette nappe d'eau, surchauffée par le contact du rivage des Landes, ou par une insolation plus facile que celle du reste de l'Océan, se formait près de la côte, et de là s'étendait à la surface de l'Océan comme le ferait une immense nappe d'huile ».

Si bien que, contrairement à la théorie classique du Gulf-Stream, les eaux du golfe auraient leur maximum de température près de la côte, et leur minimum sur les points assignés au passage du courant collatéral.

Nous devons en outre retenir, des belles recherches

de M. Hautreux, un certain nombre de faits de la plus haute importance et qui donnent la raison d'être de certains caractères du climat atlantique.

D'abord la double formule suivante relative à la température des eaux du golfe : « Les modifications thermales du jour à la nuit sont sans influence sur la surface de la mer, les différences produites par une saison très froide ou par une saison très chaude, ne dépassant pas un degré. »

Enfin notons encore ceci, c'est que « sur la côte des Landes, les limites des variations thermales sont : maximum d'été 22° ; minimum d'hiver 10° » ; et à l'ouverture du golfe de Gascogne, par 45° de latitude, ces limites sont : maximum d'été 19° ; minimum d'hiver 11°.

Quoi qu'il en soit de l'existence du courant de Rennell, nous voyons qu'une importante partie du littoral atlantique est baignée par des eaux à température *élevée* et *constante*. Le climat atlantique trouve sa raison d'être dans l'action immédiate de cette mer de Gascogne, dont les coups de bélier se font sentir de Brest à Bayonne.

## III

Vouloir analyser et comprendre l'influence d'un milieu atmosphérique sur l'homme sain ou malade, sans en connaître au préalable la manière d'être, serait œuvre empirique autant que vaine. Aussi pour dégager les effets inhérents à l'atmosphère de notre littoral atlantique, devons-nous en étudier les caractères : A. *Physiques* ; B. *Chimiques* ; C. *Biologiques*, qui dans leur ensemble constituent le CLIMAT.

# CARACTÈRES PHYSIQUES

## CHAPITRE II

### LA CHALEUR



## I

Les stations du Midi ayant été longtemps recherchées, pour fuir uniquement les rigueurs de l'hiver, on conçoit l'importance accordée par la Climathérapie à l'*élément chaleur*. Le temps n'est plus, de prendre comme critérium de la valeur thérapeutique d'un climat, le degré plus ou moins élevé de sa température.

D'autre part, s'il importe de connaître exactement la quantité moyenne de chaleur répartie par année, par saison, par mois, par jour à une contrée, il est bien autrement utile de savoir comment cette quantité moyenne de chaleur est répartie dans l'année, les saisons, les mois et les jours.

D'où la double recherche :

Des moyennes de la température,

Du régime de ces moyennes.

## II

ÉTUDE DES MOYENNES DE LA TEMPÉRATURE (1).

**Moyennes annuelles.** — La moyenne annuelle indique la quantité moyenne de chaleur que reçoit annuellement chaque point du littoral atlantique. Cette moyenne donne les résultats suivants :

*Moyennes annuelles.*

Brest............................ 11°77
Vannes........................... 11,17
La Coubre........................ 11,75
Arcachon ........................ 13,34

Ces chiffres démontrent combien sur tout le littoral atlantique, la quantité moyenne de chaleur annuelle est uniformément répartie. En effet de Brest à Arcachon, la moyenne annuelle diffère seulement de 1°,57, bien que ces deux villes soient distantes de quatre degrés en latitude.

Le degré de ces moyennes classe le climat atlantique de la France parmi les **Climats tempérés**; c'est là leur plus grand intérêt.

Ces moyennes démontrent en outre, que tous les points du littoral ouest jouissent d'une température moyenne annuelle supérieure à celle des contrées situées sur la même latitude Est. Cela ressort de la simple lecture des lignes isothermiques, qui toutes s'infléchissent brusquement de l'Ouest à l'Est ; à tel point même que nos stations atlantiques posséderaient des moyennes annuelles équivalentes à celles de villes méridionales proprement dites, si

(1) L'étude de Climatologie comparée, que j'entreprends, repose sur des documents officiels très précis, provenant pour la période décennale 1886-1895 de : Brest (observatoire de la Marine), Vannes (observatoire de l'École normale), La Coubre (observatoire du Sémaphore), Arcachon (observatoire de la Société scientifique). Tous ces relevés météorologiques, ayant été pris dans les mêmes conditions d'installation, avec la même instrumentation et calqués sur le même programme, sont rigoureusement comparables entre eux.

du moins les chiffres donnés par J. Arnould sont rapprochables des nôtres. Sous cette réserve, nous voyons les moyennes annuelles de Brest (11°,77) de Vannes (11°,17), de la Coubre (11°,75), égaler celle de Valence (11°,70 Arnould) ; et la moyenne d'Arcachon (13°,34) surpasser légèrement celle de Toulouse (12°,65 Arnould).

Toutefois, en matière de Climatologie médicale, la connaissance de la moyenne annuelle est d'une valeur fort restreinte, les climats les plus différents ayant parfois la même moyenne annuelle. Le tableau météorologique de Dove (cité par Hermann Weber) en est un exemple frappant :

| | Moy. annuelle. | Hiver. | Été. | Écart entre les deux saisons. |
|---|---|---|---|---|
| Munich | 9°08 | 0°27 | 17°57 | 17°30 |
| Dublin | 9,11 | 5,23 | 14,38 | 9,15 |
| Odessa | 9,66 | — 2,11 | 21,45 | 23,56 |
| Bergen | 8,21 | 2,40 | 13,77 | 11,37 |
| Potsdam | 8,13 | — 0,27 | 17,82 | 18,09 |
| Fulda | 8,27 | — 2,58 | 18,68 | 21,26 |
| Catherinoslaw (mer Noire) | 8,28 | — 6,27 | 21,42 | 27,69 |

**Moyennes saisonnières.** — Bien autrement importante pour le médecin, est la connaissance de la température moyenne saisonnière. Expatriant son malade dans telle ou telle station pour une période plus ou moins longue, ne doit-il pas surtout connaître la formule thermologique saisonnière de la station sur laquelle il a fixé son choix ?

La moyenne de chaque saison, est sur le littoral atlantique :

| STATIONS | AUTOMNE | HIVER | PRINTEMPS | ÉTÉ |
|---|---|---|---|---|
| Brest | 12°91 | 6°33 | 10°68 | 17°16 |
| Vannes | 12,02 | 4,98 | 10,27 | 17,41 |
| La Coubre | 12,88 | 4,99 | 10,70 | 18,43 |
| Arcachon | 14,41 | 5,87 | 12,63 | 20,44 |

Là s'affirme encore le caractère **tempéré** du climat : les hivers ne sont pas froids, les étés ne sont pas chauds.

La température des deux saisons de transition, automne et printemps, est d'une douceur remarquable.

L'uniformité de la répartition du calorique sur tout le littoral ouest, se retrouve dans ces moyennes saisonnières. Nous voyons, qu'entre les deux stations extrêmes, Brest-Arcachon, l'écart entre les moyennes n'est que de 1°,50 en automne, de 0°,46 en hiver, de 1°,95 au printemps; seul l'été donne un écart appréciable et très tranché : 3°,28.

Le tableau qui précède montre combien les quatre saisons sont nettement dessinées et combien chacune d'elles a sa température propre : ce qui est la caractéristique de la zone **tempérée par excellence,** où l'année développe ses périodes en saisons égales et bien tranchées. Déjà le bord de la Méditerranée n'appartient plus à cette zone; les quatre saisons y sont nettement dessinées en tant que température, mais l'été prédomine encore sur l'hiver quant à la durée. « Ce n'est que vers le 45ᵉ degré de latitude, à égale distance par conséquent de l'équateur et des pôles, que l'année développe ses périodes avec tous leurs caractères classiques » (Fonssagrives). Notre littoral atlantique, limité par le 44° et le 48° degré de latitude, se trouve donc dans cette zone privilégiée.

**Moyennes mensuelles.** — L'étude des températures moyennes mensuelles donne une idée plus exacte de la quantité de chaleur dévolue à un climat. Les moyennes mensuelles déduites des températures maxima et minima sont :

| STATIONS | DÉCEMBRE | JANVIER | FÉVRIER | MARS | AVRIL | MAI | JUIN | JUILLET | AOUT | SEPTEMBRE | OCTOBRE | NOVEMBRE |
|---|---|---|---|---|---|---|---|---|---|---|---|---|
| Brest ........ | 6°74 | 6°00 | 6°22 | 8°00 | 10°64 | 13°34 | 16°45 | 17°23 | 17°81 | 16°80 | 12°27 | 9°67 |
| Vannes...... | 5,32 | 4,55 | 5,07 | 7,09 | 10,45 | 13,25 | 17,09 | 17,37 | 17,82 | 16,29 | 11,20 | 8,57 |
| La Coubre... | 5,78 | 4,24 | 4,94 | 7,09 | 10,95 | 14,01 | 17,66 | 18,87 | 18,72 | 17,12 | 12,25 | 9,25 |
| Arcachon ... | 5,97 | 5,21 | 6,40 | 9,42 | 12,71 | 15,74 | 19,56 | 20,65 | 21,07 | 19,34 | 13,94 | 9,94 |

**Chaleur tempérée, répartition uniforme,** sont les deux phénomènes que nous retrouvons dans la lecture de ces moyennes ; l'égale répartition de calorique y est surtout remarquable. Si pendant les mois chauds (juin, juillet, août, septembre) la quantité de chaleur dévolue aux stations extrêmes, Brest-Arcachon, offre des écarts de 2 à 3 degrés, par contre combien est-elle uniforme pour les autres mois. En effet, les différences sont presque toujours négligeables et se mesurent par :

1°,6 en octobre, 0°,2 en novembre, 0°,7 en décembre, 0°,8 en janvier, 0°,2 en février, 1°,4 en mars.

Ces deux stations (Brest et Arcachon) jouissent d'une température moyenne mensuelle plus élevée que sur les autres points du littoral, pendant les mois d'octobre, novembre, décembre, janvier, février, mars.

Les moyennes mensuelles, venons-nous de dire, imposent, elles aussi, la formule : Climat atlantique **uniforme** et **tempéré.** Mais il y a plus. D'après J. Arnould, la lecture des lignes *isothermiques mensuelles* mettrait en relief ce fait : que « la région française de l'Ouest n'est pas plus froide en janvier que la région méridionale de Valence à Marseille, à la condition de toucher à la bande littorale atlantique », c'est-à-dire de jouir dans toute sa plénitude du véritable climat d'emprunt, que la côte atlantique doit aux chaudes effluves des mers tropicales. *A priori* cette assertion n'a rien de paradoxal, si l'on songe que la région méridionale de Valence à Marseille est soumise aux vents froids et violents qui coulent dans la vallée du Rhône, et dont l'action réfrigérante atténue singulièrement les avantages qui pourraient résulter, sans cela, de la latitude méridionale de cette contrée.

J'ai cherché à vérifier cette assertion, et mes recherches confirment la doctrine de J. Arnould. La comparaison des moyennes mensuelles d'octobre à février pour Perpignan

et Marseille, d'une part, et pour Brest et Arcachon,
d'autre part, donne les résultats suivants :

| STATIONS | OCTOBRE | NOVEMBRE | DÉCEMBRE | JANVIER | FÉVRIER | MOYENNE |
|---|---|---|---|---|---|---|
| Perpignan......... | 14°60 | 10°70 | 7°23 | 6°12 | 7°33 | 9°20 |
| Marseille......... | 14,66 | 11,27 | 7,10 | 5,96 | 7,07 | 9,21 |
| Brest............. | 12,27 | 9,67 | 6,74 | 6,00 | 6,22 | 8,18 |
| Arcachon......... | 13,94 | 9,94 | 5,97 | 5,21 | 6,40 | 8,29 |

Nous voyons combien pour cette période de cinq mois,
période qui intéresse surtout la climathérapie, l'écart
est faible entre les moyennes de ces villes à latitude
si différente, que les premières appartiennent au régime
méditerranéen, les deux autres au régime atlantique. A
peine d'un degré (1°,03) entre Marseille et Brest, cet écart
n'atteint même pas un degré (0°,90) entre Marseille et
Arcachon.

D'autre part, si nous étudions la moyenne mensuelle
des cinq mois, non plus en bloc, mais isolément pour
chaque mois, puis cela fait, si nous rapprochons la ville
méditerranéenne ayant la moyenne la plus élevée, de la
ville atlantique ayant elle aussi la moyenne mensuelle la
plus élevée, nous obtenons les résultats suivants :

| | | | | |
|---|---|---|---|---|
| Octobre......... | Marseille... 14°66<br>Arcachon .. 13,94 | Différence. | — | 0°72 |
| Novembre....... | Marseille... 11,27<br>Arcachon... 9,94 | » | — | 1,33 |
| Décembre....... | Perpignan.. 7,23<br>Brest...... 6,74 | » | — | 0,49 |
| Janvier......... | Perpignan.. 6,12<br>Brest ...... 6,00 | » | — | 0,12 |
| Février......... | Perpignan.. 7,33<br>Arcachon... 6,40 | » | — | 0,93 |

Ces résultats confirment, nous le voyons, la formule de J. Arnould, et en augmentent l'ampleur. Ce n'est point en janvier seulement que la bande littorale de l'Ouest n'a pas plus froid que la bande littorale méditerranéenne, de Perpignan à Marseille, mais c'est pendant toute la période d'octobre à février.

Cette constatation n'est pas sans importance en climathérapie; elle relève de ces faits inattendus que dénoncera, dans l'avenir, la climatologie basée sur des documents météorologiques consciencieux et comparables.

**Moyennes diurnes** — En dernière analyse, la recherche des moyennes journalières donnera la note exacte de la valeur quantitative de la température. On conçoit d'ailleurs combien est importante, lorsqu'il s'agit d'une station climathérapique, la connaissance du degré de chaleur aux différentes heures du nycthémère. Malheureusement nos relevés météorologiques ne permettent pas cette recherche pour la période nycthémérale proprement dite. Du moins cette recherche est-elle possible pour la *période diurne*, comprise entre 9 heures du matin et 5 heures du soir ; période sinon capitale, à coup sûr de la plus haute importance pour le malade et le médecin.

D'autre part, si jusqu'à présent, nous avons pu comparer entre elles, pour les stations du littoral atlantique, les moyennes annuelles, saisonnières, mensuelles, toutes déduites des températures maxima et minima, cette méthode comparative ne nous est plus permise en ce qui concerne les moyennes diurnes ; les relevés directs de la température, dont sont déduites ces moyennes diurnes pour Arcachon, n'étant pas pratiquées aux mêmes heures dans les autres stations de l'Ouest. A Brest, comme dans beaucoup de stations françaises, ces relevés directs se pratiquent à 7 heures du matin et 8 heures du soir ; tandis qu'ils ont lieu à 9 heures du matin et 5 heures du soir pour Arcachon. Ces heures d'observation directe diffèrent trop, on le voit, pour être autorisés à rapprocher leurs résultats.

Nous nous bornons donc à donner les moyennes de la température diurne d'Arcachon pour les saisons, particulièrement intéressantes, d'hiver, de printemps et d'automne. Ces moyennes sont établies d'après trois observations :

($a$) 9 heures du matin, directe ;

($b$) maximum diurne, entre 1 heure et 2 heures du soir, enregistré automatiquement ;

($c$) 5 heures du soir, directe.

**Températures de la journée (moyennes par saisons).**

| ANNÉES | HIVER | | | | PRINTEMPS | | | | AUTOMNE | | | |
|---|---|---|---|---|---|---|---|---|---|---|---|---|
| | 9 h. m. | maxim. | 5 h. soir | moyen. | 9 h. m. | maxim. | 5 h. soir | moyen. | 9 h. m. | maxim. | 5 h. soir | moyen. |
| 1886 | 4°8 | 9°6 | 7°1 | 7°2 | 12°7 | 19°1 | 14°8 | 15°5 | 14°3 | 19°5 | 15°9 | 16°6 |
| 1887 | 4,7 | 10,4 | 7,5 | 7,5 | 11,2 | 13,5 | 12,9 | 14,2 | 12,1 | 18,0 | 13,9 | 14,7 |
| 1888 | 4,2 | 8,8 | 6,3 | 6,4 | 11,9 | 17,5 | 13,1 | 14,2 | 13,3 | 20,1 | 15,7 | 16,4 |
| 1889 | 5,0 | 9,6 | 7,2 | 7,3 | 11,0 | 15,9 | 12,2 | 13,0 | 12,8 | 18,7 | 14,8 | 15,4 |
| 1890 | 4,7 | 9,6 | 7,5 | 7,3 | 11,9 | 16,7 | 13,1 | 13,9 | 13,3 | 18,3 | 15,2 | 15,6 |
| 1891 | 2,3 | 7,9 | 5,5 | 5,2 | 12,0 | 16,8 | 12,9 | 13,9 | 13,6 | 19,1 | 16,3 | 16,3 |
| 1892 | 7,2 | 11,2 | 9,4 | 9,3 | 12,2 | 17,9 | 14,4 | 14,8 | 15,0 | 19,5 | 16,6 | 17,0 |
| 1893 | 5,1 | 10,2 | 8,3 | 7,9 | 15,5 | 22,5 | 18,6 | 18,9 | 13,9 | 18,5 | 15,6 | 16,0 |
| 1894 | 6,2 | 10,6 | 8,6 | 8,5 | 12,7 | 17,4 | 14,5 | 14,9 | 13,7 | 18,8 | 16,1 | 16,2 |
| 1895 | 3,7 | 7,8 | 5,6 | 5,7 | 12,6 | 18,4 | 14,4 | 15,1 | 15,5 | 21,6 | 17,3 | 18,1 |
| Moyenne de chaq. obs. | 4°79 | 9°57 | 7°30 | 7°23 | 12°37 | 18°07 | 14°09 | 14°84 | 13°75 | 19°21 | 15°74 | 16°23 |

La moyenne de la température diurne comprise entre 9 heures du matin et 5 heures du soir est donc :

| | |
|---|---|
| Hiver..................................... | 7°23 |
| Printemps............................. | 14,84 |
| Automne.............................. | 16,23 |

De plus, ce tableau nous montre que pendant la saison froide, l'hiver, la température moyenne à 9 heures du matin est voisine de 5 degrés (4°79). Elle est de 7°,30 à 5 heures du soir, tandis que vers 1 heure et demie du soir, elle atteint 9°,57, température essentiellement **tempérée** et douce.

Nous ne devons pas arrêter là nos recherches sur la température diurne ; elles seraient trop superficielles. Il ne nous suffit pas de considérer les résultats thermométriques dans leur ensemble ; c'est, autant que possible, chaque composante que nous voulons rechercher et citer. La température moyenne d'une saison peut être douce et obtenue à l'aide de valeurs mensuelles très différentes, nous l'avons montré dans un des paragraphes précédents ; il y a donc intérêt à connaître la répartition mensuelle de la température diurne. C'est ce que nous apprendra la lecture du tableau suivant (page 15), où sont données mois par mois, de septembre à mai, les observations de 9ʰ du matin, du maximum, et de 5ʰ du soir.

Ces chiffres confirment pleinement les résultats obtenus dans nos recherches précédentes, c'est-à-dire que même en janvier, mois le plus froid, la température moyenne reste de 4°,3 au-dessus de zéro à 9 heures du matin, de 6°,6 à 5 heures du soir, et que vers 1 heure et demie elle atteint 8°,7 ; caractéristiques d'une température fort douce.

Rassemblons ici, pour plus de clarté, les chiffres un peu disséminés du tableau de la page 15, et nous voyons que la température moyenne diurne, pendant la période de

Températures de la journée. (Moyennes par mois.)

| | HIVER | | | | | | | | | PRINTEMPS | | | | | | | | | AUTOMNE | | | | | | | | |
| | DÉCEMBRE | | | JANVIER | | | FÉVRIER | | | MARS | | | AVRIL | | | MAI | | | SEPTEMBRE | | | OCTOBRE | | | NOVEMBRE | | |
| | 9h.m. | max. | 5h.s. | 9h.m. | max. | 5h.s. | 9h.m. | max. | 5h.s. | 9h.m. | moy. | 5h.s. | 9h.m. | max. | 5h.s. | 9h.m. | max. | 5h.s. | 9h.m. | max. | 5h.s. | 9h.m. | max. | 5h.s. | 9h.m. | max. | 5h.s. |
|---|---|---|---|---|---|---|---|---|---|---|---|---|---|---|---|---|---|---|---|---|---|---|---|---|---|---|---|
| 1886 | 4°1 | 8°7 | 6°5 | 5°7 | 9°3 | 7°2 | 4°7 | 10°7 | 7°5 | 0°5 | 16°7 | 12°1 | 12°6 | 18°7 | 14°3 | 10°0 | 21°8 | 17°7 | 19°3 | 25°7 | 21°5 | 15°0 | 19°9 | 16°4 | 8°7 | 13°0 | 9°9 |
| 1887 | 0,5 | 10,4 | 8,1 | 3,8 | 0,1 | 6,7 | 3,0 | 11,8 | 7,0 | 7,5 | 16,8 | 10,7 | 11,3 | 17,8 | 12,8 | 14,8 | 20,9 | 15,2 | 17,8 | 24,4 | 10,6 | 9,8 | 16,7 | 12,1 | 8,6 | 12,8 | 10,0 |
| 1888 | 5,4 | 9,2 | 6,9 | 4,1 | 0,4 | 7,0 | 3,0 | 7,7 | 4,0 | 7,0 | 12,5 | 8,4 | 10,6 | 16,1 | 12,0 | 17,0 | 24,0 | 18,8 | 18,5 | 26,0 | 21,1 | 11,5 | 10,2 | 14,2 | 0,9 | 15,1 | 11,8 |
| 1889 | 0,5 | 12,5 | 0,8 | 2,8 | 0,9 | 5,0 | 5,0 | 9,3 | 6,7 | 7,0 | 12,6 | 9,1 | 10,2 | 15,0 | 11,5 | 15,1 | 20,1 | 16,1 | 17,3 | 24,6 | 19,5 | 12,9 | 17,6 | 14,0 | 8,3 | 14,0 | 10,8 |
| 1890 | 2,8 | 6,5 | 5,0 | 7,3 | 11,5 | 9,4 | 4,1 | 10,9 | 8,2 | 8,4 | 14,1 | 10,3 | 11,8 | 16,5 | 12,7 | 15,5 | 19,6 | 16,2 | 17,7 | 24,5 | 20,8 | 13,0 | 19,0 | 15,3 | 8,3 | 11,4 | 9,6 |
| 1891 | 1,1 | ,4 | 3,5 | 1,0 | 6,5 | 4,6 | 4,0 | 11,7 | 8,3 | 8,5 | 14,2 | 10,4 | 12,4 | 17,0 | 13,2 | 14,0 | 19,2 | 15,0 | 18,2 | 25,2 | 21,2 | 14,8 | 19,5 | 16,8 | 7,5 | 12,7 | 10,8 |
| 1892 | 8,5 | 12,2 | 10,5 | 0,2 | 0,7 | 7,0 | 7,0 | 11,5 | 9,7 | 7,2 | 13,0 | 10,3 | 12,4 | 17,8 | 11,1 | 17,1 | 22,0 | 18,0 | 20,1 | 25,3 | 21,3 | 14,1 | 17,0 | 15,0 | 10,8 | 15,2 | 13,6 |
| 1893 | 4,8 | 9,4 | 7,8 | 2,1 | 7,3 | 5,0 | 8,5 | 13,9 | 11,1 | 11,2 | 18,8 | 15,4 | 16,7 | 24,3 | 19,5 | 18,5 | 24,5 | 20,8 | 10,1 | 21,4 | 20,5 | 14,8 | 19,5 | 16,0 | 7,7 | 11,7 | 9,8 |
| 1894 | 5,4 | 9,6 | 7,0 | 5,4 | 0,6 | 7,4 | 7,7 | 12,7 | 10,5 | 0,7 | 16,2 | 13,3 | 14,3 | 18,4 | 15,5 | 14,2 | 17,6 | 14,8 | 18,5 | 23,7 | 18,9 | 13,5 | 19,5 | 16,7 | 9,1 | 13,2 | 11,6 |
| 1895 | 5,0 | 9,4 | 7,0 | 3,4 | 7,3 | 4,7 | 1,7 | 6,7 | 4,6 | 7,3 | 13,3 | 10,5 | 13,3 | 19,3 | 15,0 | 17,2 | 22,5 | 17,8 | 21,1 | 20,6 | 24,1 | 13,0 | 18,3 | 14,3 | 12,4 | 17,0 | 13,5 |
| Moy. de chaque observation... | 5°13 | 9°33 | 7°36 | 4°27 | 8°66 | 6°38 | 4°00 | 10°70 | 7°91 | 8°42 | 14°82 | 11°05 | 12°56 | 18°00 | 14°08 | 15°12 | 21°31 | 17°13 | 18°76 | 25°34 | 20°95 | 13°33 | 18°71 | 15°12 | 9°16 | 13°01 | 11°14 |
| Moyenne journalière... | | 7°27 | | | 6°50 | | | 7°87 | | | 11°13 | | | 14°61 | | | 18°19 | | | 21°08 | | | 15°,72 | | | 11°30 | |

septembre à mai, particulièrement intéressante pour les malades, est pour chaque mois :

| | | | | | |
|---|---|---|---|---|---|
| Septembre..... | 21°68 | Décembre ...... | 7°27 | Mars .......... | 11°43 |
| Octobre ....... | 15,72 | Janvier......... | 6,50 | Avril ......... | 14,91 |
| Novembre ..... | 11,30 | Février......... | 7,87 | Mai ........... | 18,19 |

*Conclusion*. — L'étude des moyennes de la température démontre *que par l'élément quantité, de chaleur reçue*, le littoral atlantique rentre dans la catégorie des **Climats tempérés.**

## III

### ÉTUDE DU RÉGIME DES MOYENNES DE LA TEMPÉRATURE.

Si la connaissance des moyennes de température, nous a permis de déterminer la *valeur calorimétrique* du climat atlantique, nous devons maintenant rechercher quel est le régime de ces moyennes, particularité climatologique d'une toute autre importance. N'avons-nous pas vu, par exemple, que deux stations peuvent recevoir une même quantité de chaleur annuelle, avoir par conséquent la même valeur calorimétrique totale, tout en offrant les contrastes les plus grands dans la façon dont cette même quantité de chaleur leur est répartie ? Tandis que l'une recevra son calorique avec régularité et continuité, l'autre le recevra par saccades, parfois en une seule saison. De telle sorte que ces deux stations d'égale valeur calorimétrique, appartiennent, quant à leur régime thermique, à deux classes de climats bien distincts : climats à *régime thermique variable ;* climats à *régime thermique stable.*

Duquel de ces deux régimes, relève le climat du littoral atlantique? Pour le savoir, il nous faut rechercher, par années, par saisons et par mois, l'écart de la température de chaque année, de chaque saison, de chaque mois, à la moyenne annuelle, saisonnière, mensuelle. Plus les écarts auront d'amplitude et de fréquence, plus le régime sera variable et *vice versa*.

### I. — *Écarts à la moyenne annuelle.*

L'étude analytique des moyennes (tableau I, page 18) montre que, dans une période décennale, l'écart à la moyenne annuelle, qui une seule fois atteint près de 2 degrés (1°,81 Brest, 1893), a varié :

*a)* De moins de 1 degré.....
- 9 fois à Arcachon (1886, 87, 88, 89, 90, 91, 92, 94, 95).
- 8 — Vannes (1886, 87, 88, 89, 90, 92, 94, 95).
- 8 — Brest (1886, 88, 89, 90, 91, 92, 94, 95).
- 8 — La Coubre (1886, 87, 88, 89, 90, 92, 94, 95).

*b)* De 1° à 1°8.
- 1 fois à Arcachon (1893).
- 2 — Vannes (1891, 93).
- 2 — Brest (1887-93).
- 2 — La Coubre (1891, 93).

Il est intéressant de noter que toutes ces stations ont eu leur écart maximum en 1893, année exceptionnellement chaude et sèche *dans le siècle*. Si bien que, sans cette exception vraiment négligeable, Arcachon n'aurait pas eu, pendant les dix années d'observations, un seul écart annuel atteignant un degré : caractéristique d'une température de **stabilité annuelle** remarquable.

### II. — *Écarts à la moyenne saisonnière.*

A. *Hiver* (tableau II, page 19). — Ce tableau est éloquent, puisque nous y voyons que l'écart à la moyenne saisonnière hivernale, sauf une exception (La Coubre, 3°, en 1891), a été :

a) Inférieur à
1 degré.....

⎧ 7 fois pour Arcachon (1886, 87, 88, 89, 90, 93, 94).
⎨ 6  —  La Coubre (1886, 88, 89, 90, 93, 94).
⎪ 6  —  Vannes (1886, 87, 88, 90, 93, 94).
⎩ 5  —  Brest (1886, 87, 89, 90, 93).

TABLEAU 1.

## Année

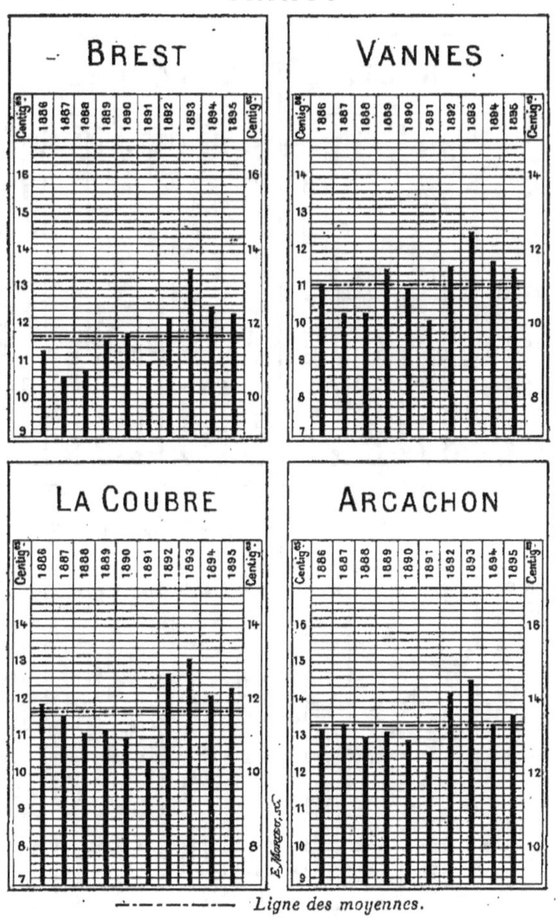



b) De 1º,0 à 1º,8.

⎧ 1 fois pour Arcachon (1895).
⎨ 2  —  La Coubre (1887, 95).
⎪ 4  —  Vannes (1889, 91, 92, 95).
⎩ 5  —  Brest (1888, 91, 92, 94, 95).

*c)* De 2°,0 à 2°,3. $\begin{cases} 1 \text{ fois pour La Coubre (1892).} \\ 2 \quad — \quad \text{Arcachon (1891, 92).} \end{cases}$

TABLEAU II.

## Hiver

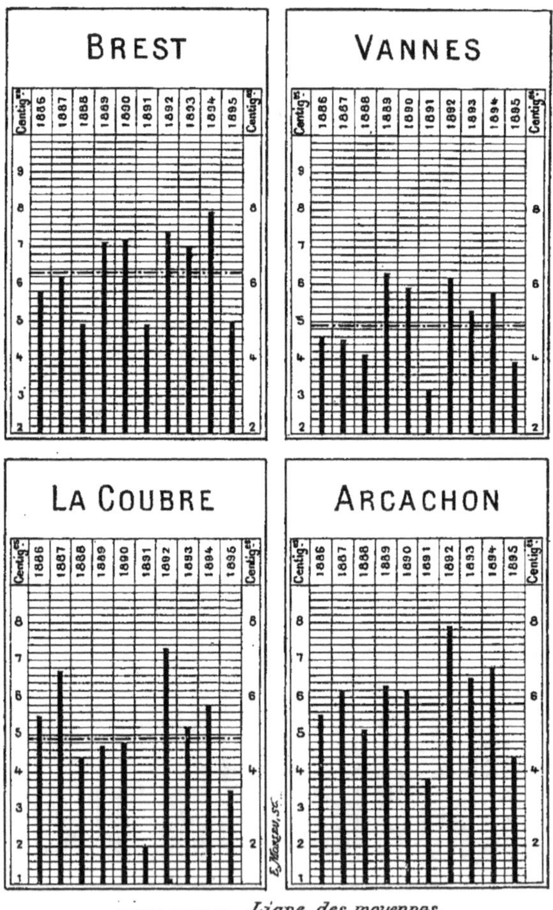


_ _ _ _ _ _ _ _ _ *Ligne des moyennes.*

Ce qui équivaut à affirmer la **stabilité thermique du** littoral atlantique pendant l'hiver.

B. *Automne* (tableau III). — Nous voyons que l'écart

TABLEAU III.

## Automne

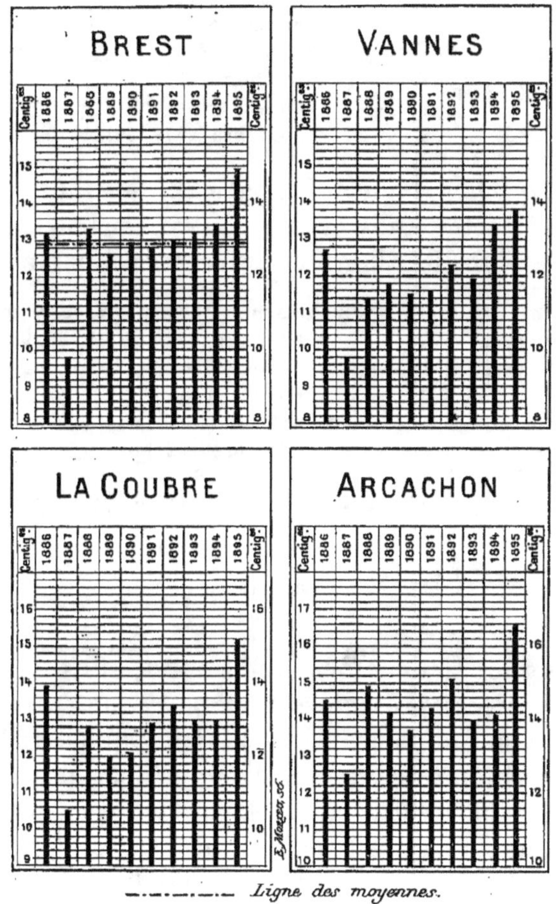


*Ligne des moyennes.*

à la moyenne saisonnière automnale, sauf une exception
(3°,1 Brest, 1887), a été :

a) Inférieur à 1 degré ....
- 8 fois pour Brest (1886, 88, 89, 90, 91, 92, 93, 94).
- 8 — Arcachon (1886, 88, 89, 90, 91, 92, 93, 94).
- 7 — Vannes (1886, 88, 89, 90, 91, 92, 93).
- 7 — La Coubre (1888, 89, 90, 91, 92, 93, 94).

b) De 1°,0 à 1°,9.
- 0 fois pour Brest.
- 1 — Arcachon (1887).
- 1 — La Coubre (1886).
- 2 — Vannes (1894, 95).

c) De 2°,0 à 2°,4.
- 1 fois pour Brest (1895).
- 1 — Arcachon (1895).
- 1 — Vannes (1887).
- 2 — La Coubre (1877, 95).

C. *Printemps* (tableau IV, page 22). — Plus nous avançons dans cette étude et plus nous voyons se confirmer la loi de la **stabilité thermique**. L'écart printanier a été :

a) Inférieur à 1 degré...
- 8 fois pour Arcachon (1886, 87, 88, 90, 91, 92, 94, 95).
- 8 — La Coubre (1886, 87, 88, 89, 90, 92, 94, 95).
- 6 — Vannes (1886, 89, 90, 92, 94, 95).
- 5 — Brest (1886, 89, 90, 92, 95).

b) De 1°,0 à 1°,7.
- 1 fois pour Arcachon (1889).
- 1 — La Coubre (1891).
- 3 — Vannes (1887, 88, 91).
- 4 — Brest (1887, 88, 91, 94).

c) De 2°,8 à 3°,6.
- 1 fois pour Brest
- 1 — Vannes
- 1 — La Coubre
- 1 — Arcachon

(1893).

Toutes les stations du littoral ouest, et c'est là un point intéressant, ont présenté *la même année*, un écart très marqué à la moyenne printanière. Cette année 1893, ayant été au printemps et en été, d'une chaleur et d'une sécheresse absolument exceptionnelles, il y a lieu de n'en tenir qu'un compte très secondaire. Aussi l'écart, à la moyenne saisonnière, du printemps 1893, n'infirme-t-il en rien la loi de la **stabilité thermique**.

D. *Été* (tableau V, page 23). — Mêmes conclusions que pour les autres saisons : **stabilité thermique**, avec deux exceptions (Brest, La Coubre) qui surviennent avec l'année anormale 1893.

Tableau IV.

## Printemps.

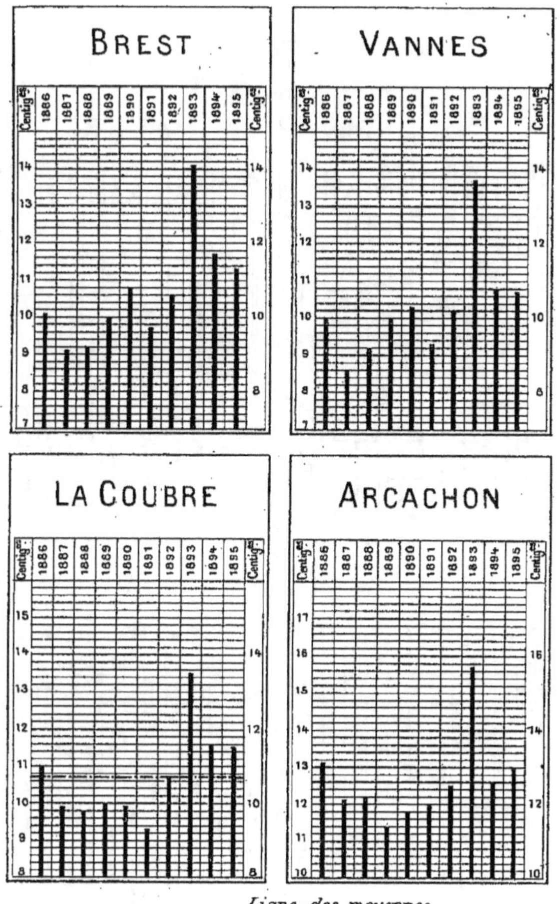


L'écart à la moyenne estivale a été :

a) Inférieur à 1 degré...
- 8 fois pour Brest (1886, 87, 89, 90, 91, 92, 94, 95).
- 8 — Arcachon (1886, 88, 89, 90, 91, 92, 94, 95).
- 7 — Vannes (1886, 88, 89, 91, 92, 94, 95).
- 4 — La Coubre (1887, 89, 91, 94).

*b)* De 1°,0 à 1°,8. 
$\begin{cases} 1 \text{ fois à Brest (1888).} \\ 2 \quad - \quad \text{Arcachon (1887, 93).} \\ 3 \quad - \quad \text{Vannes (1887, 90, 93).} \\ 5 \quad - \quad \text{La Coubre (1886, 88, 90, 92, 95).} \end{cases}$

TABLEAU V.

## Été.

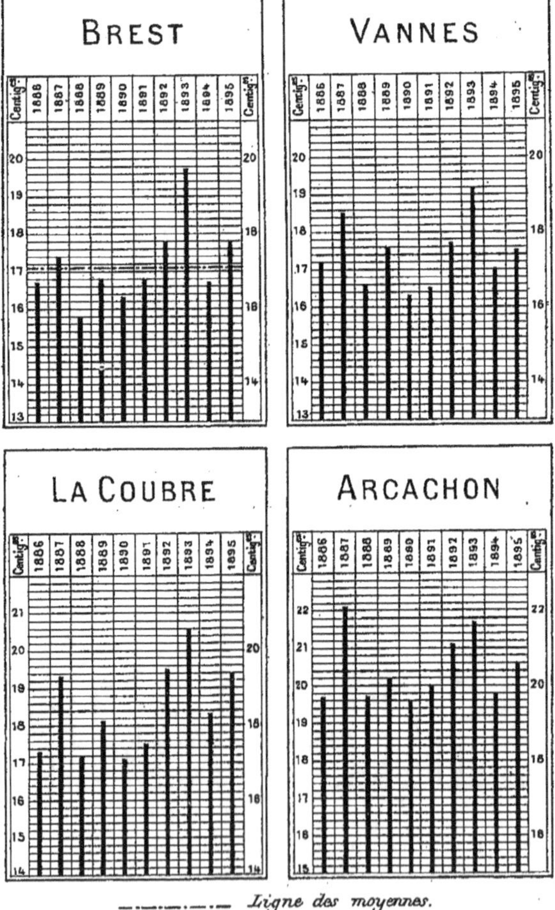


*c)* De 2°,2 à 2°,5. 
$\begin{cases} 1 \text{ fois à Brest (1893).} \\ 1 \quad - \quad \text{La Coubre (1893).} \end{cases}$

De cette aride mais instructive analyse de nos documents, ressort clairement ce fait capital : que sur le littoral ouest de la France, le nombre des écarts saisonniers se mesurant par *moins d'un degré*, est de beaucoup supérieur à celui des écarts de *plus d'un degré*. En effet, la récapitulation nous donne :

*Écarts à la moyenne saisonnière.*

|  | a) De moins d'un degré. | b-c) De plus d'un degré. |
|---|---|---|
| Hiver | 24 | 16 |
| Printemps | 27 | 13 |
| Été | 27 | 13 |
| Automne | 30 | 10 |
|  | 108 | 52 |

Ce qui équivaut à dire, que pour la période décennale, chaque station ayant eu 40 saisons, soit pour les 4 stations un ensemble de 160 saisons, l'écart à la moyenne saisonnière a été de *moins d'un degré* dans 108 saisons et de *plus d'un degré* dans 52 saisons, soit dans la proportion des *deux tiers au moins* en faveur de la loi de la **stabilité thermique**.

Classant par ordre de stabilité, chaque saison, nous trouvons ;

1° Saison la plus stable : automne ;

2° Saisons de stabilité moyenne : printemps et été ;

3° Saison la moins stable : hiver.

Si maintenant nous voulons catégoriser les diverses stations atlantiques, et savoir celle d'entre elles qui jouit de la plus grande stabilité thermique saisonnière, il nous faut rechercher celle de ces stations, qui avec le plus grand nombre d'écarts inférieurs à 1°, a le plus petit nombre d'écarts supérieurs à 1°. Cette recherche nous donne le classement suivant :

*Nombre des saisons à écarts.*

|  | De moins d'un degré. | De plus d'un degré. |
|---|---|---|
| 1. Arcachon........ | 31 | 9 |
| 2. Brest. ........... | 26 | 14 |
| 3. Vannes.......... | 26 | 14 |
| 4. La Coubre....... | 25 | 15 |

Et nous voyons aussi, combien toutes ces stations (sauf Arcachon possédant une supériorité certaine), présentent des chiffres rapprochés, témoins de l'unité thermologique de tout le littoral atlantique au point de vue du régime de la température.

### III. — *Écarts à la moyenne mensuelle et diurne.*

A. *Moyenne mensuelle.* — Ce que nous avons fait pour les moyennes annuelles et saisonnières, nous devons l'entreprendre pour les moyennes mensuelles : c'est-à-dire rechercher pour chaque station et dans chaque mois de la période décennale, l'écart à la température moyenne, pour en déduire la stabilité ou la variabilité du régime thermique mensuel.

Cette recherche est longuement et intentionnellement détaillée dans les pages suivantes. On y trouvera pour les quatre stations atlantiques qui font l'objet de ce travail, les moyennes de chaque mois, pour chaque année, avec le chiffre de l'écart mensuel en regard.

Il nous a paru indispensable d'exposer, très en détail, les documents sur lesquels reposeront nos conclusions, qui vont à l'encontre des idées ayant cours, et relatives à la stabilité thermique du littoral océanien.

## Écarts à la moyenne mensuelle.

### I. — BREST.

| ANNÉES. | DÉCEMBRE. | | JANVIER. | | FÉVRIER. | | MARS. | | AVRIL. | | MAI. | | JUIN. | | JUILLET. | | AOÛT. | | SEPTEMBRE. | | OCTOBRE. | | NOVEMBRE. | |
|---|---|---|---|---|---|---|---|---|---|---|---|---|---|---|---|---|---|---|---|---|---|---|---|---|
| | MOYENNES. | ÉCARTS. | MOYENNES. | ÉCARTS. | MOYENNES. | ÉCARTS. | MOYENNES. | ÉCARTS. | MOYENNES. | ÉCARTS. | MOYENNES. | ÉCARTS. | MOYENNES. | ÉCARTS. | MOYENNES. | ÉCARTS. | MOYENNES. | ÉCARTS. | MOYENNES. | ÉCARTS. | MOYENNES. | ÉCARTS. | MOYENNES. | ÉCARTS. |
| 1886... | 6°3 | —0°4 | 5°4 | —0°6 | 5°6 | —0°0 | 6°7 | —1°3 | 10°3 | —0°3 | 13°2 | —0°1 | 15°2 | —1°3 | 17°3 | +0°1 | 17°6 | —0°2 | 17°2 | +0°4 | 13°1 | +1°1 | 9°0 | —0°7 |
| 1887... | 6,7 | 0,0 | 5,4 | —0,6 | 6,6 | +0,4 | 7,3 | —0,7 | 8,8 | —1,8 | 11,3 | —2,0 | 17,0 | +0,5 | 17,9 | +0,7 | 17,2 | —0,6 | 13,8 | +3,0 | 8,9 | —3,4 | 6,8 | —2,9 |
| 1888... | 3,6 | —1,1 | 5,1 | —0,6 | 3,8 | —2,4 | 6,0 | —2,0 | 8,0 | —2,6 | 13,5 | +0,2 | 15,4 | —1,1 | 15,5 | —1,7 | 16,5 | —1,3 | 16,6 | —0,2 | 12,4 | +0,1 | 10,9 | +1,2 |
| 1889... | 8,4 | +1,7 | 6,4 | +0,4 | 6,4 | +0,2 | 7,1 | —0,9 | 9,3 | —1,3 | 13,5 | +0,2 | 16,1 | —0,4 | 17,4 | +0,2 | 17,0 | —0,8 | 16,4 | —0,4 | 11,3 | —1,1 | 10,1 | +0,4 |
| 1890... | 6,6 | —0,1 | 8,8 | +2,8 | 6,1 | —0,1 | 8,7 | +0,7 | 10,1 | —0,5 | 13,5 | +0,2 | 15,8 | —0,7 | 15,7 | —1,5 | 17,4 | —0,4 | 16,7 | —0,1 | 13,4 | +1,1 | 8,7 | —1,0 |
| 1891... | 1,8 | —4,9 | 4,9 | —1,1 | 8,0 | +1,8 | 7,6 | —0,4 | 9,9 | —0,7 | 11,5 | —1,8 | 16,1 | —0,4 | 17,2 | 0,0 | 16,6 | —1,2 | 16,9 | +0,1 | 12,7 | +0,4 | 8,8 | —0,9 |
| 1892... | 8,7 | +2,0 | 6,2 | +0,2 | 7,3 | +1,1 | 6,5 | —1,5 | 11,2 | +0,6 | 14,1 | +0,8 | 16,5 | 0,0 | 18,3 | +1,1 | 18,6 | +0,8 | 16,3 | —0,5 | 11,4 | —0,9 | 11,3 | +1,6 |
| 1893... | 6,5 | —0,2 | 5,8 | —0,2 | 8,4 | +2,2 | 11,3 | +3,3 | 15,4 | +4,8 | 16,1 | +2,8 | 19,0 | +2,5 | 18,9 | +1,7 | 21,2 | +3,4 | 17,4 | +0,6 | 13,8 | +1,5 | 8,4 | —1,3 |
| 1894... | 8,0 | +1,3 | 6,6 | +0,6 | 9,0 | +2,8 | 10,0 | +2,6 | 12,4 | +1,8 | 12,0 | —1,3 | 15,6 | —0,9 | 16,7 | —0,5 | 17,7 | —0,1 | 15,9 | —0,9 | 13,5 | +1,2 | 10,9 | +1,2 |
| 1895... | 8,8 | +2,1 | 5,1 | —0,9 | 1,0 | —5,2 | 8,2 | +0,2 | 11,0 | +0,4 | 14,7 | +1,4 | 17,8 | +1,3 | 17,4 | +0,2 | 18,3 | +0,5 | 20,8 | —4,0 | 12,0 | —0,3 | 11,8 | +2,1 |
| Moy... | 6,74 | | 6,00 | | 6,22 | | 8,00 | | 10,64 | | 12,34 | | 16,45 | | 17,23 | | 17,91 | | 16,80 | | 12,27 | | 9,67 | |

Écarts à la moyenne mensuelle.

II. — Vannes.

| ANNÉES. | DÉCEMBRE. | | JANVIER. | | FÉVRIER. | | MARS. | | AVRIL. | | MAI. | | JUIN. | | JUILLET. | | AOUT. | | SEPTEMBRE. | | OCTOBRE. | | NOVEMBRE. | |
|---|---|---|---|---|---|---|---|---|---|---|---|---|---|---|---|---|---|---|---|---|---|---|---|---|
| | MOYENNES. | ÉCARTS. | MOYENNES. | ÉCARTS. | MOYENNES. | ÉCARTS. | MOYENNES. | ÉCARTS. | MOYENNES. | ÉCARTS. | MOYENNES. | ÉCARTS. | MOYENNES. | ÉCARTS. | MOYENNES. | ÉCARTS. | MOYENNES. | ÉCARTS. | MOYENNES. | ÉCARTS. | MOYENNES. | ÉCARTS. | MOYENNES. | ÉCARTS. |
| 1886... | 5°6 | +0°3 | 4°5 | —0°1 | 3°7 | —1°4 | 6°8 | —0°3 | 10°3 | —0°2 | 13°0 | —0°3 | 15°7 | —1°4 | 17°7 | +0°3 | 18°2 | +0°4 | 17°1 | +0°8 | 12°5 | +1°3 | 8°4 | —0°2 |
| 1887... | 5,3 | 0,0 | 3,7 | —0,0 | 4,6 | —0,5 | 5,9 | —1,2 | 8,9 | —1,0 | 10,9 | —2,4 | 18,5 | +1,4 | 18,7 | +1,7 | 18,4 | +0,6 | 14,1 | —2,2 | 9,3 | —1,9 | 6,0 | —2,6 |
| 1888... | 4,9 | —0,4 | 4,6 | 0,0 | 2,7 | —2,4 | 5,1 | —2,0 | 8,8 | —1,7 | 13,7 | +0,4 | 17,5 | +0,4 | 15,6 | —1,8 | 16,8 | —1,0 | 15,3 | —1,0 | 9,5 | —1,7 | 9,4 | +0,8 |
| 1889... | 7,4 | +2,1 | 3,5 | —1,1 | 6,1 | +1,0 | 6,9 | —0,2 | 9,8 | —1,2 | 13,7 | +0,4 | 17,7 | +0,6 | 17,9 | +0,5 | 17,3 | —0,5 | 16,0 | —0,3 | 10,5 | —0,7 | 9,0 | +0,4 |
| 1890... | 4,9 | —0,4 | 8,2 | +3,6 | 4,0 | —0,5 | 7,6 | +0,5 | 9,7 | —0,8 | 13,5 | +0,2 | 15,7 | —1,4 | 15,8 | —1,6 | 17,4 | —0,4 | 15,8 | —0,5 | 10,7 | —0,5 | 7,9 | —0,7 |
| 1891... | —0,4 | —5,7 | 3,7 | —0,9 | 6,3 | +1,2 | 6,9 | —0,2 | 9,2 | —1,3 | 11,7 | —1,0 | 16,9 | —0,2 | 16,7 | —0,7 | 15,9 | —1,9 | 15,6 | —0,7 | 11,9 | +0,7 | 7,3 | —1,3 |
| 1892... | 7,2 | +1,9 | 4,4 | —0,2 | 6,0 | +1,8 | 5,5 | —1,6 | 11,1 | +0,6 | 13,8 | +0,5 | 16,8 | —0,3 | 18,2 | +0,8 | 18,2 | +0,4 | 16,5 | +0,2 | 10,3 | —0,9 | 10,2 | +1,6 |
| 1893... | 4,7 | —0,6 | 3,7 | —0,9 | 7,5 | +2,4 | 10,6 | +3,5 | 15,1 | +4,6 | 15,4 | +2,2 | 18,7 | +1,6 | 18,3 | +0,9 | 20,6 | +2,8 | 16,7 | +0,4 | 12,6 | +1,4 | 6,4 | —2,2 |
| 1894... | 5,2 | —0,1 | 4,5 | —0,1 | 7,7 | +2,6 | 9,1 | +2,0 | 11,3 | +0,8 | 11,9 | —1,4 | 16,4 | —0,7 | 17,4 | 0,0 | 17,3 | —0,5 | 16,7 | +0,4 | 13,5 | +2,3 | 11,0 | +2,4 |
| 1895... | 8,4 | +3,1 | 2,7 | —1,9 | 0,0 | —1,5 | 6,5 | —0,6 | 10,8 | +0,3 | 14,9 | +1,6 | 17,0 | —0,1 | 17,4 | 0,0 | 18,1 | +0,3 | 20,1 | +3,8 | 11,2 | 0,0 | 10,1 | +1,5 |
| Moy... | 5,32 | | 4,65 | | 5,07 | | 7,09 | | 10,45 | | 13,25 | | 17,09 | | 17,37 | | 17,82 | | 16,29 | | 11,20 | | 8,57 | |

**Écarts à la moyenne mensuelle.**

III. — La Coubre.

| ANNÉES. | DÉCEMBRE Moy. | DÉCEMBRE Éc. | JANVIER Moy. | JANVIER Éc. | FÉVRIER Moy. | FÉVRIER Éc. | MARS Moy. | MARS Éc. | AVRIL Moy. | AVRIL Éc. | MAI Moy. | MAI Éc. |
|---|---|---|---|---|---|---|---|---|---|---|---|---|
| 1886... | 6°0 | +0°2 | 5°9 | +1°7 | 4°7 | —0°2 | 8°3 | +1°2 | 10°8 | —0°2 | 14°0 | 0°0 |
| 1887... | 7,8 | +2,0 | 6,3 | +2,1 | 5,9 | +1,0 | 7,5 | +0,4 | 9,5 | —1,5 | 12,8 | —1,2 |
| 1888... | 6,8 | +1,0 | 4,2 | 0,0 | 2,2 | —2,7 | 5,5 | —1,6 | 8,6 | —2,4 | 15,2 | +1,2 |
| 1889... | 7,5 | +1,7 | 3,0 | —1,2 | 3,5 | —1,4 | 5,5 | —1,6 | 10,9 | —0,1 | 13,5 | —0,5 |
| 1890... | 2,7 | —3,1 | 7,0 | +2,8 | 4,6 | —0,3 | 6,6 | —0,5 | 9,9 | —1,1 | 13,1 | —0,9 |
| 1891... | 0,9 | —4,9 | 1,2 | —3,0 | 3,9 | —1,0 | 6,1 | —1,0 | 9,4 | —1,6 | 12,3 | —1,7 |
| 1892... | 8,6 | +2,8 | 5,8 | +1,6 | 7,5 | +2,6 | 5,5 | —1,6 | 11,2 | +0,2 | 15,0 | +1,0 |
| 1893... | 6,0 | +0,2 | 1,1 | —3,1 | 8,6 | +3,7 | 9,1 | +2,0 | 14,9 | +3,9 | 16,5 | +2,5 |
| 1894... | 5,0 | —0,8 | 5,0 | +0,8 | 7,5 | +2,6 | 9,5 | +2,4 | 12,4 | +1,4 | 12,5 | —1,5 |
| 1895... | 6,5 | +0,7 | 2,9 | —1,3 | 1,0 | —3,9 | 7,3 | +0,2 | 11,9 | +0,9 | 15,2 | +1,2 |
| Moy... | 5,78 | | 4,24 | | 4,94 | | 7,09 | | 10,95 | | 14,01 | |

| ANNÉES. | JUIN Moy. | JUIN Éc. | JUILLET Moy. | JUILLET Éc. | AOÛT Moy. | AOÛT Éc. | SEPTEMBRE Moy. | SEPTEMBRE Éc. | OCTOBRE Moy. | OCTOBRE Éc. | NOVEMBRE Moy. | NOVEMBRE Éc. |
|---|---|---|---|---|---|---|---|---|---|---|---|---|
| 1886... | 15°9 | —1°8 | 19°0 | +0°1 | 16°9 | —1°8 | 17°8 | +0°7 | 14°7 | +2°4 | 9°2 | —0°1 |
| 1887... | 19,3 | +1,6 | 19,2 | +0,3 | 19,5 | +0,8 | 15,9 | —1,2 | 6,9 | —5,4 | 8,6 | —0,7 |
| 1888... | 16,9 | —0,8 | 17,2 | —1,7 | 17,5 | —1,2 | 16,8 | —0,3 | 10,7 | —1,6 | 10,9 | +1,6 |
| 1889... | 18,0 | +0,3 | 18,5 | —0,4 | 17,7 | —1,0 | 15,6 | —1,5 | 11,8 | —0,5 | 8,5 | —0,8 |
| 1890... | 16,2 | —1,5 | 16,9 | —2,0 | 18,1 | —0,6 | 16,9 | —0,2 | 11,6 | —0,7 | 7,8 | —1,5 |
| 1891... | 16,9 | —0,8 | 18,2 | —0,7 | 17,5 | —1,2 | 16,6 | —0,5 | 14,2 | +1,9 | 7,8 | —1,5 |
| 1892... | 18,3 | +0,6 | 20,4 | +1,5 | 19,7 | +1,0 | 16,2 | —0,9 | 12,9 | +0,6 | 11,1 | +1,8 |
| 1893... | 19,6 | +1,9 | 20,3 | +1,4 | 21,8 | +3,1 | 17,9 | +0,8 | 14,0 | +1,7 | 7,1 | —2,2 |
| 1894... | 17,1 | —0,6 | 18,9 | 0,0 | 18,8 | +0,1 | 16,5 | —0,6 | 13,2 | +0,9 | 9,4 | +0,1 |
| 1895... | 18,4 | +0,7 | 20,1 | +1,2 | 19,7 | +1,0 | 21,0 | +3,9 | 12,5 | +0,2 | 12,1 | +2,8 |
| Moy... | 17,66 | | 18,87 | | 18,72 | | 17,12 | | 12,25 | | 9,25 | |

IV. — ARCACHON.

| ANNÉES. | DÉCEMBRE. | | JANVIER. | | FÉVRIER. | | MARS. | | AVRIL. | | MAI. | | JUIN. | | JUILLET. | | AOUT. | | SEPTEMBRE. | | OCTOBRE. | | NOVEMBRE. | |
|---|---|---|---|---|---|---|---|---|---|---|---|---|---|---|---|---|---|---|---|---|---|---|---|---|
| | MOYENNES. | ÉCARTS. | MOYENNES. | ÉCARTS. | MOYENNES. | ÉCARTS. | MOYENNES. | ÉCARTS. | MOYENNES. | ÉCARTS. | MOYENNES. | ÉCARTS. | MOYENNES. | ÉCARTS. | MOYENNES. | ÉCARTS. | MOYENNES. | ÉCARTS. | MOYENNES. | ÉCARTS. | MOYENNES. | ÉCARTS. | MOYENNES. | ÉCARTS. |
| 1886... | 4°7 | —1°3 | 5°8 | +0°6 | 6°0 | —0°4 | 10°8 | +1°4 | 12°9 | +0°2 | 15°5 | —0°2 | 17°5 | —2°1 | 20°0 | +0°2 | 20°0 | —0°5 | 19°4 | +0°1 | 15°0 | +1°1 | 9°0 | —0°9 |
| 1887... | 7,1 | +1,1 | 5,2 | 0,0 | 6,2 | —0,2 | 9,9 | +0,5 | 11,7 | —1,0 | 14,8 | —0,0 | 22,1 | +2,5 | 21,1 | +1,4 | 22,0 | +0,9 | 17,7 | —1,6 | 11,0 | —2,0 | 8,9 | —1,0 |
| 1888... | 5,0 | —0,1 | 5,3 | +0,1 | 4,0 | —2,4 | 7,8 | —1,0 | 11,1 | —1,6 | 17,6 | +1,0 | 10,7 | +0,1 | 10,2 | —1,5 | 20,2 | —0,0 | 19,7 | +0,4 | 13,5 | —0,4 | 11,4 | +1,5 |
| 1889... | 8,7 | +2,7 | 4,1 | —1,1 | 6,1 | —0,3 | 8,1 | —1,3 | 10,8 | —1,9 | 15,4 | —0,3 | 19,1 | —0,5 | 20,6 | —0,1 | 21,0 | —0,1 | 19,0 | —0,3 | 13,7 | —0,2 | 9,9 | 0,0 |
| 1890... | 3,6 | —2,4 | 8,4 | +3,2 | 6,5 | +0,1 | 8,9 | —0,5 | 11,0 | —0,8 | 14,7 | —1,0 | 19,1 | —0,5 | 19,5 | —1,2 | 20,3 | —0,8 | 18,4 | —0,9 | 14,1 | +0,2 | 8,5 | —1,4 |
| 1891... | 2,3 | —3,7 | 3,0 | —2,2 | 6,0 | —0,4 | 9,1 | —0,3 | 12,0 | —0,7 | 14,5 | —1,2 | 19,5 | —0,1 | 20,6 | —0,1 | 19,5 | —1,6 | 19,2 | —0,1 | 15,0 | +1,1 | 8,8 | —1,1 |
| 1892... | 9,1 | +3,1 | 6,6 | +1,4 | 7,9 | +1,6 | 8,3 | —1,1 | 12,5 | —0,2 | 16,7 | +1,0 | 19,7 | +0,1 | 21,3 | +0,5 | 22,2 | +1,1 | 19,0 | +0,6 | 14,2 | +0,3 | 11,7 | +1,8 |
| 1893... | 6,1 | +0,1 | 3,0 | —1,6 | 9,9 | +3,5 | 12,3 | +2,0 | 16,8 | +4,1 | 17,0 | +2,2 | 20,6 | +1,0 | 21,0 | +0,3 | 23,4 | +2,3 | 19,1 | —0,2 | 14,8 | +0,9 | 8,1 | —1,8 |
| 1894... | 6,2 | —0,2 | 6,0 | +0,8 | 8,2 | +1,8 | 10,4 | +1,0 | 13,6 | +0,9 | 13,7 | —2,0 | 18,8 | —0,8 | 20,2 | —0,5 | 20,3 | —0,8 | 18,2 | —1,1 | 14,4 | +0,5 | 9,8 | —0,1 |
| 1895... | 6,0 | 0,0 | 4,1 | —1,1 | 3,2 | —3,2 | 8,6 | —0,8 | 13,8 | +1,1 | 16,6 | +0,9 | 19,5 | —0,1 | 21,1 | +0,4 | 21,2 | +0,1 | 22,8 | +3,5 | 13,7 | —0,2 | 13,3 | +3,4 |
| Moy ... | 5,07 | | 5,21 | | 6,40 | | 9,42 | | 12,71 | | 15,74 | | 19,56 | | 20,65 | | 21,07 | | 19,34 | | 13,94 | | 9,94 | |

Les quatre tableaux précédents donnent la valeur, mois par mois, de cet écart. Ils nous démontrent que dans une période de dix ans, soit 120 mois pour chaque station, l'écart à la moyenne mensuelle a varié pour :

```
1. Brest..........  De moins d'un degré : 65 mois.
                    De 1° à 2° ..........  33  —
                   ·De 2° à 5° ..........  22  —
2. Vannes........  De moins d'un degré : 66 mois.
                    De 1° à 2°..........   33  —
                    De 2° à 5° ..........  21  —
3. La Coubre.....  De moins d'un degré : 48 mois.
                    De 1° à 2°..........   47  —
                    De 2° à 5° ..........  25  —
4. Arcachon......  De moins d'un degré : 64 mois.
                    De 1° à 2° ..........  37  —
                    De 2° à 5° ..........  19  —
```

Au total, la période décennale représentant, pour les 4 stations, 480 mois, nous voyons :

1° Que l'écart à la moyenne mensuelle a été de *moins* d'un degré, dans 243 mois, soit dans un peu plus de la moitié du temps.

2° Que l'écart a atteint de 1° à 2° dans 150 mois, soit le tiers du temps seulement.

3° Que l'écart a atteint de 2° à 5° dans 87 mois, soit à peu près dans le sixième du temps.

Une contrée, qui pour une période de 480 mois, a 243 mois, soit un peu plus de la moitié, avec des écarts à la moyenne mensuelle mesurés par moins d'un degré, est une contrée à **stabilité thermique** indiscutable.

Nous devons maintenant classer les mois, puis les stations par ordre de stabilité thermique.

**Mois.** — Le mois le plus stable est celui qui dans la période décennale a présenté le plus grand nombre d'écarts inférieurs à un degré. Étant donné, que dans cette période, le même mois a reparu dix fois pour chaque station ou quarante fois pour l'ensemble des quatre stations, nous trouvons :

*Écarts de moins d'un degré.*

| | | | | | | |
|---|---|---|---|---|---|---|
| 1. | Septembre .. | 29 fois. | 5. | Avril ....... | 19 fois. |
| 2. { | Juin ........ | 25 — | 6. | Décembre... | 18 — |
| | Juillet....... | 25 — | 7. { | Mars ....... | 17 — |
| 3. | Août......... | 24 — | | Mai ........ | 17 — |
| 4. { | Janvier...... | 21 — | 8. | Novembre .. | 14 — |
| | Octobre ..... | 21 — | 9. | Février ..... | 13 |

**Stations.** — Le classement des stations atlantiques, basé sur leur stabilité mensuelle, nous donne :

| SÉRIE A<br>Écarts de moins d'un degré. | | SÉRIE B<br>Écarts de 1° à 2° | | SÉRIE C<br>Écarts de 2° et au-dessus. | |
|---|---|---|---|---|---|
| 1. Vannes........ 66 | 1. { | Vannes ...... 33 | 1. | Arcachon...... 19 |
| 2. Brest.......... 65 | | Brest ........ 33 | 2. | Vannes........ 21 |
| 3. Arcachon...... 64 | 2. Arcachon...... 37 | | 3. | Brest.... ..... 22 |
| 4. La Coubre..... 48 | 3. La Coubre..... 47 | | 4. | La Coubre..... 25 |

On voit combien, pour les écarts de la première série (A), les plus aptes à catégoriser la **stabilité thermique**, toutes les stations atlantiques, à part La Coubre, sont équivalentes (66, 65, 64). Aussi ne peut-on différencier la stabilité mensuelle de chaque station, en prenant pour unique base les écarts de la première série. Nous aurons un classement plus net, en prenant pour base les écarts des deux premières séries (A et B), c'est-à-dire les écarts de 0° à 2°. Qu'est-ce d'ailleurs qu'un écart de température *mensuelle* inférieur à 2 degrés, survenant à une ou plusieurs années d'intervalle ?

Par ce moyen nous obtenons le dernier classement suivant :

| | | | |
|---|---|---|---|
| 1. Arcachon........ | { A........... 64 <br> B........... 37 } | 101 |
| 2. Vannes.......... | { A........... 66 <br> B........... 33 } | 99 |
| 3. Brest........... | { A........... 65 <br> B........... 33 } | 98 |
| 4. La Coubre........ | { A........... 48 <br> B........... 47 } | 95 |

B. *Moyenne diurne*. — Nous avons insisté précédemment sur l'importance de la moyenne de la température diurne, comprise entre 9 heures du matin et 5 heures du soir.

Le régime de cette moyenne est non moins important que les autres. Nous trouvons ce régime pour Arcachon, dans la lecture du graphique ci-après, dans lequel est relevé, pour chaque année et par saisons, l'écart à la moyenne diurne, (9ʰ mat., maximum vers 1ʰ 1/2, et 5ʰ soir).

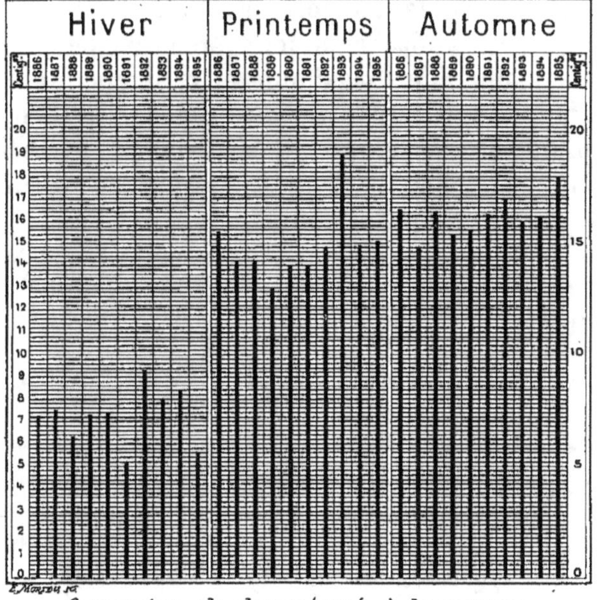


*Comparaison de chaque année à la moyenne*

Ce graphique dit que la température diurne la plus stable appartient à l'automne. Puis viennent successivement le printemps et l'hiver.

Et, si nous voulons la preuve de la remarquable stabilité de la température diurne, nous la trouvons dans cette constatation : que l'hiver, saison à température diurne la moins stable, présente, sur dix années, *six écarts de moins d'un degré !*

IV

### VARIATION NYCTHÉMÉRALE DE LA TEMPÉRATURE.

La démonstration de la **stabilité thermique** ne doit pas s'arrêter là. Ce qui peut donner une idée non moins exacte de cette stabilité, c'est l'amplitude de la variation nycthémérale de la température ; en d'autres termes, l'écart qui se produit chaque jour (intervalle de 24 heures), entre la température maximum et la température minimum. Moins l'amplitude est grande, plus le climat est stable.

L'amplitude moyenne de la variation nycthémérale s'obtient par la différence des moyennes mensuelles des températures maxima et minima.

Cette valeur est représentée dans le tableau suivant, mois par mois, pour les quatre stations qui font l'objet de cette étude :

**Amplitude moyenne de la variation nycthémérale de la température.**

| STATIONS | DÉCEMBRE | JANVIER | FÉVRIER | MARS | AVRIL | MAI | JUIN | JUILLET | AOUT | SEPTEMBRE | OCTOBRE | NOVEMBRE | MOYENNE |
|---|---|---|---|---|---|---|---|---|---|---|---|---|---|
| Brest.......... | 5°01 | 5°06 | 5°66 | .7°28 | 7°75 | 8°02 | 7°80 | 6°88 | 7°60 | 8°21 | 7°13 | 5°01 | 6°78 |
| Vannes ........ | 7,09 | 7,75 | 8,10 | 9,87 | 10,41 | 11,36 | 12,11 | 11,44 | 13,36 | 11,70 | 10,54 | 8,48 | **10,09** |
| La Coubre...... | 7,85 | 7,04 | 8,73 | 10,15 | 10,58 | 10,77 | 11,21 | 10,63 | 11,56 | 12,24 | 9,94 | 8,35 | 9,97 |
| Arcachon....... | 6,71 | 6,87 | 8,58 | 10,77 | 10,76 | 11,13 | 11,14 | 11,05 | 11,65 | 12,00 | 9,52 | 7,35 | 9,80 |

Avant toute chose, lisons d'abord, dans ce tableau, ce fait capital pour la climathérapie, que les mois de moindre amplitude sont : novembre, décembre, janvier, février, c'est-à-dire les mois d'hiver, ceux qui importent le plus au malade et au médecin.

Mais quelle est la signification de ces chiffres?

Dans tout ce qui précède, nous avons vu s'affirmer la stabilité thermique du climat atlantique. Aussi *a priori* ces chiffres nous paraissent-ils significatifs d'amplitudes peu étendues, c'est-à-dire qu'ils sont fonction d'un climat à température stable. Toutefois l'exactitude de ce fait ne peut s'affirmer qu'après comparaison avec les moyennes fournies par les stations d'autres contrées. Malheureusement la littérature médicale est nulle ou peu s'en faut, sur ce point.

Fonssagrives donne bien les moyennes « de plusieurs climats qui ont été bien étudiés météorologiquement », mais nous ne pouvons retenir les chiffres qu'il publie d'après de Valcourt. Les moyennes de ces auteurs, nous ne les croyons pas comparables aux nôtres. Elles reposent sur des relevés météorologiques déjà anciens, pris dans des conditions qui diffèrent presque certainement des relevés actuels.

Nous pouvons, en partie, combler cette lacune, par la production de moyennes *comparables en tous points* à celles de nos stations atlantiques, et relevées au cours de la même période décennale (1886-1895) à Draguignan, Montpellier, Pau (Lescar), Aix, c'est-à-dire dans des stations tributaires de conditions météorologiques différentes des premières. Pour ces dernières stations l'amplitude moyenne de la variation nycthémérale est :

<pre>
Draguignan.........................  13°79
Montpellier........................  12,70
Pau (Lescar).......................  12,59
Aix................................  12,30
</pre>

Ces écarts moyens journaliers, entre le maximum et le mi-,

nimum de température, sont autrement marqués que ceux
du littoral atlantique. La différence est considérable entre
la moyenne de chacune de ces villes méridionales et celle
de Brest, ville du littoral ouest qui, à vrai dire, jouit de
la variation nycthémérale la moins étendue. Cette différence se mesure par :

|  |  | | Différence. |
|---|---|---|---|
| Brest, 6°,78 | Draguignan | 13°79 | + 7°01 |
|  | Montpellier | 12,70 | + 5,92 |
|  | Pau | 12,59 | + 5,81 |
|  | Aix | 12,30 | + 5,52 |

Pour Arcachon, ville du littoral ouest, ayant après Brest
la moindre amplitude nycthémérale, et dont le chiffre est
très voisin d'ailleurs de celui des deux autres stations
ouest, Vannes et la Coubre, nous trouvons des différences
qui pour être moins grandes, n'en sont pas moins sensibles et très appréciables :

|  |  | | Différence. |
|---|---|---|---|
| Arcachon, 9°,80. | Draguignan | 13°79 | + 3°99 |
|  | Montpellier | 12,70 | + 2,90 |
|  | Pau | 12,59 | + 2,79 |
|  | Aix | 12,30 | + 2,50 |

Cette étude comparative classe le climat atlantique dans
la catégorie des climats à courtes oscillations nycthémérales. Cette conclusion n'a rien qui doive surprendre.
Elle confirme, et les faits précédemment étudiés, et la loi
météorologique connue, à savoir que la variation nycthémérale de la température croît à mesure que la température moyenne s'élève, et que sous ce rapport « la constitution climatique des stations méridionales se rapproche des
pays intertropicaux où les oscillations ont une amplitude
très grande » (Fonssagrives). La moyenne tempérée du
littoral atlantique est compensée par la stabilité et les
transitions douces ; la moyenne chaude du littoral méditerranéen est aggravée par les grandes amplitudes et les
brusques variations.

La stabilité thermique, déduite des chiffres précités, est également démontrée par les courbes des appareils enregistreurs. Pendant plusieurs années, j'ai poursuivi l'étude climatologique d'Arcachon, à l'aide d'un thermomètre enregistreur Richard, placé sous un abri Renou, ce dernier construit, établi dans des conditions identiques aux abris de la Commission météorologique de la Gironde. De fréquentes et nécessaires observations de contrôle étaient faites à l'aide d'un thermomètre étalonné.

Le caractère dominant qui se dégage de la lecture de ces tracés (planche I) réside, et dans la régularité des oscillations nycthémérales, et dans leur peu d'amplitude. Il est fréquent d'observer plusieurs périodes nycthémérales successives présentant même maximum, même minimum. Les tracés I, II, III confirment ce fait. En outre de cette constance des points extrêmes, ils mettent en relief la régularité non moins nette des points intermédiaires ; si bien qu'une de ces courbes est superposable à celles qui précèdent ou qui suivent.

*Conclusion* : L'étude de ces relevés de température démontre que *par son régime thermique*, le littoral atlantique rentre dans la catégorie des climats à **température stable**.

V

MARCHE NYCTHÉMÉRALE DE LA TEMPÉRATURE.

L'analyse de ces courbes révèle, en outre, plusieurs détails importants, en matière de climatologie médicale ; nous les signalons :

L'abaissement minimum du thermomètre se produit vers le lever du soleil. Peu après son apparition au-dessus de l'horizon, le tracé, qui était en déclinaison, se relève,

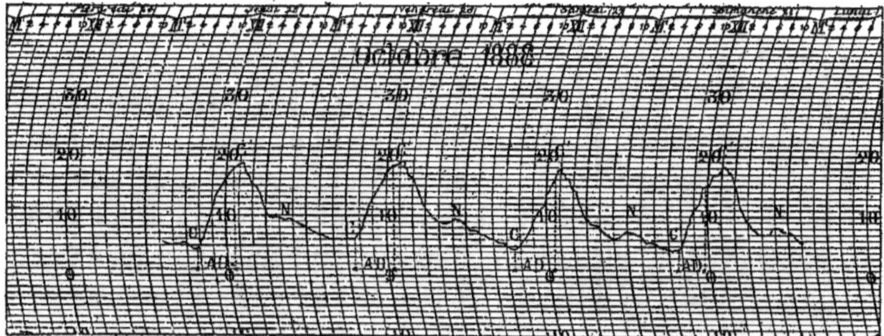

Tracé I. — Uniformité et constance de la température.

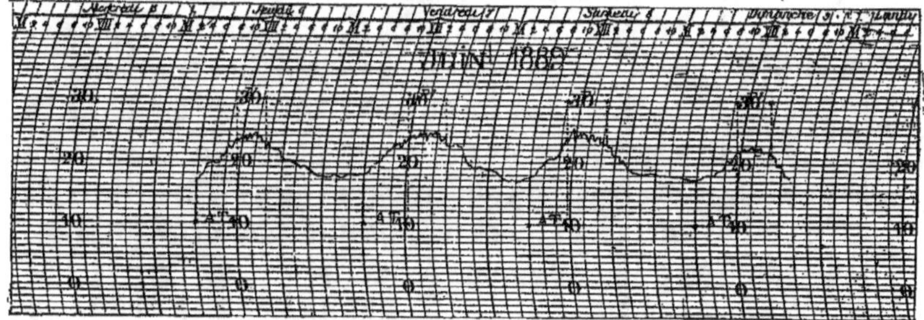

Tracé II. — Uniformité et constance thermiques avec plateau.

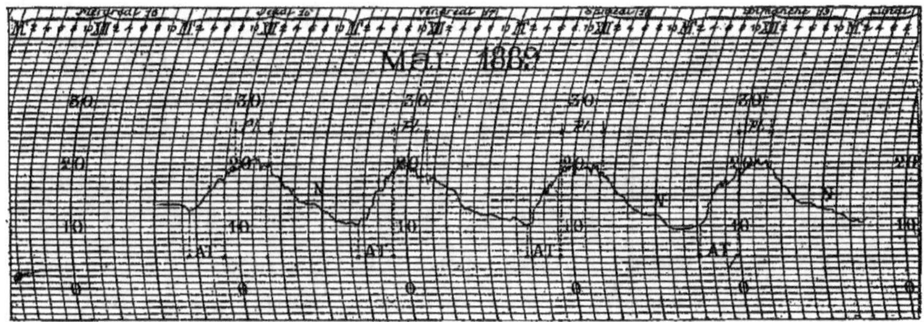

Tracé III. — Uniformité et constance thermiques avec plateau.

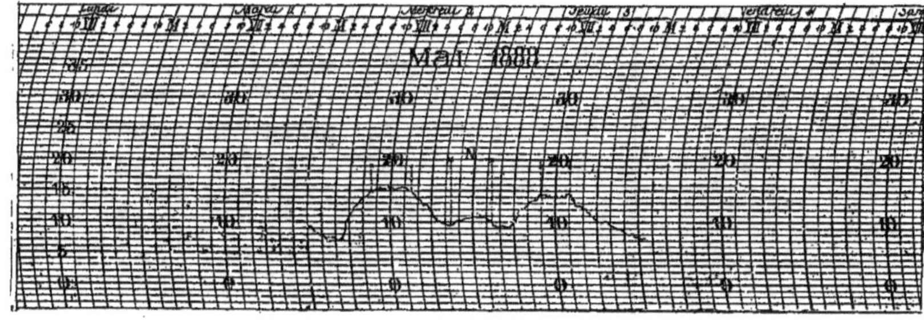

Tracé IV. — Plateau méridien. — Relèvement nocturne de la température.

si bien que la fin de la ligne de déclinaison et le commencement de la ligne d'ascension forment un angle aigu, donnant lieu sur la courbe d'ensemble à un crochet d'autant plus aigu que la sérénité du ciel est grande et permet l'échauffement plus rapide des couches atmosphériques inférieures.

Les tracés I, III (lettre C) montrent très exactement cette disposition de la courbe : minimum des vingt-quatre heures et crochet.

L'ascension assez généralement rapide, présente deux types distincts : elle se traduit par une ligne tendant à se rapprocher de la verticale et n'offrant sur son trajet aucun accident : ascension directe (tracé I, AD), ou bien elle se dessine par une ligne oblique entrecoupée d'une série de petites saccades : ascension tremblée (tracés II, III, AT).

Ces différences ont une signification importante ; l'ascension directe indique que l'échauffement de l'air se fait avec plus de régularité, de continuité que dans la ligne tremblée, elle est liée à une grande sérénité de l'atmosphère. De plus, avec l'ascension directe, l'écart entre la température minimum et la température maximum est plus grand qu'avec le second type, la sérénité atmosphérique permettant à la terre de recevoir le jour et de perdre la nuit, une plus grande quantité de chaleur.

Lorsque la plume de l'enregistreur arrive à son point culminant pour inscrire la température maximum des vingt-quatre heures, deux phénomènes peuvent se produire : le premier, moins commun, fait que la plume retombe presque aussitôt, formant un second crochet (crochet supérieur, C', tracé I) ; dans le second, la plume trace un plateau, sinon en ligne droite, du moins avec des oscillations si courtes qu'elles n'excèdent pas un degré. Cette disposition est bien marquée dans les tracés II, III, IV. De telle sorte que pendant une, deux, trois et quatre heures, entre onze heures du matin et quatre heures du soir, la température reste à peu près stationnaire, phénomène de la plus haute importance dans une station de santé.

Après le crochet supérieur C', ou le plateau PL, la descente commence. Là encore les deux types se retrouvent. Si le maximum s'est marqué par un crochet, la descente est assez rapide (tracé I) ; elle est beaucoup plus lente au cas de température maximum en plateau (tracés II, III, IV), mais jamais il n'y a de descente brusque et profonde de la plume, au moment du coucher du soleil. La ligne du tracé descend d'une manière régulière, continue : trait caractéristique du climat atlantique et dont on conçoit toute la portée.

Parfois survient un accident dans la ligne de descente : entre dix heures et minuit ou un peu plus tard, il se produit soit un temps d'arrêt plus ou moins long dans la déclinaison de la courbe (tracés I, III, N), soit même un relèvement, *relèvement nocturne de la température*. Ce phénomène est révélé dans toute sa netteté sur le tracé IV ; il se produit lorsque les nuages viennent arrêter le rayonnement nocturne ou émission de la chaleur terrestre vers l'espace. D'ailleurs l'accélération de la nébulosité dans la soirée est un fait que nous avons souvent noté dans le cours de nos observations ; il explique la fréquence des phénomènes : *arrêt dans l'abaissement* ou bien *relèvement nocturne de la température*, dont le tracé IV fournit le type.

La recherche de la température de la période nocturne, acquiert de nos jours une importance considérable. Il n'est plus permis aujourd'hui, dans l'étude d'un climat, de tout subordonner à la période diurne, sous prétexte que la nuit les malades sont séquestrés. Avec la mise en pratique de l'aération continue des chambres de malades, la méthode graphique, c'est-à-dire la méthode des observations continues, est appelée à fournir les renseignement les plus précis.

# CARACTÈRES PHYSIQUES (SUITE)

## CHAPITRE III

### L'HUMIDITÉ



I

L'air renferme toujours en suspension une certaine proportion de vapeur d'eau, sous deux états différents : *invisible* ou vapeur d'eau proprement dite; *visible*, constituant alors une série d'hydro-météores, dont le plus important est la pluie.

La vapeur d'eau contenue dans l'air joue un rôle considérable en climatologie. Même à l'état invisible elle fait à la terre un manteau protecteur qui la met à l'abri des grandes oscillations thermiques, c'est-à-dire des oscillations redoutables pour les malades. L'air possède ainsi un pouvoir diathermane moindre. De ce fait l'intensité des rayons trop ardents du soleil, de même que le *rayonnement*, c'est-à-dire l'émission de chaleur que font vers les espaces célestes, la terre et les corps qui la peuplent, sont très atténués. En un mot la quantité de calorique à perdre est modérée, aussi bien que la quantité de calorique à recevoir. De telle sorte que si la terre n'était enveloppée d'une couche de vapeur d'eau, la chaleur du jour serait excessive, même aux latitudes Nord, tandis que les nuits, par suite du rayonnement, seraient très froides, même dans les pays tropicaux. D'ailleurs nous avons des exemples très connus de ces grandes oscillations thermiques, tenant sinon à l'absence, du moins à la très faible quantité de vapeur d'eau de l'atmosphère. Dans le Sahara, le sol n'est-il pas de feu, le vent de flamme, et les nuits n'y atteignent-elles pas un degré de froid extrêmement pénible à supporter? Après des journées très chaudes, la nuit il gèle, et il se forme de la glace. Aussi dans toutes les contrées où l'air est très sec, les oscillations du thermomètre sont très étendues. C'est le cas pour la station de Davos, aujourd'hui célèbre à juste titre; le jour, grâce à l'absence presque absolue de vapeur d'eau, la température au soleil est assez élevée pour que les malades puissent déjeuner dehors, alors que la neige les entoure.

La loi inverse est tout aussi exacte. Dans les régions basses et chaudes, au voisinage de la mer en particulier, où le degré de vapeur d'eau se rapproche bien davantage du point de saturation, les oscillations diurnes et nocturnes du thermomètre sont peu étendues, presque insensibles.

On est même en droit de se demander, si la saturation hygrométrique de l'atmosphère de la haute mer n'est pas, en grande partie, l'origine de son uniformité thermologique.

C'est une règle générale, en météorologie, que la quantité de vapeur d'eau tenue en suspension dans l'air, ou état hygrométrique, que la pluie, soient augmentées par le voisinage de la mer.


## II

### ÉTAT HYGROMÉTRIQUE.

L'état hygrométrique de l'air, c'est-à-dire son *humidité relative* ou fraction de saturation, la seule qui intéresse la climathérapie, est soumise à des oscillations *annuelles, saisonnières, mensuelles* que nous allons étudier.

### A. — *Étude des moyennes de l'état hygrométrique.*

**Moyennes annuelles.** — Dans tous les tableaux qui concernent cette question de l'humidité relative de l'air, l'état hygrométrique est représenté en centièmes. L'état hygrométrique 100 indique que l'air est à son maximum d'humidité relative : l'air est saturé. L'état hygrométrique 85, signifie que l'air contient 85 pour 100 de la quantité maximum de vapeur d'eau qu'il pourrait contenir à la même température.

Ceci établi, donnons les moyennes annuelles de nos diverses stations du littoral atlantique (1) :

(1) La station de La Coubre ne figure pas dans cette partie de notre travail, car avant 1893, il n'y était pas fait d'observations hygromé-

```
Brest......................... 85,7
Vannes.......... ........... 84,3
Arcachon.................... 77,0
```

Si nous voulons savoir comment qualifier, d'après ces
chiffres, l'état hygrométrique du littoral atlantique, il
faut nous remémorer la classification des climats, établie
par Hermann Weber. D'après cet auteur un climat est :

```
Très sec................ au-dessous de 55 p. 100
De sécheresse moyenne..    entre     55 et 75 p. 100
D'humidité moyenne....      —        75 et 90 p. 100
Très humide............      —        90 et 100 p. 100
```

Nous voyons par là, que le littoral atlantique est compris dans la catégorie des climats **d'humidité moyenne**,
la station la moins humide (Arcachon 77,0) se rapprochant
du terme inférieur de cette catégorie, et la station la plus
humide (Brest 85,7) s'éloignant peu de la limite supérieure.

Avant H. Weber, le professeur Jaccoud classifiait les
climats d'après l'état hygrométrique, et reconnaissait qu'à
55, 60 et 65, un climat doit encore être dit sec ou modérément sec. Et, ajoutait-il, « c'est entre 70 et 80 qu'il faut
chercher les limites désirables de l'humidité relative
moyenne; elle est trop faible au-dessous; elle est excessive au delà du second ». Même avec cette échelle hygrométrique, un peu plus basse que celle de H. Weber, nous
voyons, une au moins, des stations littorales, Arcachon,
figurer dans le cadre des stations à humidité désirable.

Classer le climat du littoral atlantique, au rang de
climat d'humidité moyenne, pourrait paraître paradoxal,
si les chiffres précédents n'étaient des témoins irrécusables.
C'est qu'en effet le degré d'humidité en a été exagéré !

triques. Disons simplement que pour les trois années 1893, 1894, 1895, la
moyenne annuelle a été de 77,9 et que, pour ces mêmes années, on
obtint à Arcachon la moyenne de 72,9.

Cette exagération n'a rien de surprenant, si l'on songe à la pénurie des documents hygrométriques, jusqu'à ces dernières années, au peu de ressources qu'ils présentent, et aux causes d'erreurs auxquelles ils sont soumis, à raison des conditions différentes d'instrumentation ou du temps d'observation. Pour n'en citer qu'un exemple, les auteurs classiques assignent à Arcachon, une moyenne annuelle de 90, alors qu'en réalité, des observations plus rigoureuses, plus précises, plus prolongées, donnent comme moyenne annuelle 77,0.

D'autre part, et *a priori*, on a coutume de conclure à l'extrême humidité du littoral, dont les côtes sont soumises à l'énorme évaporation, fournie par la surface de la mer, évaporation d'autant plus active que la température de l'eau y est plus élevée. Cette interprétation est fausse. Les moyennes précédentes démontrent que, contrairement à toute supposition, l'état hygrométrique ne doit atteindre qu'exceptionnellement le degré de saturation. Cela tient « à ce que l'eau de mer, chargée de sel, fournit, à température égale, moins de vapeur d'eau que l'eau distillée » (Gavarret). En effet, un liquide salé n'émet qu'une quantité de vapeur d'eau égale à celle qui serait émise par une même masse d'eau distillée, mais plus froide de 3°,5. Or, de nombreuses analyses ayant démontré le degré de salure assez élevée des eaux de la bande littorale, on comprend que l'évaporation y soit moins active qu'on ne l'avait supposé. Lombard dit bien explicitement, qu'à température égale, l'atmosphère des lacs d'eau douce est plus humide que celle de l'Océan.

Non seulement le littoral atlantique possède un climat d'humidité moyenne, mais encore sa moyenne hygrométrique annuelle se rapproche beaucoup « du point qui passe pour le plus favorable et qui serait entre 70 et 80 » (Arnould).

**Moyennes saisonnières :**

| STATIONS | AUTOMNE | HIVER | PRINTEMPS | ÉTÉ |
|---|---|---|---|---|
| Brest. . . . . . . . . . . . . . . | 87,2 | 87,7 | 82,8 | 84,9 |
| Vannes . . . . . . . . . . . . . | 85,6 | 88,0 | 84,1 | 79,5 |
| Arcachon . . . . . . . . . . . | 80,0 | 87,3 | 73,8 | 67,0 |

D'après ces moyennes, les saisons se classent dans l'ordre suivant, de la saison à état hygrométrique le plus élevé à la saison à état hygrométrique le plus bas : hiver, automne, printemps, été.

Pour toutes les stations du littoral, les saisons se classent dans l'ordre précité. Une seule exception existe, Brest, dont l'état hygrométrique de l'été est supérieur à celui du printemps.

Nous voyons également dans ce tableau, que si des écarts sensibles se produisent à l'automne, au printemps, à l'été, entre la moyenne hygrométrique de ces diverses stations, par contre en hiver, la quantité de vapeur d'eau relative répartie à toute la bande littorale, est uniforme, à tel point qu'entre Brest, Vannes, Arcachon, l'écart hygrométrique n'atteint pas un centième.

Les moyennes saisonnières confirment la catégorisation du climat atlantique : climat d'**humidité moyenne**. Aucune des moyennes saisonnières n'atteint jamais le terme supérieur de cette catégorie, 90 p. 100; toutes, même, en restent assez distantes ; tandis que quelques-unes sont un peu au-dessous de la limite minimum assignée par Hermann Weber à cette catégorie.

**Moyennes mensuelles**. — Elles confirment la conclusion précédente. Comme pour les moyennes saisonnières, nous voyons des moyennes mensuelles s'approcher parfois

(Brest, Vannes), sans jamais l'atteindre, du chiffre 90 ; et d'autres moyennes, en nombre appréciable, osciller autour de 75.

| STATIONS | DÉCEMBRE | JANVIER | FÉVRIER | MARS | AVRIL | MAI | JUIN | JUILLET | AOUT | SEPTEMBRE | OCTOBRE | NOVEMBRE |
|---|---|---|---|---|---|---|---|---|---|---|---|---|
| Brest....... | 89,0 | 89,2 | 84,8 | 83,3 | 82,9 | 81,8 | 83,8 | 85,8 | 84,7 | 84,9 | 87,1 | 89,7 |
| Vannes..... | 88,0 | 87,5 | 88,4 | 87,0 | 83,0 | 82,1 | 79,1 | 79,5 | 80,3 | 81,6 | 86,3 | 89,0 |
| Arcachon... | 88,5 | 87,6 | 85,5 | 76,7 | 73,9 | 70,8 | 67,1 | 66,0 | 67,9 | 72,3 | 81,4 | 86,3 |

Les mois les plus humides sont octobre, novembre, décembre, janvier, février, mars. Pour chaque station, ces mois se groupent dans un ordre quelque peu différent, indiqué dans le tableau ci-après :

**Classification des mois par ordre décroissant de la moyenne de leur état hygrométrique.**

| BREST | | VANNES | | ARCACHON | |
|---|---|---|---|---|---|
| MOIS | Moy. hygr. | MOIS | Moy. hygr. | MOIS | Moy. hygr. |
| Novembre... | 89,7 | Novembre.... | 89,0 | Décembre.... | 88,5 |
| Janvier..... | 89,2 | Février...... | 88,4 | Janvier...... | 87,6 |
| Décembre... | 89,0 | Décembre.... | 88,0 | Novembre.... | 86,3 |
| Octobre..... | 87,1 | Janvier...... | 87,5 | Février...... | 85,5 |
| Juillet...... | 85,8 | Mars........ | 87,0 | Octobre...... | 81,4 |
| Septembre.. | 84,9 | Octobre...... | 86,3 | Mars........ | 76,7 |
| Février..... | 84,8 | Avril........ | 83,0 | Avril........ | 73,9 |
| Août....... | 84,7 | Mai......... | 82,1 | Septembre... | 72,3 |
| Juin........ | 83,8 | Septembre... | 81,6 | Mai......... | 70,8 |
| Mars....... | 83,3 | Août........ | 80,3 | Août........ | 67,9 |
| Avril....... | 82,9 | Juillet....... | 79,5 | Juin......... | 67,1 |
| Mai........ | 81,8 | Juin........ | 79,1 | Juillet....... | 66,0 |

*Conclusion*. — Le climat du littoral atlantique est un climat d'humidité moyenne.

B. — *Étude du régime des moyennes hygrométriques.*

Dans l'étude des climats, les auteurs se sont bornés à la simple énonciation sommaire de l'état hygrométrique. Mais tout comme pour la température, il importe de connaître non seulement la quantité de vapeur d'eau tenue en suspension dans l'air, mais surtout le mode de répartition d'une année à l'autre, de saison à saison, de mois à mois, de cet état hygrométrique.

Le climat étudié a-t-il un régime hygrométrique variable, a-t-il un régime hygrométrique stable? On conçoit l'importance de la réponse à semblable question. Au point de vue médical, la constance hygrométrique, par exemple, est l'équivalent de la constance thermique. Passer rapidement d'une atmosphère très sèche à une atmosphère très humide, est aussi pernicieux que de subir les alternatives d'une haute et basse température. Nous aurons à revenir sur ce point.

**Régime saisonnier.** — Si nous étudions les moyennes des deux saisons les plus importantes, en climathérapie, l'automne et l'hiver, pour les dix dernières années, nous avons le tableau suivant :

**Moyennes hygrométriques saisonnières, vnnée par année, de l'automne et de l'hiaer, sur le littoral atlantique.**

| ANNÉES | AUTOMNE | | | HIVER | | |
|---|---|---|---|---|---|---|
| | BREST | VANNES | ARCACHON | BREST | VANNES | ARCACHON |
| 1886......... | 90 | 87 | 83 | 88 | 85 | 89 |
| 1887......... | 88 | 83 | **78** | 90 | 85 | 87 |
| 1888......... | 88 | 87 | 81 | 89 | 85 | 88 |
| 1889......... | 90 | 88 | 83 | 90 | 87 | 88 |
| 1890......... | 91 | **93** | 82 | 89 | **90** | 87 |
| 1891......... | 91 | 88 | 83 | 89 | **94** | 86 |
| 1892......... | 91 | 86 | **78** | 90 | 87 | 87 |
| 1893......... | **80** | **83** | 81 | 88 | **91** | 87 |
| 1894......... | **82** | **84** | 76 | **84** | 89 | 87 |
| 1895......... | **81** | 77 | **75** | **80** | 89 | 87 |

Il est aisé, par la lecture de ce tableau, de se convaincre de la stabilité du régime hygrométrique pendant l'automne et l'hiver. Les chiffres imprimés en caractères gras, sont

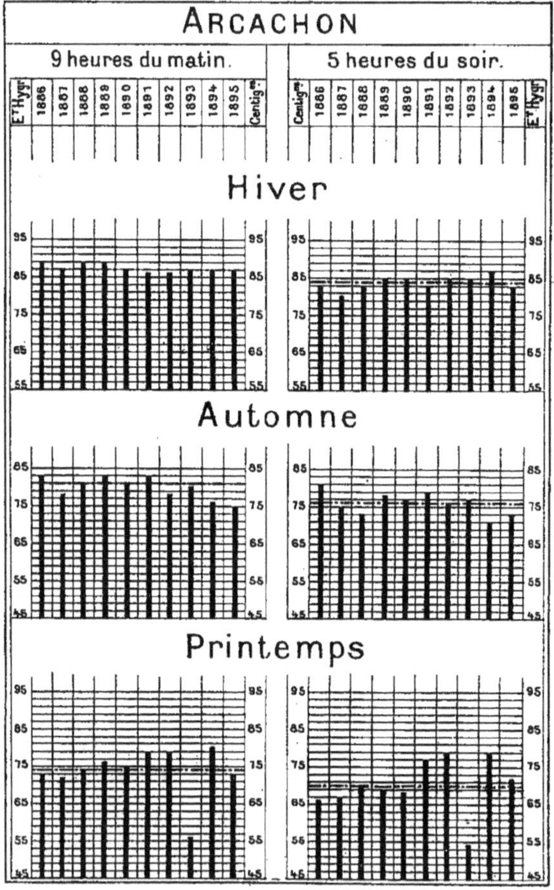


ceux qui s'écartent sensiblement de la moyenne : ils sont rares. La loi qui ressort de ce rapprochement, est que chaque saison, d'année en année, jouit d'une moyenne hygrométrique identique, ou peu s'en faut, établissant la stabilité de l'état hygrométrique des stations littorales.

L'hiver est la saison la plus stable.

Par ordre de stabilité hygrométrique, les stations se présentent dans l'ordre suivant : Arcachon, Brest, Vannes.

Le tableau graphique (page 47), donne pour Arcachon, l'écart saisonnier (hiver, automne, printemps) à la moyenne. On y voit très nettement la stabilité hygrométrique du climat.

**Régime mensuel.** — En détaillant davantage cette analyse, et en demandant aux moyennes mensuelles, le caractère de stabilité ou de variabilité de l'état hygrométrique, nous obtenons la même réponse, qui se lit dans le tableau suivant :

**Moyennes mensuelles hygrométriques, année par année, d'octobre à avril, sur le littoral atlantique.**

| ANNÉES | BREST | | | | | | VANNES | | | | | | ARCACHON | | | | | |
|---|---|---|---|---|---|---|---|---|---|---|---|---|---|---|---|---|---|---|
| | OCTOBRE | NOVEMBRE | DÉCEMBRE | JANVIER | FÉVRIER | MARS | OCTOBRE | NOVEMBRE | DÉCEMBRE | JANVIER | FÉVRIER | MARS | OCTOBRE | NOVEMBRE | DÉCEMBRE | JANVIER | FÉVRIER | MARS |
| 1886 | 90 | 92 | 88 | 89 | 88 | 82 | 90 | 88 | 87 | 84 | 84 | 84 | 81 | 88 | 90 | 89 | 87 | 79 |
| 1887 | 87 | 90 | 90 | 92 | 87 | 85 | 83 | 87 | 85 | 86 | 84 | 84 | 79 | 86 | 86 | 89 | 86 | 72 |
| 1888 | 84 | 93 | 89 | 90 | 87 | 87 | 86 | 91 | 79 | 81 | 94 | 85 | 84 | 88 | 89 | 88 | 86 | 80 |
| 1889 | 92 | 92 | 93 | 89 | 89 | 88 | 89 | 92 | 89 | 88 | 85 | 87 | 84 | 91 | 91 | 89 | 83 | 74 |
| 1890 | 91 | 93 | 89 | 93 | 84 | 87 | 94 | 95 | 90 | 90 | 89 | 88 | 80 | 88 | 89 | 89 | 83 | 79 |
| 1891 | 91 | 92 | 93 | 91 | 84 | 89 | 89 | 89 | 95 | 93 | 95 | 95 | 84 | 86 | 89 | 87 | 84 | 77 |
| 1892 | 92 | 92 | 90 | 90 | 89 | 81 | 87 | 91 | 87 | 89 | 85 | 91 | 83 | 86 | 88 | 88 | 86 | 82 |
| 1893 | 81 | 81 | 91 | 89 | 85 | 75 | 87 | 85 | 89 | 90 | 93 | 84 | 85 | 85 | 87 | 86 | 88 | 65 |
| 1894 | 82 | 85 | 83 | 85 | 83 | 76 | 81 | 87 | 90 | 88 | 90 | 85 | 78 | 84 | 88 | 88 | 85 | 77 |
| 1895 | 81 | 87 | 84 | 84 | 72 | 83 | 77 | 85 | 90 | 86 | 85 | 87 | 76 | 81 | 88 | 83 | 90 | 82 |

Ainsi, dans une période décennale, équivalente à la moyenne hygrométrique de 60 mois, nous voyons cette moyenne ne présenter un écart appréciable que :

20 fois pour........... Brest.

18　　—　.............. Vannes.

14　　—　........... Arcachon.

Chiffres qui témoignent d'une réelle stabilité hygrométrique.

Si maintenant nous classons les mois par ordre de stabilité de leur régime hygrométrique nous trouvons :

```
Janvier    avec  5 écarts (2 Brest,   2 Vannes,   1 Arcachon).
Décembre    —   7    —   (4 Brest,   2 Vannes,   1 Arcachon).
Février     —   8    —   (4 Vannes, 2 Brest,    2 Arcachon).
Novembre    —   9    —   (4 Vannes, 3 Brest,    2 Arcachon).
Octobre     —  11    —   (4 Vannes, 4 Brest,    3 Arcachon).
Mars        —  12    —   (5 Brest,  5 Arcachon, 2 Vannes).
```

*Conclusion.* — Le climat du littoral atlantique a pour
caractère, **la stabilité de son régime hygrométrique.**

Cette conclusion est d'une grande importance. Nous
avons vu que l'humidité, tout en diminuant la chaleur
émise, empêche une trop grande absorption de calorique,
et provoque ainsi une plus grande égalité des climats. A
plus forte raison, cette égalité du climat sera-t-elle la
conséquence directe de la stabilité hygrométrique. Tel est
le cas pour le littoral ouest.


## III

### MARCHE NYCHTÉMÉRALE DE L'ÉTAT HYGROMÉTRIQUE.

Les documents qui nous permettent d'entreprendre
cette étude, ont été recueillis, par nous, dans l'une des
stations du littoral (Arcachon), à l'aide d'un enregistreur
à lame de corne de Richard frères.

Le tracé I (page 50), type fourni par la plume de l'enregistreur, montre que l'air est le plus humide, c'est-à-dire le
plus voisin de son degré de saturation, aux environs du
lever du soleil C ; ce qui s'explique, puisque, à ce moment-
là, la température est à son point minimum.

.. Une à deux heures après le lever du soleil, dès que les couches successives de l'atmosphère se sont réchauffées, le degré d'humidité relative diminue très rapidement. On voit la ligne d'inscription descendre subitement, en

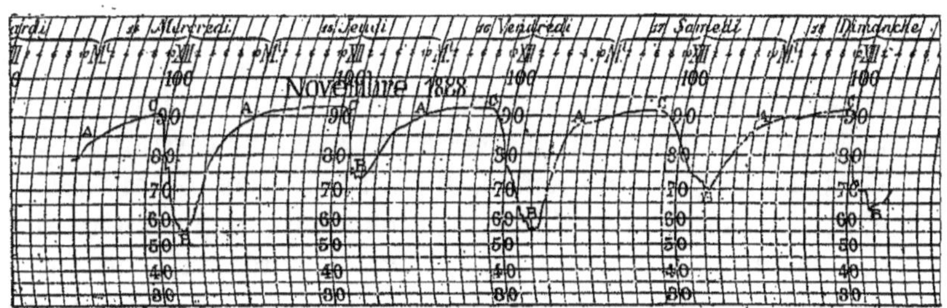

Tracé I. — Courbe hygrométrique normale.

donnant naissance à un crochet C, plus ou moins accentué (tracés I, II, III, IV), qui correspond, en sens inverse, au crochet ascensionnel de la courbe thermique. Après ce crochet, la courbe se précipite dans sa descente, sans

Tracé II. — Courbe hygrométrique normale.

phénomène notable. En un laps de temps de quatre à six heures, les deux points extrêmes de la courbe (C B, mêmes tracés) sont atteints. Arrivée, un peu avant deux heures de l'après-midi, au point le plus bas, la plume ne se redresse que rarement pour décrire un nouveau crochet, le plus souvent, elle reste stationnaire une durée de deux, trois à quatre heures, formant un plateau (tracés I, III, IV, B) à oscillations très courtes. Ce plateau correspond aux heures de la promenade, et montre bien que l'humidité est à son minimum des vingt-quatre heures, pendant la durée de la journée médicale. Puis, l'ascension commence. Rapide dans la première moitié environ de son trajet, elle se ralentit vers dix heures du soir, tend alors à se rapprocher de l'horizontale (tracés I, II, IV, AC), et reste presque au même niveau, jusqu'au lever du soleil.

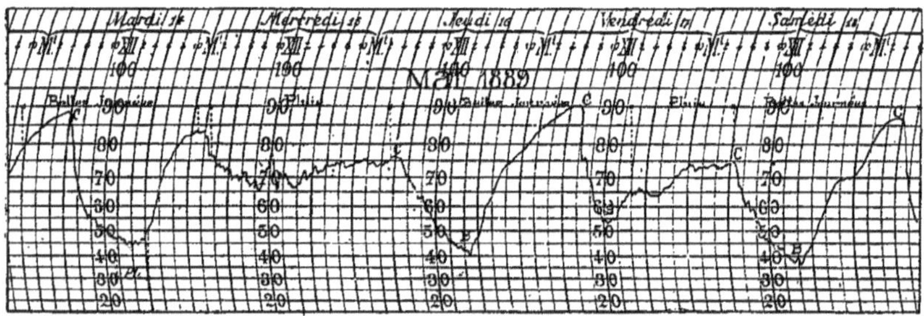

Tracé III. — Courbe hygrométrique modifiée par la pluie.

Les tracés I, II mettent en relief combien l'état hygrométrique de l'air est, dans sa marche, comparable à la température, et combien ces deux phénomènes atmosphériques : chaleur, humidité, s'influencent réciproquement, et ne sauraient être isolés, ou rendus indépendants l'un de l'autre, dans l'étude de la formule météorologique d'un climat. Presque comme dans les tracés thermiques, nous trouvons, dans le tracé hygrométrique, la constance (ou peu s'en faut) des points extrêmes, l'uniformité des points intermédiaires, et la possibilité de superposer les diverses courbes successives hygrométriques entre elles.

La pluie modifie la courbe hygrométrique, dans le même sens que la courbe thermique. En effet, que le ciel se couvre, reste gris, ou que la pluie tombe, les rayons lumineux et caloriques étant interceptés, les oscillations de l'hygromètre perdent de leur amplitude, et le degré d'humidité relative reste presque invariable pendant toute une période nycthémérale (tracés III, IV).

Une remarque importante, qui ressort bien nettement de l'examen des tracés (III et IV), est que le degré d'humidité relative n'augmente pas, malgré la prolongation de

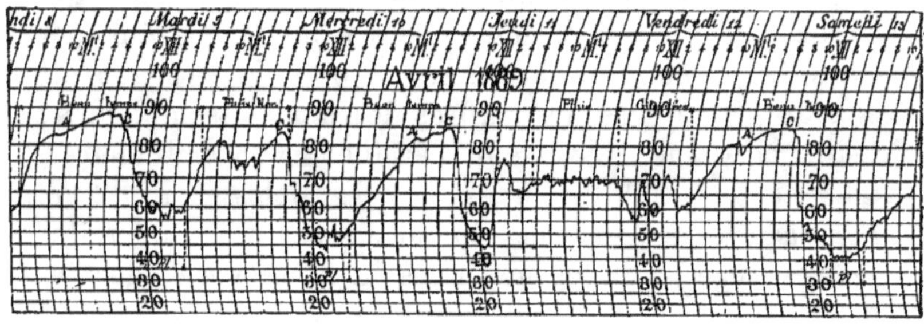

Tracé IV. — Courbe hygrométrique modifiée par la pluie.

la pluie. On serait tenté de croire, que plus la pluie dure, plus le degré d'humidité relative augmente ; il n'en est absolument rien.

De même que la pluie uniformise la température et la relève pendant la saison froide, elle réduit aussi, avons-nous vu, les oscillations de l'état hygrométrique, et de cette façon, les maxima d'humidité relative, qui, quelquefois s'accusent dans les journées de beau temps, ne se montrent pas par les temps de pluie (tracés III, IV).

Grâce aux développements qui précèdent, et nous appuyant sur les courbes fournies, nous pouvons tirer la conclusion quasi-paradoxale suivante : *La pluie n'élève pas la moyenne du degré d'humidité relative de l'air.*

# IV

## PLUIES.

La pluie, dont nous n'avons pas à faire ressortir l'importance climatologique, est un des éléments sur lesquels jusqu'à ces temps derniers, les documents comparatifs ont manqué, ou ont été tellement disparates, que la notion qui en découle reste incertaine. Ne voyons-nous point, par exemple, la moyenne udométrique de la France, fournir aux divers auteurs les chiffres les plus dissemblables ? Cette moyenne, Levasseur l'évalue à 605 millimètres, Ch. Martin à 681, Valles à 719, Delesse à 770 et Fonssagrives à 810, soit l'important écart de 205 millimètres d'eau, entre les moyennes du premier et du dernier de ces auteurs.

Nous sommes en mesure d'établir, sur des documents précis et comparables entre eux, l'étude udométrique du littoral ouest, pour les dix dernières années.

En climatologie médicale, longtemps, nous l'avons vu, la moyenne thermique élevée d'une station, resta le critérium de sa valeur thérapeutique; de même pour bien des esprits, la grande abondance de la pluie est fonction d'un mauvais climat. Nous démontrerons qu'il n'en est rien. « Une grande quantité de pluie, dit Hayem, ne constitue pas une condition aussi défavorable qu'on pourrait le croire. » Nous verrons, tout comme pour l'élément température, que le point important réside moins dans la quantité que dans le régime de l'élément pluie.

D'où l'étude :

A. Des moyennes udométriques.

B. Du mode de répartition de la pluie.

## A. — *Moyennes udométriques.*

En dehors des grandes lois atmosphériques qui régissent le mode de distribution des pluies sur les continents, il existe des conditions de topographie locale, modificatrices de ces lois. Tels sont : la proximité de grandes étendues d'eau (la mer en particulier), l'exposition au vent humide, et le voisinage de montagnes, de collines, ou même de forêts qui, arrêtant l'humidité, augmentent l'abondance des chutes d'eau sur un versant, et la diminuent sur l'autre.

**Moyennes annuelles.** — Si l'on songe que la bande littorale ouest est au contact immédiat de l'Océan, qu'elle est directement tributaire des vents humides et prédominants du large, on soupçonne combien les chutes d'eau y doivent abonder. Ainsi s'explique la moyenne udométrique annuelle inscrite dans le tableau suivant :

*Moyennes udométriques annuelles.*

| STATIONS. | QUANTITÉS. |
|---|---|
| | mm |
| Brest | 853,4 |
| Vannes | 667,7 |
| La Coubre | 669,7 |
| Arcachon | 899,0 |

Dans sa carte des pluies, Élisée Reclus divise le régime pluviométrique de la France en sept zones ainsi que suit :

1. De    0   à   40 centimètres de pluie.
2. De   40   à   60       —
3. De   60   à   80       —
4. De   80   à 100       —
5. De 100   à 150       —
6. De 150   à 200       —
7. De 200 et plus.       —

D'où il ressort, que Vannes et La Coubre appartiennent

à la troisième zone, Brest et Arcachon à la quatrième, et que le littoral atlantique est loin d'être une des contrées les plus pluvieuses de la France.

La lecture des moyennes annuelles nous montre, que la station la plus méridionale possède la moyenne udométrique la plus élevée, légèrement supérieure à celle de la station la plus septentrionale. Est-ce à dire que l'amoncellement des nuages de pluie est plus considérable à Arcachon qu'à Brest ? que les jours de soleil y sont plus rares ? Nullement.

Cette plus grande hauteur pluviométrique d'Arcachon, est la conséquence directe d'une de ces circonstances de topographie locale, auxquelles nous faisions allusion, comme susceptibles de modifier les grandes lois météorologiques de la chute des pluies. En effet, le littoral atlantique, dans sa partie la plus méridionale, de la Gironde à l'Adour, présente un relief du sol, courant parallèlement à la rive, constitué par des amoncellements sablonneux, et recouverts de vastes forêts. Là est la cause de la plus grande abondance des pluies sur cette partie littorale.

Les relevés pluviométriques organisés par la commission météorologique de la Gironde, et publiés par M. Rayet, Directeur de l'observatoire astronomique de Bordeaux, mettent en évidence l'influence du sol boisé de cette ligne des dunes sur l'intensité des pluies. La quantité de pluie tombée en arrière des dunes surpasse toujours celle tombée sur les bords de l'Océan. La différence d'un versant à l'autre, se mesure, en moyenne, par 100 millimètres. L'interprétation du fait constaté, n'est donc pas discutable.

Que les lois de la pluviométrie, subissent de profondes modifications, du fait de circonstances locales, cela ressort également du contraste, au point de vue udométrique, qui s'établit entre les côtes de la Méditerranée et de l'Atlantique, les unes et les autres baignées par une vaste nappe d'eau de mer. « Les côtes de la Méditerranée sont moins abondamment arrosées que celles de l'Océan, et l'air y est plus sec. Il faut chercher la raison de ce contraste dans le régime des vents » (E. Reclus). Sur le littoral atlantique, les courants aériens dominants proviennent de le région « Ouest et portent ainsi, aux terres, les vapeurs de l'Océan », tandis que sur les rivages de la Méditerranée française, les vents soufflent en général du Nord-Ouest (vents de terre) et « portent au large l'humidité qui s'élève de la mer ».

**Moyennes saisonnières :**

| STATIONS | AUTOMNE | HIVER | PRINTEMPS | ÉTÉ |
|---|---|---|---|---|
| | mm | mm | mm | mm |
| Brest...................... | 289,4 | 253,1 | 140,8 | 170,2 |
| Vannes................... | 224,2 | 154,7 | 144,4 | 144,4 |
| La Coubre................ | 257,2 | 160,9 | 130,7 | 120,9 |
| Arcachon................. | 315,6 | 224,6 | 189,3 | 169,4 |

Pour toutes les stations littorales atlantiques, la saison la plus mouillée est l'automne, sans exception. La prédominance des vents d'Ouest, en cette saison (nous le verrons plus loin) en est la cause. Viennent ensuite, par ordre de décroissance pluviométrique, l'hiver, le printemps, l'été. Comparant les stations entre elles, nous trouvons qu'Arcachon est la station la plus mouillée pendant l'automne et le printemps; tandis que Brest est la plus mouillée en hiver. L'été a la même valeur udométrique dans ces deux stations.

**Moyennes mensuelles :**

| STATIONS | DÉCEMBRE | JANVIER | FÉVRIER | MARS | AVRIL | MAI | JUIN | JUILLET | AOUT | SEPTEMBRE | OCTOBRE | NOVEMBRE |
|---|---|---|---|---|---|---|---|---|---|---|---|---|
| | mm | mm | mm | mm | mm | mm | mm | mm | mm | mm | mm | mm |
| Brest..... | 88,0 | 103,3 | 61,8 | 45,6 | 59,7 | 53,5 | 45,7 | 71,9 | 53,0 | 46,4 | 125,1 | 117,9 |
| Vannes.... | 64,7 | 55,8 | 34,2 | 50,1 | 57,0 | 37,3 | 31,7 | 63,4 | 49,4 | 53,4 | 96,3 | 92,5 |
| La Coubre.. | 61,8 | 58,5 | 40,5 | 45,4 | 40,4 | 44,8 | 25,6 | 51,3 | 44,1 | 38,1 | 121,5 | 97,7 |
| Arcachon... | 76,0 | 87,2 | 61,4 | 57,0 | 69,5 | 62,9 | 47,8 | 60,2 | 61,5 | 61,4 | 137,9 | 116,3 |

Les chiffres de ces moyennes sont simplement confirmatifs de ceux des moyennes saisonnières. Ils montrent les mois d'hiver, décembre, janvier, ainsi que juillet, très sensiblement plus mouillés à Brest qu'à Arcachon ; le mois de février, puis novembre, d'une pluviosité à peu près équivalente ; et enfin, la pluviosité plus grande, à Arcachon, aux mois de mars, avril, mai, septembre, octobre.

## B. — *Régime des pluies.*

Comparer deux localités au point de vue de la quantité absolue de la pluie, et déclarer hygiéniquement préférable la moins mouillée des deux, serait une grave erreur. Il se peut très bien que la station à moyenne udométrique la plus élevée, soit celle où les pluies ont la plus courte durée, constituant un régime meilleur. « Il tombe plus d'eau dans une forte pluie d'orage d'une durée de demi-heure, dans une chaude et claire région du Midi, qu'il n'en tombe en deux jours de brume et de petite pluie, dans une région pleine de brouillard et privée de soleil » (Corrigan).

Ces différences, dans le régime des pluies, établissent

les différences dans la valeur climathérapique des stations.

La formule du régime pluvieux d'une contrée est presque toujours déduite du nombre des observations de jours dits « jours de pluie ». Ainsi déduite la formule est inexacte. En effet, il faut bien savoir que dans les observations pluviométriques, sont comptés comme jours de pluie, tous ceux où le pluviomètre a indiqué une quantité même minime d'eau. « Souvent cette eau provient simplement d'un dépôt de rosée, et si l'on ne comptait comme jours de pluie que ceux où la pluie est réellement tombée des nuages, on arriverait à des nombres sensiblement moindres » (Rayet). Aussi, s'il est nécessaire de tenir compte de toutes les observations où le pluviomètre accuse une quantité quelconque d'eau, au lieu de la dénomination « jours de pluie », serait-il plus exact d'employer celle de « jours d'observations udométriques », dénomination qui ne préjuge en rien l'origine de l'eau recueillie.

Si, sans tenir aucun compte de cette distinction, nous recherchons pour les stations du littoral, la moyenne annuelle des jours dits « jours de pluie », par la météorologie, nous trouvons :

<br>

Vannes...................... 141 jours.<br>
La Coubre.................. 144 —<br>
Brest ...................... 178 —<br>
Arcachon.................. 183 —

Si bien que, d'après ces moyennes, il pleuvrait un jour sur deux tant à Brest qu'à Arcachon. C'est inexact; ces chiffres indiquant en bloc toutes les observations udométriques (pluies, condensation des brouillards, rosées).

Mais comment définir l'origine de l'eau recueillie au pluviomètre? Provient-elle de la pluie proprement dite, de la précipitation de la vapeur d'eau par le brouillard, par la rosée? La chose est malaisée, à moins d'observer, jour et nuit, l'état de l'atmosphère. Les documents, en notre possession, ne nous permettent pas l'analyse détaillée du régime des pluies dans les diverses stations du littoral atlantique. Seuls les éléments de cette étude sont entre nos mains, pour Arcachon. Ils suffisent à démontrer l'importance de la distinction que nous venons d'établir.

L'observation de l'état atmosphérique, de jour et de nuit, je l'ai pratiquée depuis dix ans. Si parfois mes observations, aux premières heures du jour, ont été douteuses, sur le point de savoir si la précipitation aqueuse de la nuit était due à la rosée ou à une petite pluie, je puis, sans m'avancer, affirmer que ces observations douteuses sont exceptionnelles. D'autre part, je trouve dans mes notes quotidiennes, une période de six années (1887-1892), au cours desquelles, par suite de circonstances spéciales, mes observations ont présenté une très grande précision.

D'après ces observations, nous pouvons, en mettant en regard le nombre des « jours d'observations udométriques » et les « jours de pluie proprement dits », établir pour chacune de ces six années, le nombre exact des chutes de pluie.

| ANNÉES | NOMBRES DES OBSERVATIONS | | DIFFÉRENCE |
| | UDOMÉTRIQUES | DE PLUIE | |
| --- | --- | --- | --- |
| 1887 | 144 | 117 | 27 |
| 1888 | 193 | 168 | 25 |
| 1889 | 218 | 178 | 40 |
| 1890 | 196 | 151 | 45 |
| 1891 | 169 | 140 | 29 |
| 1892 | 195 | 162 | 33 |

Par ces chiffres, nous constatons combien, en ne tenant compte que des jours de pluie proprement dits, la moyenne annuelle de 183 jours, serait réduite à des proportions moindres !

Nous allons serrer de plus près cette question du régime udométrique d'Arcachon, en rapprochant et comparant, par saison, la quantité moyenne d'eau recueillie, du nombre moyen des jours d'observations udométriques.

| SAISONS | MOYENNES DES OBSERVATIONS | |
| --- | --- | --- |
| | JOURS UDOMÉTRIQUES | QUANTITÉ D'EAU |
| | mm | mm |
| Automne............. | 47,4 | 315,6 |
| Hiver.............. | 54,0 | 224,6 |
| Printemps........... | 44,4 | 189,4 |
| Été................ | 37,6 | 169,4 |

De ce rapprochement, se dégage un fait saillant : l'hiver a le nombre d'observations udométriques le plus élevé, mais non la plus haute quantité d'eau recueillie. Si bien, qu'en 54 jours d'observations udométriques, l'hiver ne reçoit que $224^{mm},6$ d'eau, lorsque l'automne en 47 jours, en reçoit $315^{mm},6$, près de 100 millimètres de plus.

Ce qui équivaut à dire : les chutes d'eau, en automne, sont moins fréquentes, mais plus abondantes qu'en hiver ; ou bien qu'on recueille, en automne, plus d'eau qu'en hiver, mais dans un temps moindre.

Cette formule du régime saisonnier se confirme par la recherche de l'intensité moyenne de la pluie, dans les différentes saisons ; ce résultat est obtenu en divisant la quantité moyenne udométrique relative à chaque saison, par le nombre des jours de pluie correspondants. Ce qui

donne comme intensité moyenne de la pluie en chaque
saison :

|               |      |
|---------------|------|
| Automne.      | 6,71 |
| Hiver.        | 4,16 |
| Printemps.    | 4,30 |
| Été           | 4,46 |

Nous voyons se confirmer, en prédominance, l'intensité
des pluies d'automne. D'autre part, l'intensité des pluies,
en hiver, au printemps, en été, est la même, alors que
pour chacune de ces saisons la différence est sensible
dans le nombre de jours d'observations udométriques :
54-44-38. Ce qui signifie que, pour recueillir la même
quantité d'eau, il faut plus de temps en hiver qu'au printemps et qu'en été, ou encore, pour une pluie d'égale intensité, la durée est plus longue en hiver qu'au printemps
et qu'en été. Et surtout ceci : en automne la durée est
moindre, l'intensité supérieure.

La loi du régime que nous venons de déduire : à la plus
grande quantité d'eau recueillie, ne correspond pas le plus
grand nombre de jours de pluie, se confirme par l'analyse
des documents suivants, relatifs aux observations mensuelles de la quantité de pluie et du nombre des jours
udométriques :

| MOIS | OBS. UDOMÉTRIQUES | | MOIS | OBS. UDOMÉTRIQUES | |
|------|---------|-------------------|------|---------|-------------------|
|      | Nombre. | Hauteur d'eau. |      | Nombre. | Hauteur d'eau. |
| Décembre..... | 20,0 | 76,04 mm | Juin.......... | 11,5 | 47,77 mm |
| Janvier........ | 19,4 | 87,24 | Juillet........ | 13,4 | 60,17 |
| Février....... | 14,6 | 61,36 | Août........ | 12,7 | 61,47 |
| Mars......... | 14,2 | 56,98 | Septembre.... | 10,2 | 61,40 |
| Avril ........ | 15,9 | 69,53 | Octobre....... | 17,1 | 137,92 |
| Mai.......... | 14,3 | 62,85 | Novembre..... | 20,1 | 116,30 |

Ainsi octobre, mois à moyenne udométrique la plus
élevée, ne met que 17 jours pour recevoir 138 millimètres

d'eau, alors que novembre met 20 jours à recevoir 116 millimètres, et qu'il faut également 20 et 19 jours, c'est-à-dire, un temps plus long, pour que décembre et janvier recueillent moitié moins de pluie : soit 76 millimètres et 87 millimètres. Ce qui nous conduit toujours à cette même conclusion : les pluies d'octobre et de novembre sont moins fréquentes, mais plus intenses que les pluies de décembre et de janvier : moindre durée, plus grande intensité.

L'intensité différente des pluies, suivant les époques de l'année, serait encore plus accusée si, pour la calculer, nous avions pu prendre, à la place du nombre *des jours*, celui *des heures* de pluie. On sait parfaitement que pendant la saison chaude, en été, au printemps, et même en automne, les pluies tombent par averses, parfois violentes, mais ne sont jamais de longue durée ; tandis qu'en hiver, les averses proprement dites sont assez rares, la pluie y est fine, légère ; c'est le plus souvent de la brume, du brouillard condensé que l'udomètre recueille en cette saison. Il s'ensuit, qu'à quantités égales, les pluies d'hiver doivent avoir une durée sensiblement plus grande que celles de la saison chaude.

Poussant plus loin l'analyse de nos documents, nous avons aussi déterminé l'intensité des chutes de pluie, par une méthode qui paraît devoir faire connaître, plus clairement encore, le régime pluviométrique de notre station. Nous avons divisé les observations udométriques en quatre catégories, savoir :

| | Hauteur d'eau recueillie. |
|---|---|
| 1° Pluies insignifiantes, rosée ou condensation de brouillard.. | Inférieure à $0^{mm},5$ |
| 2° Pluie faible................. | De $0^{mm},5$ à $3^{mm},4$ |
| 3° Pluie moyenne.............. | De $3^{mm},5$ à $9^{mm},4$ |
| 4° Pluie forte................. | De $9^{mm},5$ et au-dessus. |

Les chiffres obtenus sont résumés, par saison, dans le tableau suivant :

**Intensité des chutes de pluie.**

| ANNÉES | HIVER | | | | PRINTEMPS | | | |
|---|---|---|---|---|---|---|---|---|
| | $< 0^{mm},5$ | De $0^{mm},5$ à $3^{mm},4$ | De $3^{mm},5$ à $9^{mm},4$ | $> 9^{mm},4$ | $< 0^{mm},5$ | De $0^{mm},5$ à $3^{mm},4$ | De $3^{mm},5$ à $9^{mm},4$ | $> 9^{mm},4$ |
| 1886....... | 12 | 18 | 9 | 10 | 8 | 20 | 10 | 10 |
| 1887....... | 14 | 16 | 15 | 11 | 8 | 23 | 10 | 1 |
| 1888....... | 17 | 24 | 13 | 2 | 7 | 17 | 18 | 8 |
| 1889....... | 13 | 20 | 11 | 13 | 7 | 25 | 15 | 8 |
| 1890....... | 15 | 18 | 15 | 3 | 12 | 25 | 13 | 7 |
| 1891....... | 15 | 9 | 7 | 2 | 4 | 32 | 10 | 8 |
| 1892....... | 6 | 31 | 19 | 7 | 3 | 18 | 11 | 4 |
| 1893....... | 17 | 23 | 12 | 10 | 2 | 10 | 3 | 1 |
| 1894....... | 13 | 24 | 14 | 4 | 7 | 25 | 14 | 6 |
| 1895....... | 8 | 26 | 17 | 7 | 2 | 15 | 13 | 4 |
| Moyennes.. | 13,0 | 20,9 | 13,2 | 6,9 | 6,0 | 21,0 | 11,7 | 5,7 |

| ANNÉES | ÉTÉ | | | | AUTOMNE | | | |
|---|---|---|---|---|---|---|---|---|
| | $< 0^{mm},5$ | De $0^{mm},5$ à $3^{mm},4$ | De $3^{mm},5$ à $9^{mm},4$ | $> 9^{mm},4$ | $< 0^{mm},5$ | De $0^{mm},5$ à $3^{mm},4$ | De $3^{mm},5$ à $9^{mm},4$ | $> 9^{mm},4$ |
| 1886....... | 9 | 18 | 15 | 5 | 8 | 17 | 21 | 18 |
| 1887....... | 5 | 7 | 7 | 5 | 8 | 12 | 19 | 10 |
| 1888....... | 9 | 27 | 6 | 8 | 3 | 10 | 15 | 9 |
| 1889....... | 12 | 27 | 10 | 0 | 16 | 16 | 12 | 13 |
| 1890....... | 3 | 14 | 14 | 3 | 9 | 10 | 13 | 12 |
| 1891....... | 3 | 20 | 8 | 7 | 6 | 19 | 9 | 10 |
| 1892....... | 8 | 15 | 3 | 7 | 12 | 21 | 20 | 10 |
| 1893....... | 3 | 14 | 9 | 2 | 7 | 12 | 11 | 18 |
| 1894....... | 5 | 23 | 8 | 3 | 7 | 17 | 7 | 6 |
| 1895....... | 3 | 13 | 9 | 9 | 0 | 12 | 11 | 8 |
| Moyennes.. | 6,0 | 17,8 | 8,9 | 4,9 | 7,6 | 14,6 | 13,8 | 11,4 |

D'où il ressort que :

Sur 183 jours d'observations udométriques, on a :

Jours.
- 32,6 de pluie insignifiante.
- 74,3 — faible.
- 47,6 — moyenne.
- 28,9 — abondante.

En somme, on compte 106 jours, 9 de pluie d'une inten-sité à peu près négligeable. Il ne reste donc plus que

76 jours, 5 de pluie, dont il faille tenir compte, et s'inquiéter au point de vue climathérapique. On voit combien nous sommes loin du chiffre effrayant de 183 jours, 4 d'observations pluviométriques, et combien il importe de bien fixer le régime de la pluie pour en apprécier la valeur réelle, en ce qui concerne l'hygiène.

Nous venons d'étudier le régime des pluies, quant à leur fréquence, quant à leur intensité, mais le côté le plus important de cette étude est de connaître le mode de répartition de la pluie, pendant la période nycthémérale.

De l'analyse de nos documents découle ce qui suit :

*a*) La pluie tombe exceptionnellement toute la journée sans discontinuer.

*b*) Plus fréquemment, la pluie tombe dans la journée, en averses, séparées par de longs intervalles de plusieurs heures, au cours desquelles le soleil brille.

*c*) Mais ce qui constitue la loi très importante du régime nycthéméral udométrique de notre région, c'est la chute d'eau aux premières heures du jour, se continuant par intervalles jusqu'à 9 ou 10 heures. Puis, alors, on est tout surpris de voir, en quelques instants, les nuages se dissiper, le ciel s'éclaircir, la pluie cesser, et à une matinée pluvieuse succéder une belle après-midi de soleil.

*d*) La pluie nocturne est un trait particulier propre à notre climat. Il arrive souvent, qu'une pluie abondante tombe la nuit, pour s'arrêter dès le matin, et reprendre la nuit, après une belle et claire journée. La pluie nocturne, par séries successives de trois à quatre nuits, avec belles journées intercalaires, n'est pas rare.

En résumé, le régime de nos pluies est tel, que pour être fréquentes, les chutes d'eau sont de courte durée ; que les journées à pluie continue sont l'exception ; qu'en général, les pluies sont le plus abondantes dans la nuit ou le matin, et moins abondantes vers le milieu du jour ; qu'à une matinée pluvieuse succède, le plus souvent, une journée de soleil.

Cette variation diurne de la pluie est caractéristique du climat du littoral Sud-Ouest. Nous la retrouvons dans une consciencieuse étude sur le climat de Saint-Martin-de Hinx (Landes) de M. A. Angot, chef de la climatologie au bureau central météorologique de France.

La recherche de la proportion relative de pluie tombée pour chaque période de six heures, a donné le résumé suivant :

**Variation diurne de la pluie.**

| SAISONS | NUIT<br>9 h. soir — 3 h. mat. | MATIN<br>3 h. mat. — 9 h. mat. | JOUR<br>9 h. mat. — 3 h. soir | SOIR<br>3 h. soir — 9 h. soir. |
|---|---|---|---|---|
| Hiver............. | 0,241 | 0,310 | 0,227 | 0,222 |
| Printemps ........ | 0,288 | 0,289 | 0,198 | 0,225 |
| Été.............. | 0,239 | 0,315 | 0.224 | 0,222 |
| Automne ......... | 0,267 | 0,298 | 0,231 | 0,204 |
| ANNÉE....... | 0,259 | 0,302 | 0,220 | 0,219 |

On voit qu'en toutes saisons, la période où il tombe la plus grande quantité de pluie est le matin ou la nuit ; celle où il tombe le moins d'eau est tantôt le jour, tantôt la première partie de la soirée, mais avec peu de différence entre ces deux dernières périodes.

V

ACTION DE LA PLUIE SUR LA TEMPÉRATURE.

Sur le littoral Ouest, la pluie est une des causes importantes de la modalité thermologique du climat. La bande atlantique doit, en partie à la pluie, cet avantage précieux : température supérieure à celle des villes avoisinantes, moins abondamment arrosées. On sait, en effet, que par son contenu en vapeur d'eau, l'atmosphère est pour le sol une importante source de calorique. « C'est ainsi que le souffle humide de l'Océan vient, aux continents, surchargé de chaleur latente, qu'il y déverse par torrents avec les précipitations aqueuses. Voici, d'après Maury, des chiffres qui feront comprendre le rôle joué par la pluie dans l'échauffement du sol. La France, dont la superficie s'évalue à 536 408 kilomètres carrés, reçoit chaque année 30 pouces de pluie en moyenne. Or, pour une pluie qui verserait un pouce d'eau sur le pays entier, la quantité de calorique rendue libre surpasserait celle qui serait dégagée par la combustion de trois cents millions de tonnes de la meilleure houille, c'est-à-dire plus de quatre fois le produit annuel de toutes les mines du globe. »

Sur la bande littorale atlantique, plus nettement que partout ailleurs, la pluie relève la température. A quoi cela tient-il, si ce n'est que la zone littorale étant plus rapprochée d'un foyer d'évaporation d'eau, à température élevée, reçoit la vapeur d'eau précipitée, avant que la température s'en soit abaissée? A mesure que les nuages s'avancent vers l'Est du continent, ils perdent leur humidité, ne donnant plus lieu aux abondantes précipitations, et n'abandonnent plus au sol une aussi grande quantité de calorique. La pluie, pendant la saison froide, produit sur la température un double effet : elle la relève et l'uniformise. C'est ce qui ressort très nettement des tracés suivants (V, VI) que j'ai obtenus à Arcachon, à l'aide du thermomètre enregistreur de Richard. L'action de la pluie y est même tellement manifeste, que pendant toute sa durée, de A à B, la plume de l'enregistreur atteint à peine des oscillations de deux degrés, et que le tracé tend à se

rapprocher de l'horizontale : *uniformisation de la température*. Non seulement la pluie uniformise, mais elle
relève la température. Sur le tracé VI on voit la courbe
thermique se relever en A et se maintenir haute, tant que
dure la pluie, jusqu'en B.

Cette élévation de la température par la pluie, peut
devenir une cause d'erreur grossière, dans l'appréciation
de la *journée médicale*, si pour cette appréciation l'on se
base sur la température prise isolément. Ainsi sur le

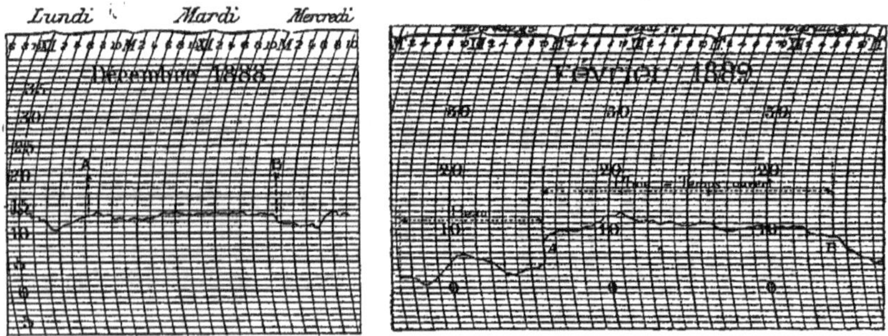

Tracés V et VI. — Élévation et uniformisation de la température par la pluie.

tracé VI, la date du 13 correspond à une belle journée
de soleil, avec température maximum de 6° C. ; tandis que
le 14, dont la température se maintient uniforme à 10° C.,
ne permet pas la cure d'air au dehors, à raison d'une pluie
continue.

Ne découle-t-il pas de ce qui précède, que la température, considérée isolément, ne peut donner, comme nous
l'avons déjà fait ressortir, que des indications très erronées
dans l'appréciation d'une journée médicale, et que juger
de la valeur d'une station climathérapique par sa température, c'est s'exposer à bien des mécomptes et à de fausses
interprétations ? Erreur bien des fois commise, d'ailleurs,
par les médecins, à l'origine des études climatologiques.

Le phénomène assez particulier à notre littoral, et sur

lequel j'ai insisté, il y a peu d'instants, la pluie nocturne, a les mêmes effets : relèvement et uniformisation
de la température de la nuit, par deux mécanismes différents. Tout d'abord, elle relève la température par l'apport
de calorique, et cadre ainsi avec la loi formulée dans
les lignes précédentes. D'autre part, en voilant le ciel pendant la nuit, les nuages pluvieux diminuent la perte de
calorique, en empêchant le rayonnement vers les espaces
célestes. D'où chaleur reçue très sensiblement augmentée,
chaleur perdue réduite à son minimum.

Les tracés VII et VIII démontrent bien cette action de
la pluie nocturne sur l'uniformisation de la température, par suppression, presque complète, du rayonnement,

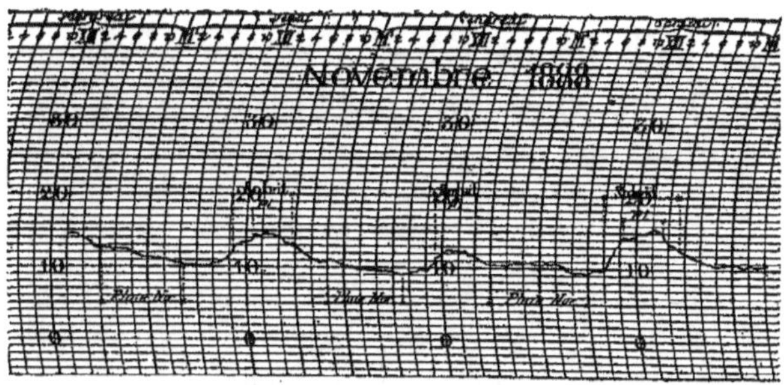

Tracé VII. — Effet des pluies nocturnes sur la température.

et son relèvement par apport de calorique. Il est aisé de
voir, que les oscillations y sont très courtes, et que réellement un ciel couvert et pluvieux suffit à tenir haute et
constante la température de la nuit, et à peine différente
de celle du jour. Température diurne, température nocturne tendent à s'égaliser.

Une déduction pratique découle de la connaissance de
ces faits. Aujourd'hui, que l'importance de l'aération
continue, de jour et de nuit, est le point capital de notre

pratique, ni malade, ni médecin, n'ont à s'inquiéter de
cette pluie nocturne. Bien au contraire, elle est un bien-
fait, qui met le malade à l'abri des variations brusques et

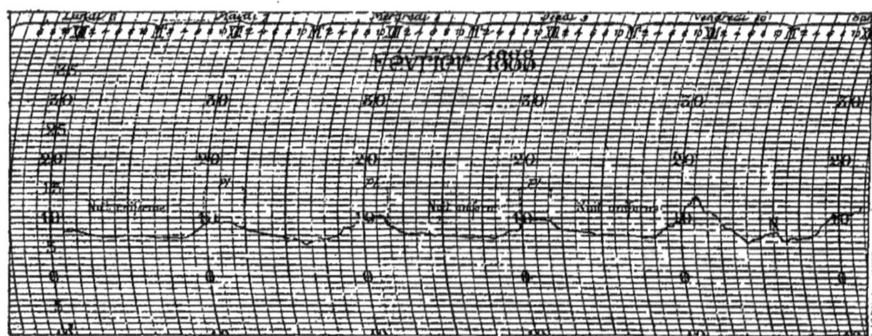

Tracé VIII. — Effets des pluies nocturnes sur la température.

profondes de la température, et réalise ce grand désidé-
ratum de la cure climatique : amplitude thermique réduite
à son minimum.

# CARACTÈRES PHYSIQUES (suite)

## CHAPITRE IV

### LES VENTS



I

De tous les éléments météorologiques dont nous avons entrepris l'étude pour le littoral atlantique, le vent est celui qui accuse, entre les diverses stations, la plus grande discordance. C'est qu'en effet, la direction du vent, dans un lieu quelconque, même au bord de la mer, dépend beaucoup de la situation topographique de ce lieu ; la conformation des mers et des côtes agit sur la circulation générale des vents et impose à celle-ci des lois particulières.

Les différences de régime dans la direction du vent, sur les divers points du littoral atlantique, sont nettement accusées dans les roses ci-contre. Ces roses sont construites en portant *sous le vent*, c'est-à-dire dans la direction où une molécule d'air serait entraînée, une longueur proportionnelle au degré de fréquence du vent de direction considérée. Ces roses, et le tableau contenu dans ce chapitre, nous dispensent de longs développements.

Les deux stations de Brest et Vannes paraissent, toutes deux, soumises au même régime, peu comparable d'ailleurs à celui des deux autres points : La Coubre et Arcachon.

Quelle que soit la saison considérée, les directions prédominantes du vent pour Brest et pour Vannes sont invariablement NE et SO. C'est précisément la direction générale de la Manche. Il paraît y avoir là un chemin tout préparé, une sorte de couloir où circulent, presque toutes les tempêtes océaniennes et aussi, en sens inverse, les anticyclones. Il y a là, soit dans le sens NE, soit dans le sens SO, un appel important et fréquent de l'air. C'est, croyons-nous, la raison probable de la prédominance annuelle et saisonnière des vents de NE et SO à Brest et à Vannes.

Dans les deux stations : La Coubre et Arcachon, le régime des vents marins paraît mieux établi. Il y a cependant à La Coubre une fréquence singulière des vents de N, due très certainement à la configuration de la côte, et à la position particulière de cette station.

## II

Nous examinerons particulièrement pour Arcachon, le régime des vents propres à chaque saison et à l'année entière :

*Hiver* (Décembre-Janvier-Février). — Pendant l'hiver, les vents les plus fréquents sont ceux de la région NE et ensuite ceux de l'O. Cette prédominance marquée des vents de ces deux directions, est due, d'une part, à l'existence fréquente, pendant cette saison, de hautes pressions atmosphériques dans le Nord et le Centre du continent, qui occasionne ici les vents de NE ; d'autre part, au passage de dépressions océaniennes sur nos régions, amenant des vents d'O.

*Printemps* (Mars, Avril, Mai). — Au printemps, les vents soufflent le plus souvent du NO et de l'O. C'est aux tempêtes d'équinoxe, nombreuses à ces époques, que nous devons cette prédominance des vents de NO et d'O.

*Été* (Juin, Juillet, Août). — En été, les vents marins sont absolument dominants. En cette saison, où la température du sol est bien supérieure à celle de l'Océan, la brise de mer devient très sensible et les vents de NO et d'O soufflent avec persistance.

*Automne* (Septembre, Octobre, Novembre). — Les mouvements de l'air pendant l'automne, se rapprochent infiniment de ceux que nous avons constatés en hiver. C'est qu'en effet la situation atmosphérique est à peu près la même dans ces deux saisons : hautes pressions dans le Nord et le Centre de l'Europe, ou dépressions océaniennes. Nous avons vu qu'à ces deux régimes répondent, respectivement, des vents de NE et d'O. Ce sont aussi les vents prédominants de la saison d'automne.

En résumé, pour *l'année entière*, nous obtenons pour Arcachon, par ordre de fréquence décroissante, les vents de direction O, NO, NE. Les courants d'Ouest sont donc prédominants à Arcachon, prédominance vraiment caractéristique du **climat marin**.

## III

A. La fréquence relative des vents pour les diverses stations atlantiques se trouve résumée dans le tableau page 75 :

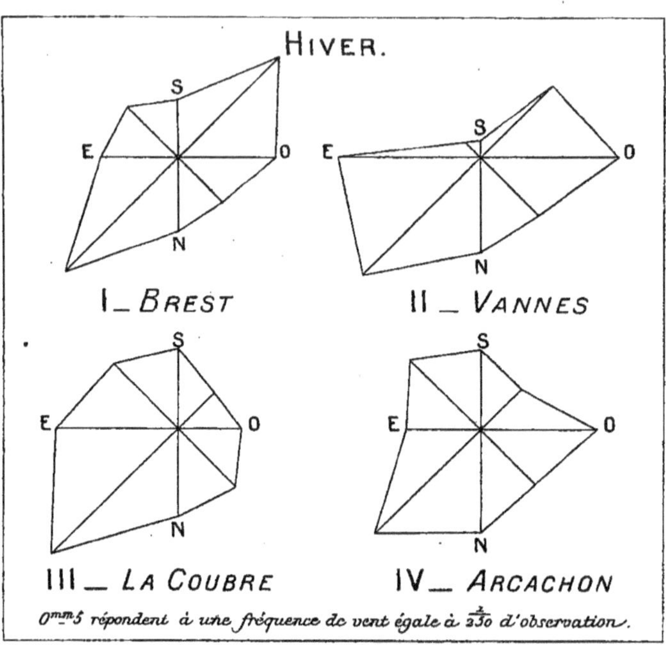



0ᵐᵐ5 répondent à une fréquence de vent égale à $\frac{1}{250}$ d'observation.

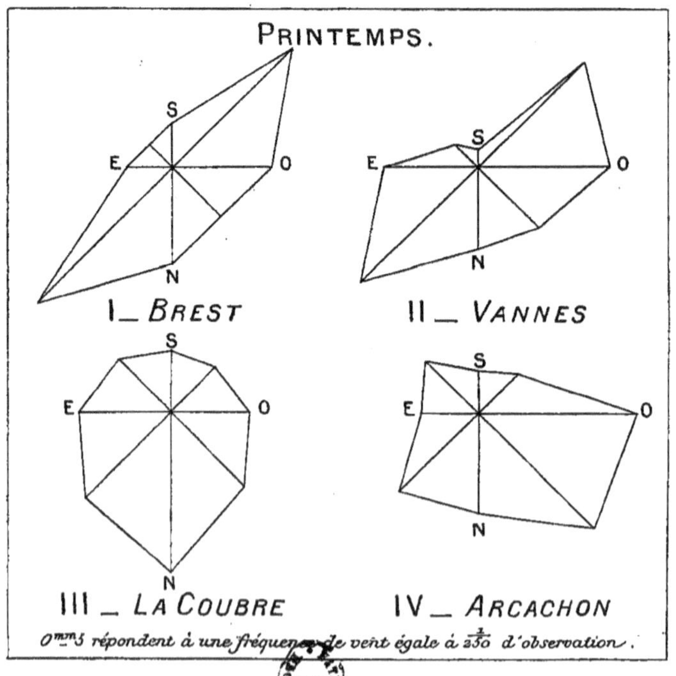



0ᵐᵐ5 répondent à une fréquence de vent égale à $\frac{1}{250}$ d'observation.

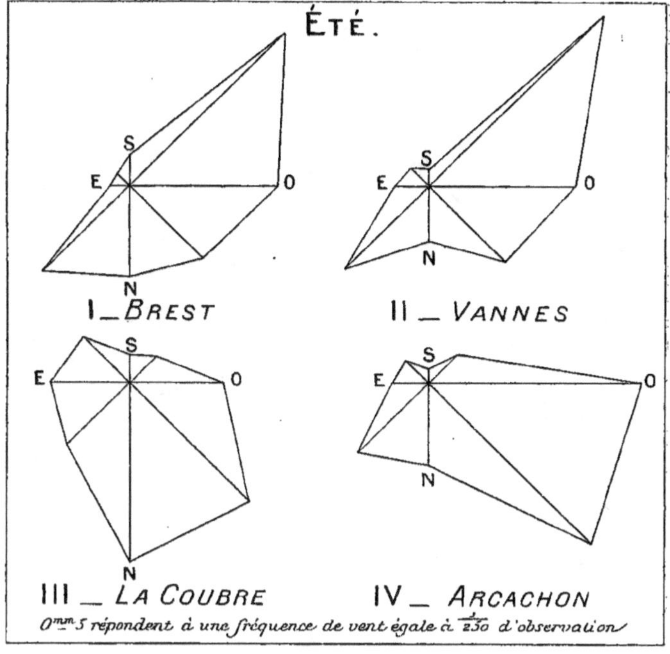



$0^{mm}5$ répondent à une fréquence de vent égale à $\frac{1}{230}$ d'observation

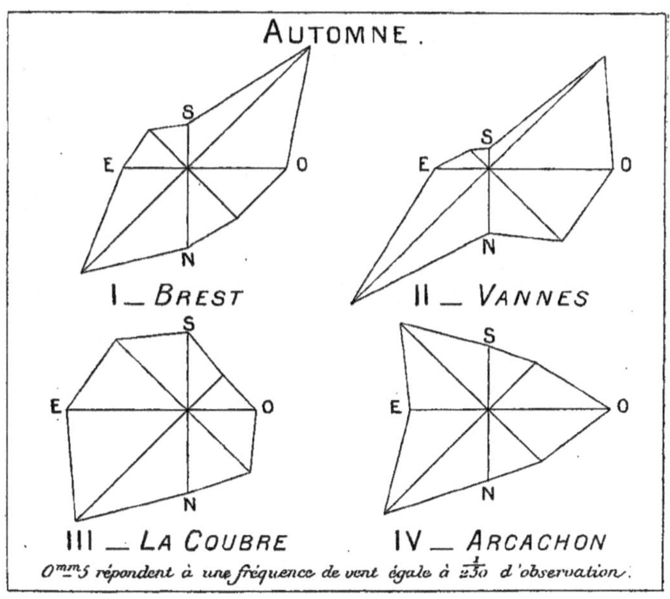



$0^{mm}5$ répondent à une fréquence de vent égale à $\frac{1}{230}$ d'observation.

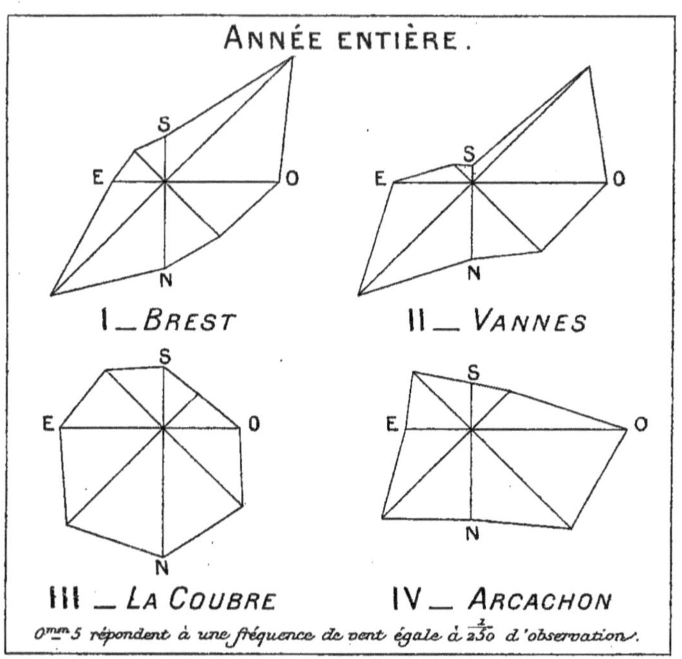


$0^{mm}5$ répondent à une fréquence de vent égale à $\frac{1}{250}$ d'observation.

**Fréquence relative des vents par saison ($\frac{1}{250}$ observations).**

| SAISONS | STATIONS | N | NE | E | SE | S | SO | O | NO |
|---|---|---|---|---|---|---|---|---|---|
| *Hiver* | Brest ........... | 24,9 | 54,1 | 26,1 | 24.1 | 17,5 | 48,4 | 32,5 | 21,9 |
| | Vannes......... | 30,9 | 55,7 | 46,3 | 7,5 | 3,3 | 32,8 | 45,9 | 27,8 |
| | La Coubre...... | 29,6 | 58,7 | 41,2 | 29,8 | 26,0 | 16.2 | 21,2 | 27,3 |
| | Arcachon ....... | 34,6 | 49,8 | 24,2 | 33,9 | 25,9 | 19,2 | 37,7 | 25,1 |
| *Printemps* | Brest. .......... | 33,1 | 65,8 | 15,5 | 11,0 | 15,1 | 55,0 | 32.5 | 22,4 |
| | Vannes......... | 27,8 | 56,2 | 30,5 | 10,3 | 4,2 | 48,6 | 42,9 | 29,4 |
| | La Coubre...... | 54,0 | 41,3 | 31,7 | 25,4 | 20,1 | 18,7 | 24,7 | 34,2 |
| | Arcachon ....... | 33,3 | 36,0 | 17,9 | 24,5 | 13,3 | 18,1 | 51,6 | 56,1 |
| *Été* | Brest........... | 31,5 | 41,2 | 6,2 | 6,0 | 10,4 | 72,3 | 48,7 | 34,0 |
| | Vannes......... | 17,2 | 40,6 | 12,6 | 9,7 | 5,7 | 82,0 | 47,0 | 35,6 |
| | La Coubre...... | 63,3 | 29,8 | 27,6 | 21,2 | 9,7 | 11,6 | 30,2 | 57,1 |
| | Arcachon ....... | 27,0 | 33,8 | 12,0 | 10,7 | 3,8 | 13,4 | 71,3 | 78,1 |
| *Automne* | Brest........... | 28,0 | 51,2 | 21,3 | 18,0 | 14,5 | 58,5 | 34,5 | 24,0 |
| | Vannes......... | 22,1 | 64,9 | 16,1 | 8,4 | 4.9 | 55,5 | 42,0 | 35,9 |
| | La Coubre...... | 27,5 | 53,6 | 41,1 | 32,6 | 24,6 | 16,1 | 24,3 | 30,8 |
| | Arcachon ....... | 24,8 | 49,6 | 24,8 | 40,3 | 19,9 | 22,3 | 42,3 | 25,3 |

B. Le contraste entre le régime anémologique de l'Atlantique et de la Méditerranée, ressortira clairement

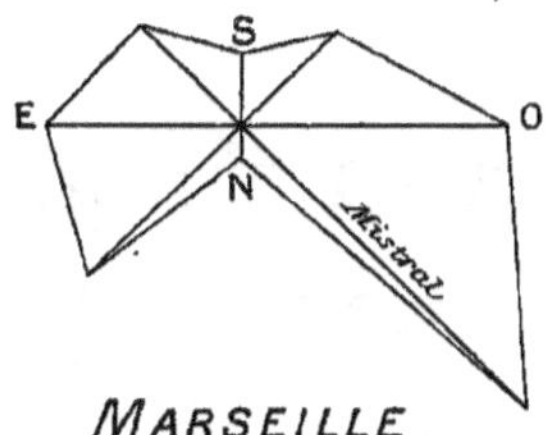


du rapprochement du tableau précédent, ou mieux encore des roses des vents de l'Atlantique, avec la rose des vents pour Marseille, rose établie dans les mêmes conditions, c'est-à-dire que $0^{mm},5$ répond à une fréquence de vent égale à $\frac{1}{250}$ observations. Ces derniers résultats sont tirés du mémoire de M. Stéphan, directeur de l'Observatoire de Marseille, que nous aurons l'occasion d'invoquer à nouveau.

Ce contraste des vents, fait déjà comprendre le contraste des climats, et conséquemment le contraste des effets physiologiques et thérapeutiques.

# CARACTÈRES PHYSIQUES (SUITE)

## CHAPITRE V

### PRESSION ATMOSPHÉRIQUE

I. — Sa répartition dans l'hémisphère boréal. — Influence de la latitude.
— De la longitude. — Forte pression sur le littoral atlantique.
II. — Ses variations. — A, Oscillations régulières. — Diurnes. — Leurs
causes. — **Moyennes** mensuelle et annuelle. — B, Oscillations irrégu-
lières. — Leur peu d'amplitude. — Leur longue durée de production.
— Courbes de la pression barométrique. — **Amplitude moindre** sur
les côtes de Gascogne. — Amplitude plus grande sur les côtes du Nord-
Ouest et de la Manche. — **Stabilité atmosphérique du Sud-
Ouest.**

I

On sait que la pression exercée par l'atmosphère sur
tous les corps, se mesure par la hauteur à laquelle se tient
la colonne de mercure du baromètre au-dessus du niveau
en contact avec l'air extérieur.

Examinons d'abord le mode de répartition de la pression barométrique, particulièrement dans l'hémisphère
boréal.

Réunissant les observations faites, pendant une longue
période, en un grand nombre de points, Kaemtz a obtenu
les résultats suivants, qui montrent nettement l'*influence
de la latitude*, sur la pression moyenne du baromètre.
Il existe :

1° Une zone de faibles pressions vers l'Équateur (758 millimètres).

2° A partir de 10° de latitude Nord, la pression augmente, et entre 30° et 40°, elle atteint son maximum ; elle s'élève alors à 764 millimètres.

3° A partir de cette zone, elle diminue assez lentement jusque vers le 45° parallèle où elle est encore de 763 millimètres.

4° Ensuite la dépression devient plus rapide ; elle n'est plus que 760 millimètres vers le 50° degré, pour arriver à 755 ou 756 millimètres dans les contrées les plus septentrionales.

La pression moyenne de l'atmosphère est en second lieu *dépendante de la longitude :* les observations ont encore nettement démontré qu'à latitude égale, le baromètre est plus élevé de $3^{mm},5$ sur l'océan Atlantique que dans la mer du Pacifique. (Arago.)

Il serait superflu d'insister sur le rôle que joue *l'altitude* dans les indications barométriques ; tout le monde sait que l'air atmosphérique est à son maximum de pression au niveau de la mer. Nous ne ferons qu'indiquer, par un exemple, la grandeur de la variation du baromètre en deux points d'altitude différente :

Deux stations, situées à la latitude de 45°, mais dont l'une est au niveau de la mer et l'autre à 200 mètres d'altitude, ont, à la température de 0°, une différence de pression égale à $19^{mm},5$ ; tandis qu'au niveau de la mer le baromètre marquera 763 millimètres, celui de la station élevée de 200 mètres n'accusera que $743^{mm},5$.

La partie du littoral atlantique, un peu au-dessous du 45° degré Nord, celle qui nous intéresse plus particulièrement, jouit donc, par le fait de sa position géographique, d'une pression barométrique moyenne fort élevée.

## II

Dans un même lieu, la pression atmosphérique est soumise : 1° à des variations périodiques et régulières ; 2° à des variations accidentelles et d'amplitude variable.

Nous envisagerons successivement les effets généraux et permanents et les effets perturbateurs de la circulation atmosphérique pour la *Station littorale d'Arcachon*.

Les observations barométriques que nous utilisons dans cette étude ont été régulièrement enregistrées pendant cinq années (1886-1890) à l'aide d'un barométrographe de Richard.

### A. — *Oscillations régulières.*

**Marche diurne de la pression barométrique.** — Si nous considérons la *moyenne* des pressions enregistrées

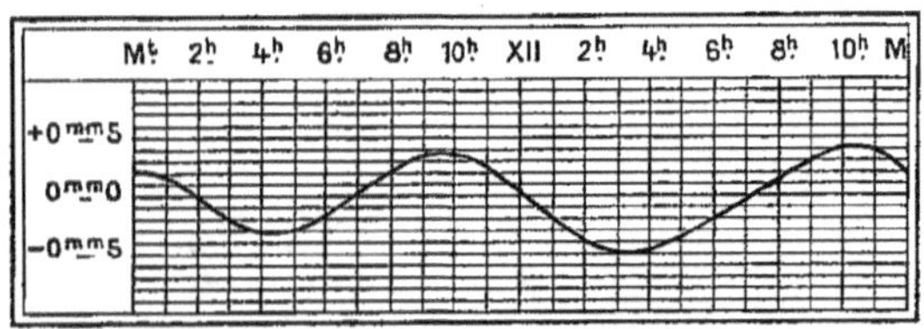


Tracé I. — Marche diurne de la pression atmosphérique.

pendant nos 5 années d'observations, nous voyons naturellement s'effacer les variations accidentelles, et la double oscillation qui caractérise la marche diurne du baromètre est nettement mise en évidence (tracé I).

A Arcachon, la variation diurne moyenne du baromètre suit la marche suivante :

Après avoir passé par un *minimum* vers 4 heures du matin, le baromètre monte jusqu'à 9 heures ou 10 heures du matin où il atteint un *premier maximum;* ensuite il baisse lentement jusqu'à 3 heures ou 4 heures du soir, *deuxième minimum;* enfin depuis ce moment il monte de nouveau et l'on observe un *nouveau maximum* vers 10 heures dusoir.

L'oscillation diurne du baromètre dépend, en partie, de l'échauffement du sol par les rayons solaires, et de l'abondance des vapeurs formées le jour et condensées la nuit. Plus la température variera entre le jour et la nuit, plus l'oscillation barométrique sera prononcée, et inversement. C'est donc dans les régions équatoriales, où l'oscillation de la température est la plus forte, que la variation barométrique diurne est la plus marquée. Tandis que dans ces régions, l'oscillation barométrique diurne atteint 2 à 3 millimètres, même 4 millimètres en certains points de la zone intertropicale, dans nos régions elle ne dépasse guère 1 millimètre. A Arcachon elle n'est en moyenne que de 8 dixièmes de millimètre.

**Moyennes mensuelle et annuelle.** — Le dépouillement de nos observations, nous a donné, pour chaque mois, les valeurs moyennes barométriques suivantes :

| | Mill. | | Mill. |
|---|---|---|---|
| Janvier | 765,0 | Juillet | 763,2 |
| Février | 764,0 | Août | 763,5 |
| Mars | 761,3 | Septembre | 763,3 |
| Avril | 759,4 | Octobre | 762,7 |
| Mai | 761,3 | Novembre | 763,3 |
| Juin | 763,4 | Décembre | 763,8 |

La pression barométrique annuelle devient alors pour Arcachon 762$^{mm}$,85, résultat conforme à la loi de la distribution de pression barométrique établie par Kaemtz.

Envisagées au point de vue de la variation annuelle, les hauteurs barométriques précédentes accusent : deux maxima, en janvier et en août, et deux minima, en avril et en octobre, comme il convient à une station située au Sud-Ouest de la France, et soumise, par conséquent, à la double influence du régime continental des régions situées à l'Est, avec maximum d'hiver et minimum d'été, et du régime marin de l'Atlantique avec minimum d'hiver et maximum d'été.

### B. — *Oscillations irrégulières.*

Si nous considérons les courbes de notre enregistreur barométrique, non plus dans leur ensemble, comme nous venons de le faire à l'effet d'en étudier les variations moyennes, mais maintenant en détail, les perturbations atmosphériques apparaîtront chacune avec leur caractère véritable.

Si, à la surface du globe, les changements de pression barométrique ne sont jamais assez profonds pour déterminer les troubles physiologiques, expérimentalement produits dans le laboratoire ou les voyages en ballon, il n'en est pas moins acquis, que plus le baromètre sera stable, mieux cela vaudra pour les malades.

Les deux premiers types de courbes barométriques que nous représentons ci-après, ont à Arcachon un tel degré de fréquence, que nous les considérons comme fondamentaux. Ils mettent en valeur la stabilité barométrique relative de notre station, et montrent le peu d'amplitude des variations accidentelles, et le laps de temps assez long qu'elles mettent à se produire :

1° Descente lente, continue, sans secousses, du baromètre

qui met six jours pour varier de 9 millimètres (774$^{mm}$ A-765$^{mm}$ B) (tracé II). Ce phénomène, comme d'ailleurs le phénomène inverse, ascension barométrique lente et sans

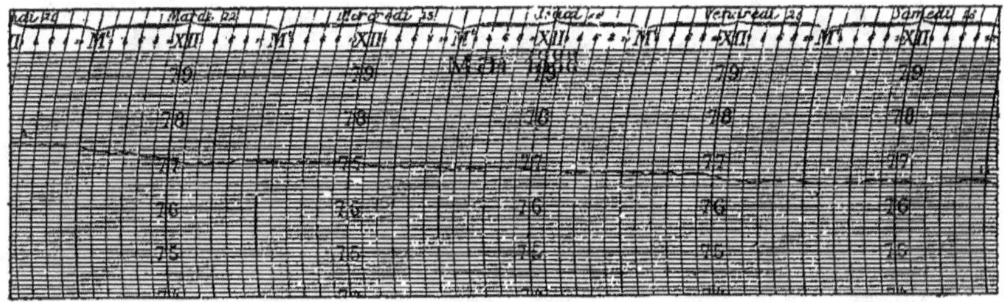

Tracé II. — Descente lente, régulière, de la pression barométrique.

secousses, sont assez fréquents dans nos régions ; ils ont lieu pendant les mois d'été, où le temps n'est guère troublé que par des orages passagers, lesquels n'ont généralement qu'une faible action sur la pression barométrique.

2° Le type suivant, dont le tracé III donne une idée très exacte, est le plus commun de tous ; c'est le type des

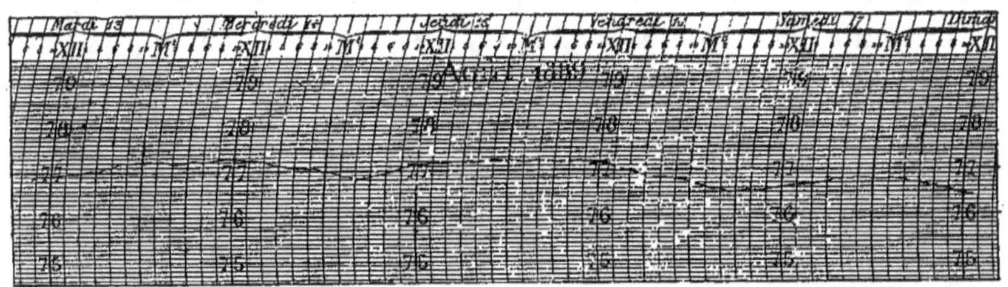

Tracé III. — Ondulations lentes de la pression barométrique.

ondulations normales du baromètre ou absence *presque complète* de causes perturbatrices. L'amplitude pour 24 heures se mesure par 2, 4 ou 6 millimètres au plus.

C'est encore en été que ce type de courbe barométrique est le plus fréquent.

3° Les variations barométriques brusques qui se produisent dans notre région, ont généralement pour cause les orages violents. Leur amplitude et leur durée

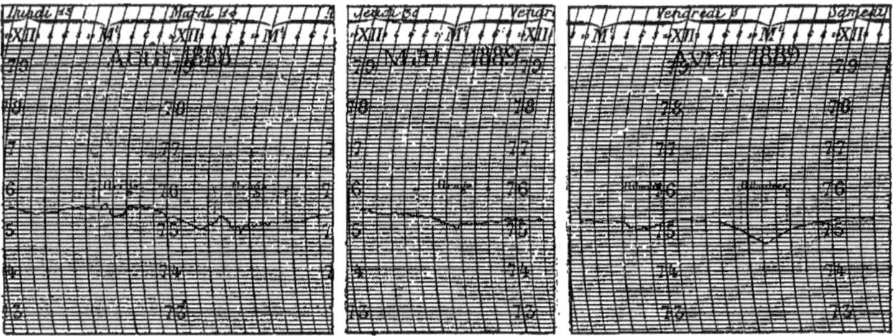


Tracé IV. — Oscillations brusques et peu profondes de la pression barométrique.

sont de peu d'étendue (tracé IV). Les coups de vent d'équinoxe produisent également des modifications assez rapides, mais peu profondes, de la courbe barométrique (tracé IV).

4° Les plus grandes oscillations du baromètre ont lieu pendant les mois d'hiver, où se produisent à la fois, par suite du passage des cyclones, les minima et les maxima annuels de la pression.

| MOIS | MINIMUM, AU NIVEAU DE LA MER | | MAXIMUM, AU NIVEAU DE LA MER | |
|---|---|---|---|---|
| | Valeur. | Année. | Valeur. | Année. |
| | millim. | | millim. | |
| Janvier.................... | 743,6 | 1887 | 781,0 | 1888 |
| Février ................... | 738,0 | 1888 | 778,0 | 1889 |
| Mars ..................... | 736,7 | 1888 | 776,8 | 1890 |
| Avril ..................... | 738,6 | 1889 | 774,5 | 1887 |
| Mai....................... | 745,7 | 1886 | 773,5 | 1888 |
| Juin...................... | 751,5 | 1888 | 772,6 | 1890 |
| Juillet ................... | 752,0 | 1888 | 771,2 | 1889 |
| Août ..................... | 753,5 | 1889 | 771,0 | 1890 |
| Septembre................ | 746,8 | 1887 | 776,6 | 1890 |
| Octobre................... | 741,5 | 1889 | 776,0 | 1887 |
| Novembre ................ | 743,0 | 1886 | 777,5 | 1888 |
| Décembre................. | 741,0 | 1886 | 779,0 | 1889 |

Nous avons indiqué, dans le tableau ci-avant, les hauteurs barométriques extrêmes enregistrées à Arcachon durant les 5 années d'observations 1886-1890.

« Les variations barométriques, sur les côtes de Gascogne, sont très notablement moindres que sur les côtes Nord ou Nord-Ouest de l'Océan ; les pressions extrêmes y sont moins éloignées de la moyenne et aussi moins durables » (Marié-Davy).

Les deux plus violentes dépressions barométriques, qu'il nous ait été donné de constater à Arcachon, pendant cette période de 1886 à 1890 (février et mars 1888), se mesurent sur nos courbes par une variation de 18 à 20 millimètres, laquelle a mis près de 16 heures pour se produire.

Dans le Nord-Ouest de la France et surtout sur la Manche, la grandeur des variations barométriques pendant les fortes tempêtes est déjà beaucoup plus accusée (25 à 30 millimètres). Leur amplitude atteint parfois 37 à 40 millimètres à Valentia (Irlande).

La côte Sud-Ouest de la France est assez éloignée de la ligne de parcours ordinaire des mauvais temps, laquelle est comprise, dans l'Atlantique, entre Terre-Neuve et l'Islande ; mais, comme cela arrive quelquefois, si la ligne de parcours des bourrasques s'infléchit vers le Sud (centres de tempêtes sur les Açores), la saillie considérable que présente la péninsule hispanique, abrite encore cette région contre les premières atteintes des bourrasques, et leur action s'y montre, dans tous les cas, très sensiblement affaiblie.

Par sa position géographique, Arcachon doit donc jouir d'une stabilité atmosphérique relativement grande, et les résultats barométriques que nous avons obtenus, confirment pleinement les considérations théoriques établies.

# CARACTÈRES CHIMIQUES

## CHAPITRE VI

### L'OZONE. — LE CHLORURE. — LES SUBSTANCES BROMO-IODÉES.

Prépondérance attribuée à ces éléments.
I. — **L'ozone.** — Conditions météorologiques et topographiques de sa présence. — Les forêts de pins. — Incertitude et pénurie des relevés ozonoscopiques. — Ozonométrie de la forêt d'Arcachon.
II. — **Le chlorure de sodium.** — N'est point le caractère fondamental et différentiel de l'atmosphère marine. — L'évaporation de l'eau de mer n'entraîne pas le chlorure de sodium. — Preuves expérimentales. — Son inconstance. — Conditions mécaniques qui déterminent sa présence.
III. — **Substances bromo-iodées.** — Traces insignifiantes de ces substances. — Leur origine marine. — Leur importance, déduite *a priori*, n'est pas *démontrée*.

Les caractères chimiques du climat marin découlent de la présence dans son atmosphère de divers corps qui sont : l'ozone, le chlorure de sodium et les substances bromo-iodées.

On a beaucoup écrit, et beaucoup discuté à leur endroit. Nous serons bref sur leurs particularités, ces substances chimiques n'ayant, à nos yeux, ni l'importance, ni la constance qu'on leur a attribuée.

Leur étude ne figure guère ici que pour mémoire. Ultérieurement, elle nous retiendra davantage.

# I

## OZONE.

C'est un fait de connaissance vulgaire que l'ozone, simple état allotropique de l'oxygène, est plus abondant au bord de la mer, que dans l'intérieur des continents, par les vents d'Ouest que par les vents d'Est, après les orages qu'en temps ordinaire. De même la présence des forêts et plus particulièrement des forêts de pins, augmente la quantité d'ozone. « Le papier de Bérigny atteint dans la forêt d'Arcachon, après quelques heures d'exposition seulement, son plus haut degré de coloration, ce qui a démontré à plusieurs reprises la quantité d'ozone considérable que son air résineux contient » (Rotureau).

Les documents relatifs à l'ozonométrie sont nuls ou peu s'en faut, car d'un commun accord, on a fini par reconnaître l'inanité des indications du papier ozonométrique ; à tel point que le D$^r$ Fines a pu dire : « Je relève les observations ozonoscopiques, mais je ne les publie pas. »

Le seul point du littoral atlantique sur lequel nous possédions quelques documents, d'ailleurs déjà anciens, relatifs à l'ozone, sont ceux enregistrés, pendant trois années consécutives, dans la forêt d'Arcachon, par G. Hameau :

**Relevés ozonoscopiques.**

| | 8 H. MATIN | | | MIDI | | | MOYENNES | |
|---|---|---|---|---|---|---|---|---|
| | 1865 | 1866 | 1867 | 1865 | 1866 | 1867 | 8 h. | midi |
| Hiver............... | 18 | 15 | 13 | 9 | 8 | 7 | 15 | 8 |
| Printemps ......... | 14 | 15 | 11 | 8 | 8 | 6 | 13 | 7 |
| Eté................ | 11 | 13 | 11 | 6 | 7 | 6 | 12 | 6 |
| Automne .......... | 12 | 12 | 13 | 9 | 6 | 5 | 12 | 7 |
| Année.......... | 15 | 14 | 12 | 8 | 7 | 6 | 13 | 7 |

Nous ne retiendrons de ce tableau que ces deux enseignements : 1° en toute saison la quantité d'ozone est deux fois plus grande le matin qu'à midi ; 2° elle est plus élevée de 2° à 4° en hiver qu'en été.

## II

### CHLORURE DE SODIUM.

L'air marin contient-il du chlorure de sodium ? Cette interrogation peut-être semblera-t-elle étrange, tant est répandue l'idée que la présence de ce sel caractérise l'atmosphère marine.

Telle n'est pas l'opinion de Le Roy de Méricourt : « Peut-on, dit-il, assigner à l'air du littoral des caractères propres, constants, qui puissent le distinguer de l'*air des montagnes*, de l'air de la campagne ? Est-ce, comme on a depuis quelque temps une singulière tendance à le laisser supposer, une entité assimilable jusqu'à un certain point à une eau minérale, ayant des propriétés physiologiques et thérapeutiques ? Nous ne pouvons l'admettre. L'analyse chimique la plus minutieuse ne parvient qu'à faire reconnaître sa pureté relativement à la composition des atmosphères confinées des centres de populations. Le chimiste le plus habile ne pourra distinguer, si des étiquettes n'en indiquent la provenance, les échantillons d'air pris sur une élévation située à l'intérieur d'un continent, de ceux recueillis sur le bord de la mer ou à trente lieues du large. »

Déjà au commencement du siècle, Assegond avait soutenu la même doctrine. « Quelques auteurs, dit-il, ont attribué à la présence du sel marin (hydrochlorate de soude) cette action générale et, en quelque sorte, spécifique que l'air de la mer et des côtes exerce sur les divers appareils de l'économie : Mead a le premier émis cette opinion, qui a été adoptée sans examen par tous les médecins anglais qui ont écrit après lui. Rien ne prouve réellement l'existence de ce sel dans l'air maritime; le savant M. Morogues (1) s'exprime à ce sujet de manière à lever tous les doutes : selon lui « une vapeur aqueuse, légère, insipide et dégagée de sel, est la seule qui s'élève des eaux de l'Océan ».

Sachant que l'eau de mer contient de 30 à 40 pour 1000 du chlorure de sodium, on en a inféré que l'énorme évaporation, dont la surface de l'Océan est la source, entraînait avec elle une certaine quantité de ce sel. De là vient l'erreur. L'expérience infirme en effet cette manière de voir, car les principes que la mer tient en suspension ne sont pas susceptibles de s'évaporer. L'eau de mer qui s'évapore *sans agitation*, gagne en densité, proportionnellement au volume qu'elle perd. Elle retient donc toutes les matières fixes et par conséquent le sel marin. C'est tout simplement de la vapeur d'eau pure qui s'évapore. (Casse.) Des recherches que j'ai poursuivies dans ce sens ont eu les mêmes résultats. Dans des conditions de calme atmosphérique, sur la plage même, j'ai vainement fait barboter, pendant des journées entières, des mètres cubes d'air, dans une solution titrée de nitrate d'argent, sans que la limpidité en fût troublée en rien. De même, de l'eau de mer soumise à une large surface d'évaporation, augmentait de densité au fur et à mesure que sa partie liquide diminuait. En outre, la densité de cette eau reprenait exactement son même degré qu'au début de l'expérience, si on remplaçait la quantité d'eau évaporée par une égale quantité d'eau distillée. Démonstration bien évidente, que l'eau en expérience ne perd rien de sa teneur en sels.

(1) Mémoires de l'Académie des Sciences.

Est-ce à dire que nous nions la réalité de la présence du chlorure de sodium dans l'air marin ? Loin de là. L'analyse chimique (Demange), l'analyse spectrale (Adrien Guies) en peuvent déceler les *traces*, jusque dans l'atmosphère des continents. Nous savons également, que l'eau de pluie, au bord de la mer, peut contenir les doses minimes de $0^{gr},05$ à $0^{gr},01$ de chlorure de sodium par litre. N'avons-nous pas vu, tout récemment encore (26 septembre 1896), une violente tempête de N.-O., porter des particules salines jusque dans les vignobles de la Gironde, et en telle quantité, que le lendemain, les grappes de certains pieds de vigne étaient nettement salées ?

Mais ce que nous voulons bien établir, c'est l'inconstance de ce caractère chimique de l'air marin. « Lorsqu'on parle des propriétés salines de l'air marin, il ne peut donc être question que de la présence de gouttelettes imperceptibles d'eau de mer, que le vent saisit à la crête des lames, qu'il divise à l'infini, comme le ferait un immense appareil de pulvérisation, et qu'il maintient en suspension dans les couches les plus inférieures de l'atmosphère ; mais ces conditions sont tout à fait éventuelles, ne se réalisent que lorsque le vent souffle avec force, et ne s'observent qu'à une très petite distance de la surface de l'Océan » (Rochard).

Cette conclusion est également celle de Casse, qui après avoir établi, comme nous l'avons vu, qu'en temps calme la vapeur d'eau est vierge de chlorure, signale la présence du sel marin dans l'air, soit que les vagues brisent, soit que le vent souffle, et porte les gouttelettes, jusqu'à une distance de 600 à 700 mètres.

Partisan très convaincu des excellents effets de l'air marin par le chlorure de sodium, Cazin se range également à la doctrine de la théorie mécanique. Après avoir reconnu qu'il ne s'agit point d'une volatilisation réelle, il ajoute :

« Lorsqu'on parle des propriétés salines de l'air marin, il ne peut être question que de gouttelettes imperceptibles d'eau de mer, véritable poussière aqueuse (*the dust of Ocean*) que le vent ou la brise, saisit à la crête des vagues et qu'il divise à l'infini. » Cet auteur, tout en reconnaissant que la mer houleuse donne à l'air ses propriétés chimiques les plus actives, pense qu'en temps calme « la mer en venant mourir sur la grève, abandonne encore un peu de ses éléments et l'atmosphère n'est jamais absolument privée de ses particules salines ».

Quoi qu'il en soit, nous voyons combien cet élément chimique tient une place secondaire, et subordonnée en tous cas, à des causes productrices, mécaniques et irrégulières.

## III

### SUBSTANCES BROMO-IODÉES.

En ce qui concerne les substances bromo-iodées, qui nous ont valu la thérapeutique par les varechs, transportés à longue distance et mis à décomposition dans les chambres de malades, méthode équivalente à celle de l'habitat dans les étables abondamment pourvues de fumier, quand et comment se trouvent-elles dans l'atmosphère marine? Ne s'y rencontrent-elles pas à l'état de traces insignifiantes, de légère imprégnation? Chatin, le premier, a démontré la présence de traces d'iode dans l'atmosphère. Sachant que ce corps est en grande abondance dans les plantes marines, et plus particulièrement les *Pinus*, les *Zostères*, il n'en a point fallu davantage pour en faire un des éléments prépondérants de l'atmosphère marine. La démonstration de cette prépondérance, ou même de la réalité de cette action, reste entièrement à faire.

# CARACTÈRES BIOLOGIQUES

## CHAPITRE VII

### LA PURETÉ ATMOSPHÉRIQUE

I. — Son importance. — Air aseptique de la haute mer.
II. — Rôle purificateur des vents du large et de la pluie.
III. — **Recherches personnelles**. — Air de la plage, air de la forêt littorale (Arcachon). — Atmosphère atlantique *pure sur la plage, très pure dans la forêt littorale*.

I

La pureté atmosphérique est l'élément primordial de la climathérapie, la condition essentielle qui, tant dans la cure d'altitude que dans les voyages sur mer ou dans les stations de plaine, prime toutes les autres. Telle est son importance à nos yeux, qu'un climat hypothétique donnant corps à ce rêve toujours poursuivi des malades, jamais réalisé : d'un printemps perpétuel, mais dont l'atmosphère ne remplirait pas cette condition de pureté, devrait *ipso facto* être rayé du cadre climathérapique, malgré des aptitudes météorologiques uniques.

L'air est un aliment, le premier des aliments même. Il est aussi le premier des médicaments pour les tuberculeux. En tant qu'aliment, il fournit les matériaux nécessaires à l'hématose ; en tant que médicament, il introduit dans l'économie des substances absorbables, auxquelles il sert de *véhicule*, et par lesquelles il exerce une *action topique* sur la membrane respiratoire. Quand on songe que chaque inspiration introduit dans nos poumons un demi-litre d'air, et cela quinze à vingt fois par minute, on comprend la puissance de l'air en tant qu'agent vecteur, on comprend dès lors combien devient capitale sa pureté.

L'air pur ne se trouve qu'aux déserts, à la haute montagne ou à la mer. Mais « pour la pureté absolue, la mer prime tout » (Lindsay). Cette pureté atmosphérique de la haute mer est aujourd'hui un fait indiscutable, acquis, depuis les recherches de Miquel. Ses travaux de 1883, amplement confirmés, établissent que l'air de la mer est pur, d'une virginité absolue, exempt de spores cryptogamiques, de moisissures, lichens, algues, bactéries. La mer ne rend pas à l'air les microbes, elle l'épure, en quelque sorte, des germes qu'il charrie.

A dire vrai, cette pureté de l'atmosphère marine va s'amoindrissant, au fur et à mesure que l'on se rapproche des côtes. Mais il est non moins vrai, que deux phénomènes météorologiques peuvent, lorsqu'ils se produisent, procurer aux îles et aux côtes, une pureté atmosphérique presque équivalente à celle de la haute mer.


## II


L'un de ces phénomènes purificateurs est le vent marin. Son action est telle, qu'on peut donner comme une loi inflexible, la formule suivante : le nombre des microbes de l'air est bien moins considérable, non seulement sur les côtes, mais sur les continents, lorsque les vents soufflent de la mer. Ces vents refoulent devant eux, jusqu'aux limites de leur action propulsive, tous les germes de l'atmosphère, et traînent à leur suite, une colonne d'air d'autant plus pure, qu'elle aura plus longtemps balayé la surface aseptique de l'Océan. Plus les terres soumises aux vents du large sont à proximité de cette source pure, plus les vents les purifient. L'air des stations maritimes, dit Germain Sée, est véritablement aseptique, il n'y a là à redouter que les vents du continent, surtout ceux qui ont passé *par* ou *sur* les grandes cités ; ces vents portent avec eux des poussières morbigènes. La preuve en est, qu'au parc de Montsouris, par le vent d'Ouest, l'atmosphère contient un moins grand nombre de microbes, et qu'à Paris, sous cette même influence, la mortalité subit une diminution marquée.

Aussi les côtes atlantiques, directement baignées par la haute mer, directement balayées par les brises prédominantes de l'Ouest, doivent-elles être privilégiées, quant à la pureté de leur atmosphère. Le rôle épurateur des vents qui traversent l'Océan, sans heurter sur leur route, ni continent, ni cité malsaine, doit être à son maximum d'action dans le golfe de Gascogne. Nous le verrons dans un instant.

La pluie, est le second élément météorologique susceptible de rapprocher la pureté atmosphérique des côtes, de l'air aseptique de la haute mer. C'est par un double mécanisme, qu'elle donne à notre littoral sa parfaite salubrité. Tout comme le vent, la pluie balaye l'atmosphère. D'après Franckland, un litre d'eau de pluie lave 300 litres d'air, entraînant toutes les impuretés susceptibles d'être respirées par un adulte, en moins d'une heure. La pluie entraîne et abat les microbes et autres éléments microscopiques qui constituent les poussières impalpables de l'air. « Le chiffre des bactéries, dit Miquel, *faible en temps de pluie*, s'élève, quand toute humidité a disparu de la surface du sol. »

La pluie est donc un obstacle à la présence, dans l'air, de ces infiniment petits, dont la puissance nocive est si grande. Par la simple action mécanique de leur chute, les pluies purifient l'air. Ce rôle purificateur s'accroît, lorsque, l'eau de condensation, abattant les poussières malfaisantes, est reçue et absorbée en hâte par un sol et un sous-sol essentiellement perméables, comme c'est le cas pour la partie méridionale de la bande atlantique. Les impuretés de l'atmosphère n'y sont pas simplement abattues à la surface du sol, elles sont entraînées dans l'épaisse couche de sable qui constitue le sol et le sous-sol de cette contrée.

Si, d'autre part, nous nous rappelons que les pluies de nos côtes ont pour origine l'énorme évaporation de la surface de la mer, c'est-à-dire d'un milieu aseptique par excellence, nous comprenons par quel double mécanisme, les chutes d'eau doivent réaliser, à leur maximum, les circonstances météorologiques favorables à la pureté atmosphérique du littoral ouest. Aussi, Miquel, a-t-il pu dire que l'atmosphère marine est cent fois moins riche en bactéries que celle des habitations parisiennes.

III

Quelles que fussent la force de ces données théoriques et la valeur des résultats fournis par Miquel, nous avons entrepris de les contrôler par de nouvelles recherches, plus particulièrement destinées à nous éclairer sur la teneur en germes d'un district précis du littoral atlantique, comme à nous faire savoir jusqu'à quelle limite la présence de l'homme modifie, en les amoindrissant, les heureuses circonstances météorologiques précitées.

Dans ce but, P. Rivière et moi, avons procédé à l'analyse bactériologique de l'air de la plage et de la forêt d'Arcachon, par la méthode des poussières solubles, en faisant usage des tubes de Miquel. Nous avons filtré un volume d'air

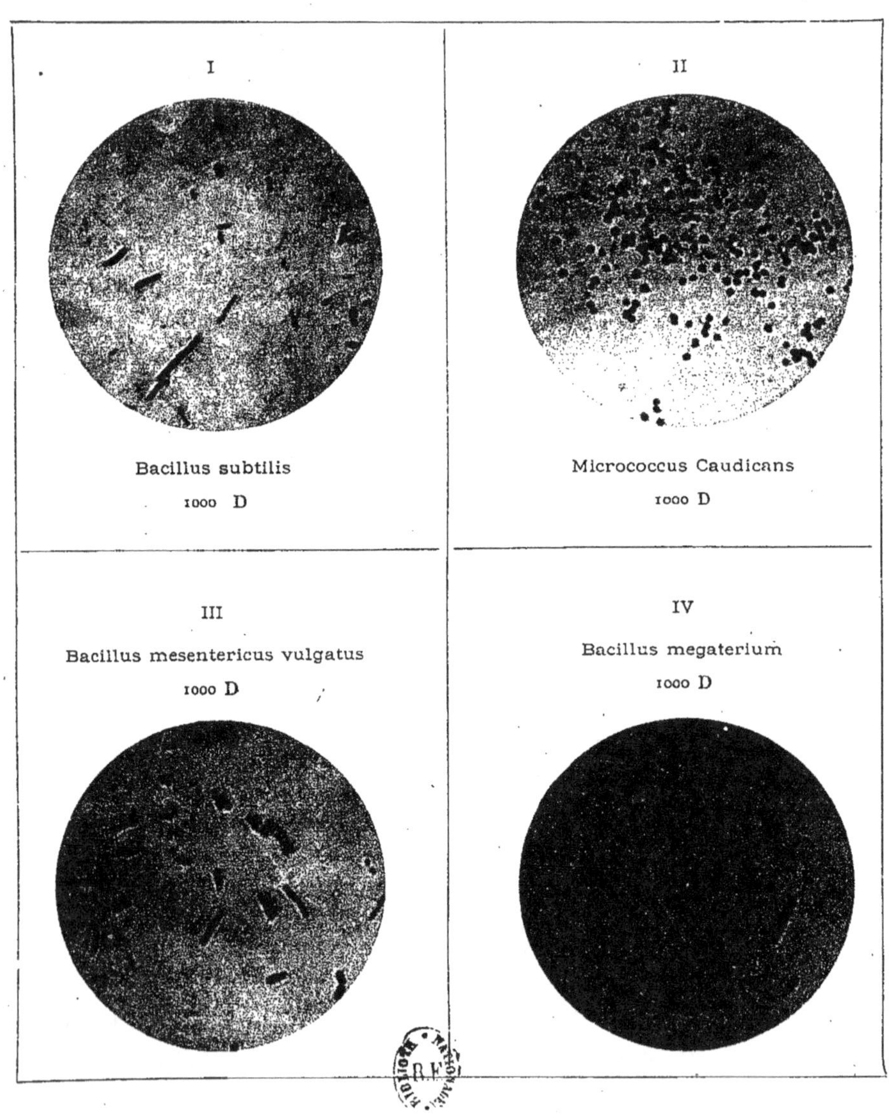


LALESQUE & RIVIÈRE
STATION ZOOLOGIQUE D'ARCACHON, 1895

connu, sur du sulfate de soude anhydre. Ce sulfate de soude anhydre, chargé de germes, était dilué dans un volume d'eau stérilisée suffisant pour le dissoudre. La totalité de ce liquide était ensuite incorporée à une certaine quantité de gélatine, que l'on répartissait dans des plaques de Pétri, placées à la température de 25°C.

Nous avons obtenu :

A. *Sur la plage.* — L'air recueilli par forte brise de O.-N.-O, en deux points différents, contenait 150 à 155 colonies par mètre cube. Les germes de ces colonies, après culture, se répartissaient de la manière suivante :

10 espèces de cocci,

4 levures,

6 moisissures,

15 espèces de bacilles.

B. *En forêt.* — La culture de l'air a permis de déceler 80 germes seulement par mètre cube, ainsi répartis :

12 moisissures : se rapportant au *Penicillium glaucum*, à l'*Aspergillus candidus*, au *Mucor mucedo*, et au *Sterigmatocystis nigra*,

68 microbes qui sont : le *Bacillus megaterium*, le *Micrococcus prodigiosus*, le *Bacillus mesentericus vulgatus*.

Nous avons également procédé à l'étude bactériologique de l'air de la forêt, par une autre méthode : l'exposition à l'air libre, pendant vingt heures, de plaques de Pétri chargées de gelées nutritives. L'exposition des plaques, en trois endroits différents, par un temps calme, a duré une nuit et une matinée entières. Le nombre des germes recueillis a été 0.4.8.

Nous devons à M. E. d'Hubert, une autre expérience confirmative des nôtres, quoique obtenue par une méthode différente, mais comme les nôtres, poursuivie dans la forêt littorale. « Recherchant les micro-organismes pour l'étude, je mis sur ma fenêtre un vase contenant de l'eau, et je fus étonné, au bout de deux jours, de ne pouvoir déceler dans cette eau aucun des infusoires que l'on rencontre habituellement dans l'eau croupie. Plusieurs fois je répétai l'expérience et toujours avec le même insuccès. Cela prouve que l'air est très pur... »

Ces résultats montrent que l'atmosphère forestière, au voisinage de l'Océan, est d'une extrême pureté. Ce fait, peut s'expliquer par la richesse de cette atmosphère, en ozone d'une part, et d'autre part, si l'on admet que la feuille des arbres joue vis-à-vis des germes, le même rôle que les bourres de coton qui obstruent les tubes de culture.

Mais quelle est la valeur réelle de la pureté atmosphérique de ce district du littoral atlantique, sur lequel ont porté nos recherches ? Il suffit pour s'en rendre compte de rapprocher nos chiffres de ceux obtenus par Miquel :

| | Micro-organismes par mètre cube. | |
|---|---|---|
| Haute mer (Miquel)................. | 0 | |
| A 100 kil. des côtes (Miquel)......... | 6 à 45 | Selon la direction du vent. |
| Littoral atlantique, Plage (Lalesque et Rivière)....................... | 150 à 155 | |
| Littoral atlantique, Forêt (Lalesque et Rivière)....................... | 0. 4. 8. 80. | |
| Parc de Montsouris (Miquel) ........ | 480 | |
| Paris, rue de Rivoli   —   ........ | 3.480 | |

Conclusion : *L'air très pur sur le littoral atlantique, devient excessivement pur dans les districts de ce littoral, bordés de forêts de pins maritimes.*

# CHAPITRE VIII

## FORMULE CLIMATOLOGIQUE

I. — Climats marins. — Climats continentaux.

II. — Le climat atlantique : **climat marin.** — Ses subdivisions : climat breton, climat girondin. — **Le climat marin de la France.**

III. — Le climat méditerranéen : **climat continental.**

IV. — Importance de cette distinction.


# I


En règle générale, l'atmosphère subit des influences météorologiques diamétralement opposées, selon qu'elle est au-dessus des terres ou au-dessus des mers. La mer, se refroidissant et s'échauffant très lentement, sa température reste toujours sensiblement égale ; la terre, au contraire, passe rapidement d'un extrême à l'autre. De telle sorte, que l'atmosphère marine, à laquelle la mer communique ses qualités thermiques, jouit d'une température égale, tandis que l'atmosphère terrestre, par l'influence directe du milieu, est inconstante et variable.

De là deux formules climatologiques fondamentales (la formule climatologique synthétisant les conditions météorologiques d'une contrée) : les *climats marins, égaux et doux* ; les *climats continentaux, variables et durs.*

Les documents présentés et discutés dans ce chapitre, fourniront la démonstration évidente, croyons-nous, de l'existence d'un seul climat marin, en France, le climat atlantique.

## II

### CLIMAT ATLANTIQUE, CLIMAT MARIN.

Cette distinction fondamentale établie, il nous suffit, pour déterminer de laquelle de ces deux formules relève le climat du littoral atlantique, de synthétiser ses divers éléments météorologiques. Cette synthèse, facile après l'étude analytique des chapitres précédents, nous donne :

Moyennes des températures supérieures à celles des contrées de même latitude Est ;

Atténuation et uniformité des écarts de la température, c'est-à-dire *stabilité thermique* ;

Prédominance des vents marins et des pluies d'automne ;

·· État hygrométrique élevé ;

Atténuation et uniformité des écarts de l'état hygrométrique, c'est-à-dire *stabilité hygrométrique* ;

Pression atmosphérique élevée, à variations faibles et régulières ;

Grande pureté de l'air.

Cet ensemble est caractéristique du *climat marin*, dont le trait dominant ici, n'est pas seulement *stabilité et douceur* de la température, mais aussi et surtout, *stabilité* et *constance* de tous les éléments météorologiques : chaleur, humidité, vents, pression barométrique.

La formule climatologique du littoral atlantique, est donc, dans toute sa rigueur, celle du climat marin.

Mais les éléments de cette formule climatologique subissent certaines atténuations ou exagérations, créant une subdivision du climat marin atlantique, en *climat breton* et *climat girondin*. Ce dernier « est encore un climat maritime, mais déjà quelle différence d'avec les climats neustrien et breton ! Le chaud et brillant soleil des latitudes méridionales l'emporte sur l'échauffement à la vapeur des côtes bretonnes et normandes ; tandis que la Loire-Inférieure a encore les prairies, les sillons, comme en Normandie, et seulement quelques vignobles, le soleil du Midi à mesure que l'on s'avance vers le Sud, parfume les eaux-de-vie de Cognac, mûrit les grands vins du Bordelais et, plus loin encore, élude l'hiver pour quelques-unes de ces villes que recherchent les privilégiés de la fortune au moment où ils se reconnaissent égaux aux autres hommes devant la tuberculose. Peu ou pas de neige dans la froide saison, des pluies de printemps, des étés chauds, de longs et superbes automnes, c'est la marche des saisons de Nantes à Bayonne, et de la mer aux montagnes » (J. Arnould).

Le climat atlantique est le véritable **climat marin de la France**. Il ne suffit pas en effet, qu'une contrée avoisine immédiatement la mer pour jouir d'un climat marin. Que cette contrée ne subisse pas l'influence d'un de ces courants maritimes à température élevée et constante, dont nous parlions dans notre premier chapitre ; qu'en outre, par suite de certaines conditions topographiques, elle échappe à l'action directe des vents du large, elle devient tributaire d'un climat variable ou rude, c'est-à-dire d'un *climat continental*. En d'autres termes, une région côtière peut avoir un climat extrême, si, pour une raison quelconque, elle tourne, pour ainsi dire, le dos à la mer, aux courants et aux vents marins (L. Poirel).

Faute d'avoir établi cette distinction capitale, et pour avoir fait de toute région littorale une région à climat marin, il en est résulté, parmi les auteurs, les opinions les plus contradictoires. C'est ainsi, que perpétuant cette confusion et aggravant l'erreur, Fonssagrives, par le fait même qu'il englobait dans une formule unique toute région littorale, aussi bien celle de la Manche, de l'Océan, ou de la Méditerranée, a pu écrire : « J'entends parler à chaque instant de la constance du climat marin, et j'avoue que cette assertion bouleverse toutes mes idées et tous mes souvenirs. »

Si en effet, la France est principalement baignée par deux mers importantes : l'Atlantique et la Méditerranée, si son littoral peut être soumis aux influences atmosphériques de ces deux masses d'eau, il n'en est pas moins vrai que ces influences, inégalement réparties et jointes à la disposition différente du sol, créent deux grands climats différents : l'*Atlantique*, dont la formule nous est connue, et le *Méditerranéen*.

## III

### CLIMAT MÉDITERRANÉEN : CLIMAT CONTINENTAL.

De quelle formule climatologique relève la région côtière de la Méditerranée ?

Les documents fourmillent sur les conditions météorologiques et les caractères climatologiques de cette contrée, si justement admirée tant des malades, qui, sous son ciel bleu et son lumineux soleil, ont retrouvé la santé, que des médecins ayant exercé dans les diverses stations de la Côte d'Azur, à laquelle nombre d'entre eux sont également redevables de la vie !

De tous ces documents, dans lesquels nous pouvons puiser indistinctement, tant ils concordent, il ressort que la mer Méditerranée ne possède pas les deux grands facteurs du climat marin : présence d'un courant maritime à température constante, prédominance des vents du large. Dans son ensemble, le littoral méditerranéen diffère du littoral atlantique : par sa température, le régime de ses vents, son état hygrométrique, le régime de ses pluies.

Fonssagrives signale la chaleur du soleil pendant la journée d'hiver et la froideur des nuits : « La faible quantité de vapeur d'eau dans l'atmosphère d'une part, laisse les rayons solaires arriver jusqu'à la terre pendant le jour, et d'autre part, pendant la nuit, permet au sol de rayonner avec rapidité vers l'espace. »

Cette grande amplitude des oscillations nycthémérales du thermomètre, sur le littoral méditerranéen, et dont nous avons donné quelques exemples dans notre étude sur la température, est aujourd'hui bien connue. Hayem, G. Sée, parlent des variations très grandes de la température au soleil et à l'ombre, du refroidissement rapide et marqué au coucher du soleil. « Les mêmes causes, qui favorisent la radiation solaire, accroissent l'intensité du rayonnement nocturne vers les hautes couches atmosphériques : aussi des nuits fraîches succèdent fréquemment à des journées chaudes, et le contraste est d'autant plus pénible qu'il est plus accentué. » (H. Barth.)

Le régime des vents, est le trait le plus saillant qui différencie les deux climats. Les vents continentaux dominent à la Méditerranée. « Nos côtes occidentales, ainsi que toute la région qui s'étend au Nord et à l'Ouest du plateau central, sont soumises à l'action prépondérante des courants océaniens chauds et humides : sous l'influence des dépressions barométriques, qui se produisent si fréquemment dans le golfe de Gênes, ces courants s'infléchissent vers le Sud-Est et, en passant sur le plateau central, ils s'y dessèchent et se refroidissent. Gênée dans son expansion, d'un côté par le massif des Alpes, de l'autre par les Cévennes et par les Pyrénées, cette grande masse de gaz s'engouffre dans la vallée du Rhône avec une vitesse accélérée, s'écoule sur la Méditerranée en balayant notre littoral, de Perpignan jusqu'à Nice, et fait même sentir son action sur les côtes d'Italie.

« Telle est la cause principale du vent de Nord-Ouest, sec et froid, qui porte en Provence le nom de mistral. Comme l'indique son nom, le mistral est le vent dominant de la contrée, et c'est à sa fréquence que Marseille, comme le reste de la Provence, doit la sérénité habituelle de son ciel. Il entraîne toujours un abaissement, même parfois notable, de la température. » (Stéphan.)

« Les côtes de la Méditerranée, dit Reclus, sont moins abondamment arrosées que celles de l'Océan, et l'air y est plus sec. Il faut chercher la raison de ce contraste dans le régime des vents : sur le littoral atlantique, les courants aériens proviennent de l'Ouest et portent ainsi aux terres les vapeurs de l'Océan, tandis que sur les rivages de la Méditerranée française les vents soufflent en général du Nord, et portent au large l'humidité qui s'élève de la mer. Le climat méditerranéen est, de beaucoup, le plus inégal par ses brusques passages des pluies aux sécheresses, et par le flux et le reflux rapides de ses courants aériens : le contraste immédiat des Cévennes et des plages marines, presque sans transition de plaines intermédiaires, est la cause de ces phénomènes. »

J. Arnould est non moins précis, lorsque, parlant de l'égalité du climat des villes maritimes, il ajoute : « Cette uniformité climatérique contraste bien avec l'inégalité à laquelle sont vouées les villes du Midi, même tout à fait riveraines de la Méditerranée, et qui, sous ce rapport, échappent aux caractères habituels du climat maritime. »

Cette appréciation climatique s'affirme encore dans les lignes suivantes : « Dans certaines contrées, l'influence du voisinage de la mer est contre-balancée par des causes toutes locales et surtout par les vents régnants. C'est ainsi que, sur nos côtes de la Méditerranée, qui paraissent réunir les meilleures conditions pour assurer la constance des climats, la température éprouve, dans quelques localités, de grandes variations subites et imprévues, lorsque au milieu de l'été le mistral se précipite du haut des Alpes, souffle avec violence sur la Provence et produit sur son passage un refroidissement considérable de l'atmosphère.

« On peut dire, d'une manière générale, qu'il faut chercher les climats constants du côté des régions méridionales, sur les bords de la mer, et surtout dans les îles. Mais avant de faire choix d'une station déterminée, le médecin doit s'enquérir si l'observation n'y a pas signalé l'existence de quelque cause perturbatrice, assez puissante pour modifier profondément la marche de la température » (Gavarret).

Le climat méditerranéen, dit E. Reclus « est chaud, mais n'est pas un climat marin ». La formule climatologique du littoral méditerranéen, chaud, lumineux, sec et variable, est celle d'un *climat continental.*

D'où notre conclusion légitimée, la France n'a *qu'un climat marin* : le climat du littoral atlantique.


## IV


Il est aisé de comprendre toute l'importance de cette distinction. La différence de milieu, c'est-à-dire, de climat, entraînant des effets physiologiques ou thérapeutiques différents, il ne faut plus dans l'avenir, ni assimiler, ni confondre les deux régions littorales de la France.

Cette distinction bien établie, nous pouvons enfin étudier les effets du climat marin, sur l'homme sain et sur l'homme malade, et grâce à cette distinction leur donner une précision qui, croyons-nous, leur a toujours fait défaut.

# DEUXIÈME PARTIE

## CLIMATOPHYSIOLOGIE

---

### CHAPITRE PREMIER

#### LES EFFETS DE PRÉSERVATION

I. — La préservation. — Rôle négatif du climat. — Son importance. —
Ses éléments météorologiques producteurs : température, hygrométrie,
vents, pression barométrique.

II. — **Température.** — Action préservatrice par sa *stabilité* et non par
*son degré*. — Maladies dites *a frigore*.

III. **État hygrométrique.** — Action préservatrice par sa *stabilité*. —
Humidité du sol. — Son importance dans la genèse de la phtisie. —
**Perméabilité** du sol, correctif nécessaire d'un état hygrométrique
élevé. — Zone littorale imperméable. — Zone littorale à sol et sous-sol
perméables. — Les dunes de Gascogne.

IV. — **Les vents.** — Leurs dangers : refroidissement, poussières. —
Vents dominants parfois impétueux. — Correctif nécessaire : sol acci-
denté et boisé : **Forêts**, leurs effets de protection. — **Forêts de pins**,
recherchées pour tous les sanatoria ; leur puissante efficacité contre les
vents. — **Forêt littorale** du Sud-Ouest atlantique. — Son étendue,
son rôle important.

V. — **Pression barométrique.** — Dangers des dépressions brusques
et profondes. — Hémoptysies (H. Smith, Van Rynn). — Inconnues sur
le littoral atlantique.


## I


Pour être d'ordre négatif, ces effets ne sont pas sans une
importance réelle. Le malade fuyant un milieu qui a faci-

lité, sinon produit, l'éclosion de sa maladie, cherche avant
tout des conditions atmosphériques, dont le premier effet
sera de le préserver de ces mêmes causes nocives.

L'action préservatrice, rôle passif du climat, découle de
quatre éléments météorologiques principaux : la température, l'état hygrométrique, le vent, la pression barométrique.

## II

### TEMPÉRATURE.

Une erreur tant médicale que populaire, et fort accré-
ditée, veut que la puissance préservatrice d'un climat soit
en raison directe de l'élévation du thermomètre. Que de
malades calculent uniquement, d'après la hauteur thermométrique, l'abri salutaire qu'ils trouveront dans une
station ! Et les stations entre elles, quels excès de zèle
n'ont-elles pas déployés pour démontrer que leur moyenne
thermique dépasse d'un degré, d'un demi-degré même,
la température de la station rivale !

Tout cela est puéril et faux. Le point capital, dans ce
rôle de la préservation, n'appartient ni aux climats chauds,
ni aux climats froids ; il est l'apanage exclusif de la *stabilité thermique*, que cette stabilité soit fonction d'un climat
chaud ou d'un climat froid. Ni l'action isolée du froid, ni
l'action isolée de la chaleur, n'engendrent les affections des
voies respiratoires. Les maladies communément dites *a frigore*, telles qu'angines, laryngites, bronchites, pneumonies,
etc., sont, en tant qu'étiologie, improprement désignées, car
le froid ne les produit pas, il n'en est pas la cause efficiente.
C'est par son défaut de fixité, par son inconstance, qu'un
climat se fait la grande cause occasionnelle de ces affections;
les brusques alternatives de chaud ou de froid, les grandes

et rapides oscillations nycthémérales, voilà le danger.

Nous savons aujourd'hui, que la phtisie est de tous les climats, que le froid ne l'engendre pas, que la chaleur n'en préserve pas. L'influence de la température, en tant que degré de température, est nulle dans la genèse de la tuberculose pulmonaire, tout comme dans la genèse des affections simples aiguës. Les changements subits de la température ne sauraient davantage engendrer cette maladie ; mais, en créant de toutes pièces les conditions ambiantes qui facilitent les inflammations de la muqueuse respiratoire, ils rendent fertilisable le terrain sur lequel la graine peut tomber ; et, si déjà le terrain est ensemencé, ils favorisent l'aggravation et l'évolution rapide de l'affection.

Aussi, ce qu'il importe le plus, soit aux candidats à la tuberculose, soit à l'homme en puissance active du bacille de Koch, c'est de fuir les vicissitudes thermologiques brusques. Pour ces malades, à quelques nuances près, la température basse ou élevée importe peu. Ils peuvent guérir dans les pays chauds, ils peuvent guérir dans les pays froids, à la condition d'y trouver l'*égalité* de la température.

Cela est si vrai, que Fonssagrives a pu dire : « La formule de la recherche d'un climat pour les phtisiques se résume à peu près dans ce seul mot : stabilité thermique. »

Nous nous sommes trop attaché, dans le précédent chapitre, à mettre en évidence cette stabilité thermique du climat marin atlantique, pour qu'il soit nécessaire d'y revenir afin de démontrer combien ce climat présente, en tant que température, ce caractère de stabilité dont découle l'un des effets les plus puissants de la préservation.

## III

### ÉTAT HYGROMÉTRIQUE.

En ce qui concerne l'action préservatrice inhérente à l'état hygrométrique, il y a lieu d'établir la même distinction que pour la température, et de montrer l'influence du *régime* de l'humidité, autrement prépondérante que l'influence du *degré* de cet état hygrométrique. « Dans les conseils à donner aux malades, dit Gavarret, il ne faut pas considérer seulement la température des climats, il faut tenir aussi un très grand compte du degré et surtout de la variabilité de son humidité. Ainsi que nous l'avons déjà fait observer, dans les climats continentaux et dans les climats de montagne, l'humidité est aussi variable que la température ; les climats marins, au contraire, jouissent de la même constance dans leur état hygrométrique, que dans leur état thermique. »

L'influence du degré d'humidité est, en effet, tout aussi peu importante, pour expliquer la fréquence des affections des voies respiratoires, de la phtisie en particulier, que celle du degré de la température. L'opinion, très répandue et très enracinée, que l'humidité est par elle-même l'une des principales causes de la maladie, est absolument fausse. Les Hébrides, bien que constamment balayées par les brises humides du Gulf-Stream, jouissent d'une immunité remarquable. Soumises aux mêmes conditions météorologiques d'humidité, les Shetland, les îles Féroë, l'Islande, en sont également exemptes. Pourquoi cette immunité, au moins relative, en faveur de ces contrées, et cela en dépit de conditions météorologiques qui, à première vue, semblent défectueuses? Cela tient plus spécialement à leur *stabilité hygrométrique*.

La stabilité hygrométrique du climat atlantique place donc le malade dans les meilleures conditions de préservation contre les inconvénients possibles de l'humidité.

A cette question de l'humidité de l'air, se greffe cette autre question, qui en est comme le corollaire : *humidité du sol*. On n'a pas tenu suffisamment compte de cette influence d'un sol humide sur le développement de la phtisie pulmonaire, et surtout on a confondu l'humidité de l'air et l'humidité du sol, qui, bien qu'étroitement liées, constituent cependant deux facteurs très différents. Aussi faut-il tenir compte de l'opinion de Bowditch et Buchanam, à savoir que le fait d'habiter un sol humide prédispose manifestement à la tuberculose pulmonaire. Lebert attache une réelle importance à cette influence, et Damaschino rappelle qu'en Angleterre le chiffre des phtisiques a diminué dans les villes dont le sol, primitivement humide, a été amendé par de puissants drainages.

De même a-t-on noté que, sur les terrains sablonneux, c'est-à-dire très perméables, secs par conséquent, la maladie est moins fréquente. En 1889, Finkelnburg (Wiesbaden) conclut dans ce sens. Étudiant l'influence du sol sur la propagation de la tuberculose en Allemagne, il signale la très faible mortalité par phtisie pulmonaire sur le littoral, ainsi que dans les montagnes où l'écoulement des eaux est facile. Mes observations personnelles, faites sur les dunes littorales du Sud-Ouest, aux assises uniquement formées de sable pur déposé par la mer, concordent avec celles des auteurs précités.

Ce que nous savons de l'état hygrométrique du climat atlantique doit faire redouter l'humidité du sol. Sur la bande littorale l'air est humide, les chutes d'eau abondantes : un correctif est nécessaire. Car, si à cette humidité de l'air, s'ajoute l'humidité du sol, l'humidité totale sera telle, au point de vue climathérapique, que toutes les heureuses conditions du littoral resteront inutilisables.

Le correctif nécessaire, réside moins dans la constitution géologique de la contrée que dans sa manière d'être par rapport aux eaux météoriques. Le sol est-il, ou n'est-il pas perméable ? Tout est là, car on sait que « la nature du sol même suffit à modifier l'état hygrométrique. C'est ainsi qu'avec un sol sablonneux, un terrain incliné, l'air est beaucoup plus sec » (Lauth).

Lorsqu'on jette les yeux sur la carte géologique du littoral océanien (page 110), on voit sa constitution géologique comprendre deux parties principales bien distinctes : l'une englobant tout le territoire de Brest jusqu'auprès de la Rochelle, l'autre s'étendant de l'embouchure de la Gironde à Bayonne.

La première de ces zones, qui comprend dans sa majeure partie le vaste promontoire breton, est composée de granites (roches éruptives anciennes), de schistes cristallins (terrain primitif), formant un sol rocheux, *imperméable*.

La seconde zone, la plus méridionale, englobe deux districts bien distincts : l'un étalé en éventail, formé de ces sables qui terminent les terrains tertiaires proprement dits de l'Aquitaine, caractérisés par un sol sablonneux et un sous-sol de grès ferrugineux : l'alios. Quant à l'autre district, il se présente sous forme d'une longue bande, assez étroite, se déroulant de la bouche de la Gironde à l'estuaire de l'Adour, limitée d'un côté par la mer, de l'autre par le terrain tertiaire des Landes. Cette bande formée d'alluvions (terrains quaternaires), c'est la *région des dunes*.

La région des dunes est uniquement constituée par du sable ; et il faut entendre par ce mot sable, l'ensemble des grains indélayables dans l'eau, lors du lavage d'une terre. Ces sables ont une composition tout à fait identique à celle des terrains pliocènes de l'intérieur. Les grains sont essentiellement composés de quartz fin, blanc, gris ou gris jaunâtre, si exempts de mélanges, qu'à peine remarque-

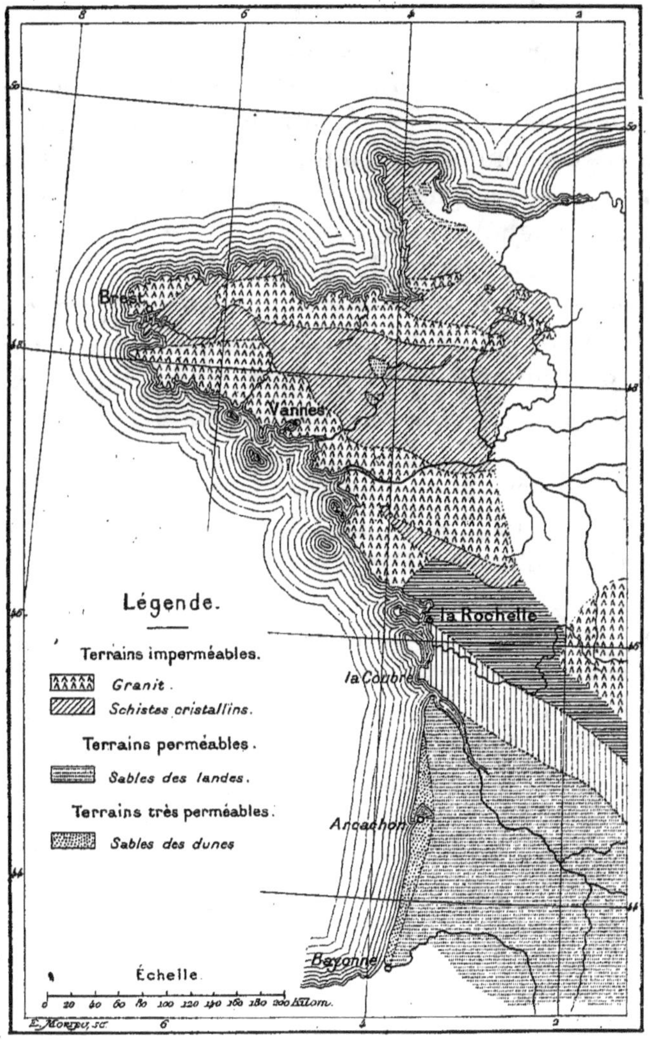


t-on quelques traces de fer oxydulé et de rares fragments de coquilles.

Sur cette étroite bande, sol et sous-sol sont identiques ; fait exceptionnel, car de semblables terrains ne sont que des accidents limités. « Ce n'est que sur les basses plages maritimes qu'il est donné d'observer ces vastes amas de sable pur, déposés par les eaux actuelles. Poussés sans relâche par le mouvement des vagues, au delà de la portée du flot de la marée, ils se dessèchent et, sous l'impulsion des vents, s'accumulent en monticules. La région des dunes françaises de Gascogne est le type de ces formations maritimes » (Mahé).

Mais ce qu'il importe de savoir, c'est que les terres sablonneuses (sol et sous-sol) sont *extrêmement perméables*, filtrent comme à travers un crible et boivent avidement l'eau de précipitation. D'où, nulle stagnation des eaux sur le sol ou dans le sous-sol. Grâce à cette perméabilité, l'humidité du sol est nulle. Ce fait est caractéristique de la région des dunes. Après une abondante pluie, il suffit de quelques instants d'arrêt dans la chute des eaux ou du plus petit rayon de soleil pour que le sol soit sec et que les malades puissent sortir sans inconvénients.

Pour expliquer la rapidité de cet assèchement, il faut faire intervenir, outre la perméabilité du sol, son pouvoir absorbant pour l'humidité, pouvoir qui varie suivant la nature du sol. « D'après Elliott, la tourbe absorbe plus de deux fois son propre poids d'eau, l'argile sèche en absorbe un poids égal, le terreau sec, la moitié de son poids, le sable sec, un peu plus d'un tiers. Ainsi s'explique pourquoi le sable sèche le plus vite et la tourbe le plus lentement » (Hayem).

En somme, et c'est là une conclusion climatologique de la plus haute importance, seule la partie méridionale du littoral atlantique offre une constitution géologique telle, que les inconvénients d'un haut état hygrométrique n'y sauraient exister, et que les effets de préservation liés à cet état hygrométrique s'y affirment dans toute leur intensité, comme dans toute leur netteté.


# IV


## VENTS.

Le vent est l'élément météorologique le plus susceptible de troubler l'action préservatrice d'un climat. C'est l'élément le plus redouté. Partout et toujours, tant à Gobersdorf, Falkenstein, qu'à Davos ou Leysin, on trouve chez les fondateurs des sanatoria, le souci prédominant de la protection contre les vents. C'est que le vent est doublement dangereux. D'abord et surtout par le refroidissement qu'il occasionne, quelle que soit sa direction. « Tout le monde sait, qu'à degré égal du thermomètre, la sensation physiologique de température varie beaucoup, suivant que l'atmosphère est calme ou qu'il y a du vent. Sous son influence la sensation de chaleur est amoindrie et la sensation de froid exagérée » (Fonssagrives).

En outre, dans les pays arénacés, il est également dangereux par les poussières qu'il soulève.

Nous avons vu que les vents dominants de l'Atlantique, loin de troubler la stabilité climatique, contribuaient pour une large part à l'établir. Il n'en reste pas moins certain, que les stations atlantiques non abritées des vents du Nord et d'Est, rares il est vrai, mais froids et secs, perdent leurs effets de préservation. Pas davantage ne sauraient-elles, sans de sérieux inconvénients, être directement ouvertes aux brises marines, parfois impétueuses. On juge, par là, de la nécessité pour elles, d'être efficacement abritées.

La climatologie médicale, étant encore fort pauvre de documents sur l'anémologie des stations, il en résulte que les conclusions *a priori* ou par analogie, s'emparent de l'esprit des médecins, et sont la source d'erreurs tenaces. De là des assertions telles que celle-ci : le vent ravage la côte landaise.

Mieux pourtant qu'à l'égard des autres éléments météorologiques, certaines dispositions de topographie locale peuvent soustraire un lieu déterminé à la *formule anémologique* de toute une contrée. Tels les vents, qui tourbillonnant au fond du golfe de Gascogne, restent sans action sur certains points du littoral. La station climathérapique, blottie dans la forêt d'Arcachon, adossée à l'Atlantique, en est un exemple saisissant. Une forte brise qui agite les bords de la mer, est peu ou pas perceptible en forêt. Vient-on à quitter la plage où le vent souffle avec force, pour entrer en forêt, et l'on constate immédiatement un calme presque ou même absolu de l'air, contraste qui étonne et surprend.

La topographie locale explique cette anomalie, heureuse, mais indispensable à toute station océanienne. Entre la ville d'hiver et la mer, se dressent, parallèles à la ville, les dunes qui bordent le littoral, les plus hautes d'Europe, leur altitude atteignant jusqu'à cent mètres, et dont la masse totale peut être évaluée à 20 ou 30 milliards de mètres cubes. Elles constituent un véritable écran protecteur, comme il est aisé de s'en convaincre par l'étude des profils de la planche suivante (page 114), dressée d'après l'ingénieur Chambrelent.

Malgré leur altitude, leur épaisseur, leur continuité, ces amoncellements, véritables remparts sablonneux, seraient impuissants à cette protection, si leurs flancs et leur cime n'étaient recouverts d'un épais rideau d'arbres élevés, rameux, toujours verts. Il faut savoir en effet, que le vent suit une marche différente selon que dans sa course il se heurte à une colline nue ou boisée. Dans le premier cas,

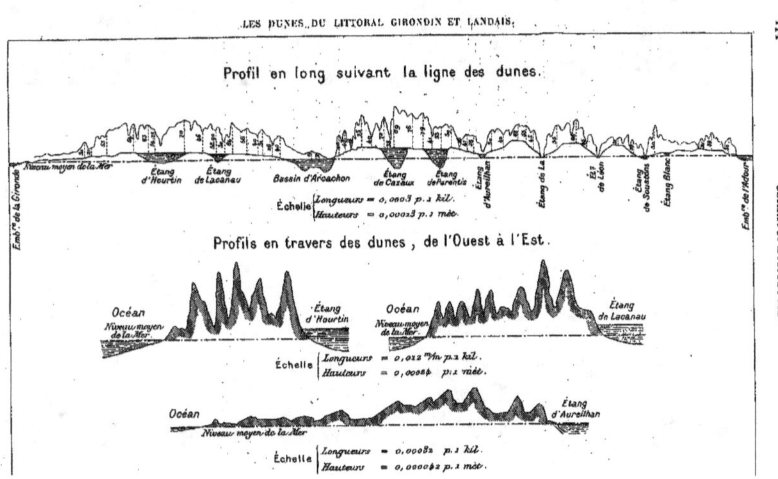
Profil en long suivant la ligne des dunes.
Niveau moyen de la Mer
Emb.⁰ de la Gironde
Étang d'Hourtin
Étang de Lacanau
Bassin d'Arcachon
Étang de Cazaux
Étang de Parentis
Étang d'Aureilhan
Étang de La
Est de Léon
Étang de Soustons
Étang Blanc
Emb.ⁿ de l'Adour
Échelle Longueurs = 0,0003 p. 1 kil.
Hauteurs = 0,0023 p. 1 mèt.
Profils en travers des dunes, de l'Ouest à l'Est.
Océan
Niveau moyen de la Mer.
Étang d'Hourtin
Océan
Niveau moyen de la Mer.
Étang de Lacanau
Échelle Longueurs = 0,012 p. 1 kil.
Hauteurs = 0,0024 p. 1 mèt.
Océan
Niveau moyen de la Mer
Étang d'Aureilhan
Échelle Longueurs = 0,0003 p. 1 kil.
Hauteurs = 0,00002 p. 1 mèt.

le courant d'air heurtant le flanc dénudé de la colline, monte vers le sommet, qu'il contourne en l'encapuchonnant, pour descendre le long du flanc opposé, et de là s'étaler dans la vallée après avoir balayé les deux versants et le sommet de la colline: *vent plongeant.* Par contre, que

*Preuves expérimentales des différentes trajectoires du vent d'après A.* PICHE.

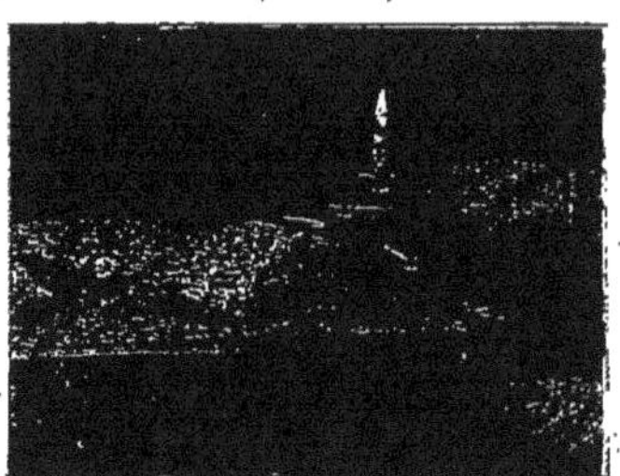

Vent plongeant.

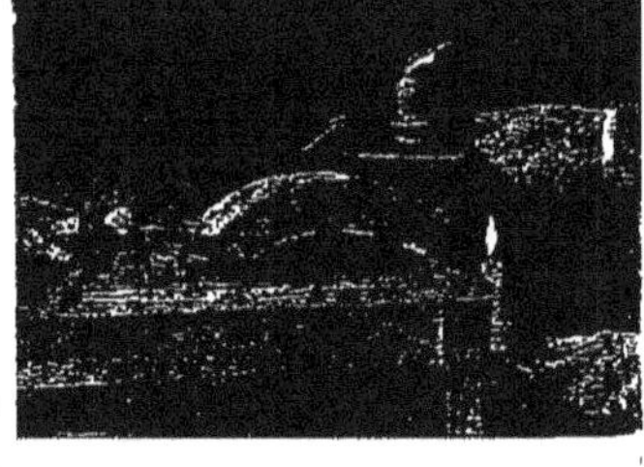

Vent ascendant.

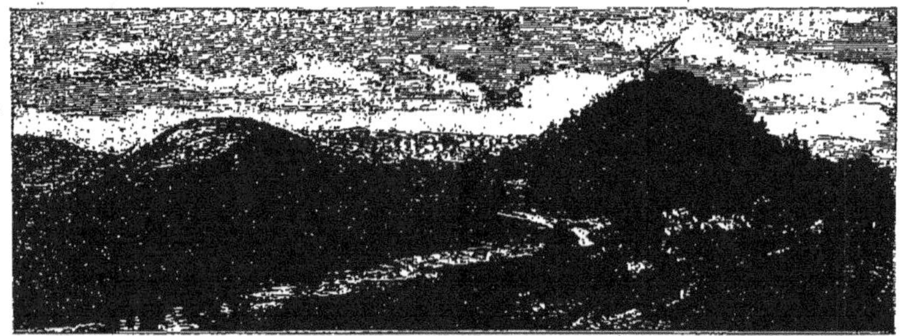

Trajectoire du vent sur les terrains unis et boisés.

la dune soit boisée, et la trajectoire du vent sera totalement modifiée. Arrivé au sommet, le courant aérien, au lieu de le contourner, trouve devant lui l'obstacle créé par la forêt, écran sur lequel le vent se relève, directement rejeté vers les couches supérieures de l'atmosphère, laissant dans le calme le plus complet le côté opposé de la dune: *vent ascendant.*

« C'est un fait bien connu que le calme de l'atmosphère

dans la forêt, alors qu'en dehors de ses limites souffle
parfois un vent violent. Les forêts jouissent donc d'une
grande valeur comme moyen de protection contre le vent.
Leur présence, au voisinage immédiat de tous les sanatoria
que nous avons visités, permet au malade de trouver
toujours un air calme pendant ses promenades. Les direc-
teurs des sanatoria connaissent bien ce fait, et par les
jours de plus grand vent, pendant l'hiver, alors que le
thermomètre marque une dizaine de degrés au-dessous de
zéro, on entend Detweiler recommander à ses malades
ambulants, non point de ne pas sortir, mais d'avoir soin de
ne se promener que dans la forêt qui, d'ailleurs, à
Falkenstein, se confond avec le parc. Les indications du
thermomètre n'ont, à ce point de vue, à peu près aucune
valeur. Les malades de Davos font en effet la cure à l'air
libre par — 20°, quand ils sont abrités, et il est déjà très
difficile de se tenir dehors par un vent violent quand le
thermomètre marque — 5° » (Beaulavon).

L'heureuse influence des forêts n'est donc pas niable,
au moins en tant qu'élément de préservation. Mais la nature
de la forêt n'est pas indifférente à cette action protectrice,
et les forêts de pins sont encore plus efficaces.

« Le flanc de la montagne, à l'endroit où est bâti l'hôtel
(Leysin), est couvert de grands sapins séculaires ; or, les
sapins ont leur feuillage toujours vert, et leurs rameaux,
descendant jusque sur le sol, constituent un des meilleurs
abris contre le vent en toute saison. »

Nous aurons à revenir plus loin, et à un point de vue
plus général, sur le rôle climathérapique des forêts de pins.

Cette action protectrice des forêts de pins, si remarquable dans les climats rigoureux d'altitude, ne l'est pas
moins sur le littoral atlantique. Mais l'effet de préservation qui en résulte, ne s'étend qu'à la partie méridionale
de ce littoral, la seule pourvue d'une forêt (Voir p. 117).

Et quelle forêt ! Il ne s'agit point d'un simple bouquet
d'arbres ! Les 99170 hectares qui bordent le littoral, de la

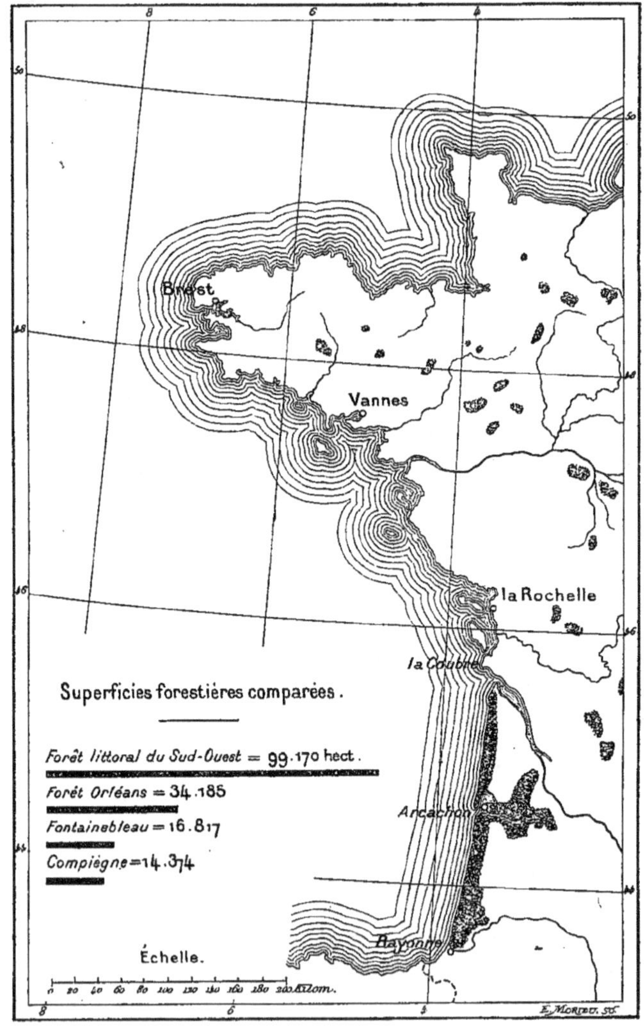



bouche de la Gironde à celle de l'Adour, sur un développement de plus de 2 degrés de latitude, forment une

immense forêt de pins, de beaucoup la plus vaste de
France, sa superficie mesurant près de trois fois celle de
la forêt d'Orléans (1). Dans cette forêt littorale se dressent
des pins gigantesques, sans rivaux en France (E. Reclus),
dont plusieurs atteignent de 4 à 6 mètres de circonférence,
et qui, « selon que leurs troncs sont distants ou serrés,
laissent passer avec éclat, ou filtrer obscurément l'horizon.
Ces grands pins sont ébranchés ; de longues blessures
d'un blanc jaune, taillées dans leur chair, en expriment la
résine : et malgré ces plaies coulantes d'où sort incessamment sa vie, cet arbre héroïque met cent ans et plus à
mourir » (O. Reclus).

Quoi d'étonnant à la splendeur de cette forêt ? Le pin
maritime n'est pas indifférent à la nature du sol. Il ne
pousse vigoureusement qu'en terrain siliceux profond,
perméable, sec. Cette adaptation particulière explique
pourquoi le pin maritime s'est emparé exclusivement de
nos dunes.

Quant aux poussières, si préjudiciables aux phtisiques,
et qui seraient à redouter dans un pays à sol arénacé, elles
n'existent pas dans les forêts maritimes du littoral, grâce à
la végétation qui couvre les dunes, grâce surtout au tapis
épais et fixe que forment les aiguilles de pins et les débris
des autres plantes en s'accumulant et se tassant sur le sable.

De même donc, que seule la partie méridionale du
littoral atlantique remédie, par un sol et un sous-sol per-

---

(1) Voici la superficie exacte des principales forêts de France :

| | | | | |
|---|---|---|---|---|
| Forêt lit. de Gascogne.. | 99170 hect. | | Forêt de Mormal ...... | 9104 hect. |
| — d'Orléans. ....... | 34185 — | | — Châtillon........ | 8730 — |
| — Fontainebleau... | 16817 — | | — Chantilly........ | 7800 — |
| — Compiègne...... | 14374 — | | — Bratonne ........ | 6758 — |
| — Auzat........... | 14116 — | | — G^de-Chartreuse... | 6591 — |
| — Chaux.......... | 13964 — | | — Cavy............ | 6570 — |
| — Retz............ | 12983 — | | — Hagé ........... | 6533 — |
| — Lyons.......... | 10507 — | | | |

méables, aux inconvénients possibles d'un état hygrométrique élevé, de même, seule remédie-t-elle efficacement à
l'action, parfois violente, des brises marines, par la
présence de ces hautes dunes recouvertes de forêts de pins
maritimes.

V

PRESSION BAROMÉTRIQUE.

Les oscillations de la pression barométrique intervien-
nent-elles dans l'action préservatrice d'un climat ? Je ne
sais. On a bien dit que ces oscillations du baromètre, en un
même lieu, intéressent peu la santé humaine, que leur
seule valeur est dans la prévision du temps. Mais d'autre
part, pour H. Smith (de New-York), les chutes brusques de la pression atmosphérique entraîneraient la dilatation et la congestion des vaisseaux de la périphérie.
Van Rynn (de Bruxelles), attribue un groupe de petites hémoptysies à ces mêmes dépressions barométriques brusques
et profondes. De la lecture de son travail, il résulte que
les faits les plus probants, sur lesquels il appuie ses conclusions, sont relatifs à des chutes de pression de 25 à
30 millimètres, surprenant des malades soumis déjà, du
fait de l'altitude, à la basse pression d'environ 640 millimètres, qui tombe, par l'effet de perturbations météorologiques, à la très basse limite de 610 millimètres.

La succession rapide de ces basses pressions est-elle
vraiment la cause efficiente de ces petites hémoptysies ? Le
fait en soi n'a rien d'impossible.

Sur notre littoral atlantique, mon attention n'a jamais
été attirée par cette particularité : d'une relation quelconque des dépressions barométriques avec l'apparition de
petites hémoptysies. Il est vrai que les abaissements de

pression enregistrés, dans ces dix dernières années n'ont eu qu'une rapidité relative et n'ont pas excédé 20 millimètres. Peut-être y a-t-il là un effet de préservation.

Les considérations précédentes nous démontrent, que l'on ne saurait contester les effets de préservation du climat marin atlantique, comme elles démontrent que ces effets sont plus particulièrement la conséquence directe de ces trois phénomènes météorologiques : *stabilité thermique*, *stabilité hygrométrique*, *prédominance des brises marines* ; ces deux derniers éléments puissamment et heureusement palliés, dans ce qu'ils pourraient avoir d'exagéré et de perturbateur.

# CHAPITRE II

## LES EFFETS PHYSIOLOGIQUES DIRECTS

I. — **L'action directe.** — Rôle actif du climat. — Ses éléments producteurs : état hygrométrique, vents, pression barométrique, qualités de l'air.

II. — **État hygrométrique.** — Refroidissement pulmonaire, apanage des climats secs. — Climats humides : toux diminuée. — Expectoration facilitée. — Évaporation cutanée amoindrie. — Sécrétion urinaire augmentée. — Apaisement nerveux : **effets sédatifs**.

III. — **Vents.** — Vents secs : énervants, producteurs d'hémoptysie. — Vents humides : apaisants : **effets sédatifs**.

IV. — **Pression barométrique.** — Air marin, air comprimé. — Action (*a*) sur la respiration mécanique : ralentissement, augmentation d'amplitude : **effets sédatifs** ; (*b*) sur la respiration chimique : hématose complète : **effets toniques**. — Action (*a*) sur la circulation générale : ralentissement du pouls ; (*b*) sur la circulation pulmonaire : aspiration thoracique activée : **effets sédatifs** et **toniques**.

V. — **Qualités de l'air.** — (a) Pureté atmosphérique : **effets toniques et aseptiques**. — (b) Ozone, incertitude de son action, de sa valeur hygiénique. — (c) Substances chimiques (chlore, brome, iode). — Leur valeur prépondérante (?). — Leur zone d'action. — La doctrine des **agents physiques** de l'atmosphère marine substituée à la vieille doctrine des **agents chimiques**.

I

La médecine est en droit d'exiger du climat autre chose que la préservation, quelle que soit d'ailleurs l'importance de cette dernière ; elle attend de lui des résultats plus tangibles, des effets directs, témoignant de son action sur l'état local et sur l'état général. C'est là le rôle actif du climat.

Ces effets positifs constituent le groupe des *effets physiolo-giques* proprement dits.

Les divers éléments : température, humidité, vents, nature du sol, dont nous avons décrit le rôle dans les effets de préservation, interviennent également dans la production des effets physiologiques directs. A ces éléments, s'ajoutent d'autres facteurs : en particulier la pression barométrique et les propriétés biologiques de l'air marin.

## II

### ÉTAT HYGROMÉTRIQUE.

Des diverses modalités du climat marin, l'une de celles dont l'action physiologique est des plus directes, dépend de l'état hygrométrique. Tout d'abord, on est en droit de se demander si, à côté de l'avantage inappréciable de rendre la température plus uniforme et constante, cette grande quantité d'eau, à l'état de vapeur invisible, n'a pas quelques inconvénients, voire même quelques dangers.

Quelle action l'air humide, au sens scientifique du mot, produit-il donc sur les organes respiratoires ?

Le refroidissement des surfaces respiratoires est-il l'apanage des climats humides, comme on le croit généralement ? Bien au contraire, il est l'inconvénient des climats secs, chauds, instables. Comme, de prime abord, tout cela paraît paradoxal, et cependant comme tout cela s'explique aisément !

Plus l'air est sec, plus l'évaporation pulmonaire est grande ; plus grande est l'évaporation pulmonaire, plus grand est le refroidissement des surfaces respiratoires. « Lorsqu'il pénètre dans les bronches, l'air sec leur emprunte beaucoup de vapeur d'eau, les dessèche, les excite, il paraît rude et même terrible aux poitrines délicates. C'est là une cause de refroidissement des organes respiratoires, dont il faut tenir compte sur la Rivièra, car l'atmosphère en hiver y est presque toujours sèche. De là, des irritations des muqueuses bronchiques et souvent une sorte d'extinction de voix, surtout pendant les premiers temps du séjour » (Onimus). « Dans les climats doux de plaine, l'insuffisance ordinaire du degré hygrométrique, la sécheresse de l'air, favorise et entretient l'irritation de la muqueuse respiratoire » (Jaccoud). Et, ajoute cet auteur, l'influence de la sécheresse « se fait surtout sentir sur les crachats, dont la viscosité accrue rend l'expectoration difficile ». A l'irritation des muqueuses, il faut ajouter, d'après Daremberg, les dangers de l'hémoptysie provenant de l'extrême sécheresse de l'air ; particularité importante sur laquelle nous aurons à revenir.

Donc, l'air humide ne refroidit point les surfaces respiratoires ; tout au contraire, en réduisant au minimum l'évaporation, il équilibre et stabilise la température des voies respiratoires, leur procurant ainsi une réelle condition de calme et de repos. Il a en outre l'avantage de diminuer la toux (Lindsay, Hayem).

Diminuer la viscosité des sécrétions bronchiques, est également un de ses premiers effets. En lubrifiant la muqueuse bronchique, l'air humide facilite notablement l'expectoration, d'où secousses convulsives de la toux moins profondes, moins longues, moins fréquentes. La fatigue pulmonaire s'en trouve amoindrie, et le poumon tend à un salutaire repos, autant du moins que le lui permettent ses fonctions physiologiques.

La peau, ce grand régulateur de la chaleur animale, est directement influencée par l'état hygrométrique de l'air. Dans les climats secs, les glandes cutanées fonctionnent activement, parfois avec exagération. Le liquide sécrété, répandu sur la surface cutanée, s'évapore rapidement, et de ce fait soustrait du calorique à tout le corps. D'où refroidissement physiologique, parfois salutaire, mais susceptible d'exposer le malade à des dangers, faciles à comprendre, si on ne l'entoure de précautions.

L'action physiologique d'un milieu à état hygrométrique élevé, s'exercera sur toutes les surfaces d'élimination, atténuant aussi bien le fonctionnement de la peau que le fonctionnement du poumon. Par le ralentissement des fonctions cutanées, l'air humide atténue, à l'état physiologique, le refroidissement du corps, lié à l'évaporation, et à l'état pathologique, les sueurs si préjudiciables aux phtisiques. Ce ralentissement des fonctions de la peau, appelle, à l'état normal, la suppléance des reins. Aussi les urines deviennent-elles abondantes, claires, éliminant tous les produits excrémentitiels qui, obligés de prendre une autre voie, peau ou surface pulmonaire, deviendraient une nouvelle source d'irritation directe, comme l'a signalé Vivenot pour l'air sec. Les recherches de Beneke confirment cette action du climat marin sur l'élimination des produits excrémentitiels par le rein. Il signale, comme l'un des effets physiologiques de ce climat, l'augmentation de l'excrétion de l'urée et de l'acide sulfurique, tandis que l'acide phosphorique et l'acide urique diminuent, ce qui prouve bien que les échanges nutritifs sont activés.

Le ralentissement des fonctions de la peau, est corrigé, dans ce qu'il pourrait avoir de défectueux, par des frictions sèches ou alcoolisées pratiquées chaque jour, sur tout le corps du malade, région par région.

L'air humide a encore pour effet « de détendre le système nerveux des malades, excités ou surexcités, de calmer l'insomnie » (Hayem). Il apaise l'irritation nerveuse et prévient l'insomnie (Lindsay). L'action physiologique d'un état hygrométrique élevé est donc *sédative* ou *calmante*.

## III

VENTS.

Les vents concourent pour une part importante aux effets physiologiques d'un climat. Detweiler, Blumenfeld, professent cette opinion, que les vents, surtout s'ils sont violents, ont une action défavorable sur l'état des malades.

« L'action des vents violents sur l'organisme est double : mécaniquement, ils portent préjudice à la respiration et empêchent les inspirations profondes, circonstance qui est capable d'augmenter d'une façon dangereuse la soif d'air du phtisique. » Cette influence mécanique défavorable du vent, n'est pas à craindre dans la partie forestière du littoral, si remarquablement abritée.

Le second mode d'action des vents, plus important que le premier, est subordonné à leur état de sécheresse ou d'humidité. Nous avons vu dans notre étude d'anémologie que les *vents dominants* du littoral océanien sont ceux de la région Ouest (O-NO-SO). Ils ont des qualités propres, qui dépendent des surfaces balayées avant d'arriver au contact de nos côtes. Si les souffles du Nord, de l'Est sont généralement froids et secs, si les souffles du Sud sont chauds, ceux de l'Ouest sont tièdes et humides. Tièdes, parce qu'ils se sont réchauffés, tout à fait au large, en léchant le vaste foyer du Gulf-Stream ; et sur le littoral même, en balayant les eaux chaudes de la côte landaise ; humides parce qu'ils emportent avec eux dans leur course les vapeurs émanées de l'Océan.

Par ce double caractère de *tiédeur* et d'*humidité*, ces vents d'Ouest sont un des bienfaits de notre littoral. Leur degré hygrométrique est ici tout spécialement important, car, grâce à cet état d'humidité, les vents ont une action sur les surfaces respiratoires, essentiellement différente de celle que subissent les stations voisines des montagnes ou d'un littoral à climat continental : action de l'air sec et de l'air humide, que nous connaissons déjà, mais que le vent porte à son maximum. Des montagnes couvertes de neiges en hiver, descend un vent froid qui, dans la plaine, se réchauffe, en perdant de la vapeur d'eau. Si bien, qu'après un court trajet dans la vallée, ce vent sec est avide de vapeur d'eau et la soustrait aux plantes, aux êtres vivants qu'il rencontre. Cette action desséchante s'exerce non seulement sur le sol, sur les plantes, mais encore sur la peau et la muqueuse respiratoire de l'homme et des animaux.

Le contraste, entre les effets physiologiques des vents dominants du littoral atlantique et du littoral méditerranéen, confirme la distinction, déjà établie entre les deux contrées, par la formule climatologique. Aux vents tièdes et humides de l'Océan, s'opposent, sur les bords de la Méditerranée, des vents froids et secs, d'où des actions physiologiques de sens contraire. Le mistral, « par sa sécheresse, provoque sur les êtres vivants, une évaporation intense qui entraîne une sensation de froid particulièrement désagréable ; les personnes nerveuses en sont affectées d'une façon toute spéciale » (Stéphan).

Cette action physiologique des vents secs de la Méditerranée, nous la trouvons plus nettement affirmée par Daremberg : « Au moment des grands vents, il ne faudra pas oublier que la sécheresse provoquée par le mistral, a un excellent effet sur certains malades, mais en a de désastreux sur d'autres, si l'on ne prend pas la précaution d'étendre dans leur chambre des linges mouillés, ou de faire bouillir de l'eau, dès que l'hygromètre descend à 60°. Grâce à cette pratique, j'ai évité à des phtisiques bien des accidents, et surtout des hémoptysies. Les grands vents d'Est et de Sud-Est, énervent les phtisiques, augmentent la toux, les quintes et la difficulté de l'expectoration ; la morphine et les bromures rendent de grands services dans ces cas. »

Nous voyons ainsi l'action physiologique bien différente du vent sec ou humide. Dans le premier cas, augmentation de la fréquence respiratoire, de la fréquence du pouls, pouvant aller jusqu'à l'hémoptysie, l'énervement, l'insomnie des malades. Dans le second cas, au contraire, apaisement nerveux, apaisement respiratoire, et, comme nous le verrons plus loin, diminution des tendances hémoptoïques.

Donc, sur le littoral atlantique, l'action de cet élément météorologique est encore d'ordre *sédatif* ou *calmant*.


## IV

### PRESSION BAROMÉTRIQUE.


Elle dessine plus nettement encore cette action sédative, à laquelle cependant elle ajoute des effets de restauration constitutionnelle, ou effets toniques. La pression barométrique étant très élevée au niveau de la mer, l'air marin « est naturellement de l'air comprimé », selon l'expression du professeur Peter. Cette haute pression tient sous sa dépendance un certain nombre de phénomènes physiologiques, dont les plus importants ont trait aux actes mécaniques et chimiques de la respiration ; et aux phénomènes de la circulation générale et pulmonaire.

La physiologie nous apprend, qu'à chaque inspiration il entre dans le poumon un demi-litre d'air dont l'oxygène vient revivifier le sang. « Au bord de la mer et à la pression normale, 1 litre d'air pèse 65 centigrammes et con-

tient 16 centigrammes d'oxygène ; à une altitude plus
considérable, le volume d'air inspiré est toujours le même,
mais son poids et celui de l'oxygène qu'il contient sont
sensiblement réduits. La quantité d'oxygène introduite
dans le poumon étant moins considérable, l'oxygénation
et la calorification du sang sont, par suite, moindres qu'au
niveau de la mer » (L. Martinet). C'est donc au bord de
la mer, que tous ceux, dont le cœur ou le poumon fonc-
tionne mal, trouveront les conditions d'hématose les
plus favorables, car, de plus, Mathieu et Urbain nous ont
appris, par leurs expériences, que la quantité d'oxygène
absorbé, augmentait plus par l'amplitude des respirations
que par leur fréquence. Or, la pression barométrique
élevée, ralentit les mouvements respiratoires, mais
augmente l'amplitude, tandis que dans les stations d'altitude, où la pression barométrique est très basse, l'amplitude diminue, et la fréquence des inspirations augmente.

Dans des termes très heureux, F. Lagrange différencie
les effets de la pression atmosphérique au bord de la mer
et sur les hautes montagnes : « C'est dans cette différence
de condensation des éléments constituants de l'air, que
réside la différence essentielle des effets physiologiques
du climat marin, au regard de ceux du climat de montagne. L'effort d'adaptation, parfois considérable, que doit
fournir l'appareil respiratoire, dans l'air raréfié des hauts
sommets, est nul dans l'atmosphère condensée des bords
de la mer. De là l'acclimatation facile de tous les sujets
dont l'hématose est entravée, soit par une infériorité fonctionnelle du poumon, soit par des troubles de la circulation sanguine, tandis que ces mêmes sujets éprouvent des
difficultés parfois insurmontables à s'acclimater en montagne. C'est à la condensation de l'air et à la facilité d'hématose qui en résulte, que se rattache le bien-être
immédiat accusé par les cardiaques et les asthmatiques,

quand ils quittent un lieu élevé pour descendre sur les côtes. »

A la mer, le mécanisme des effets de la pression atmosphérique est tout à fait inverse, au moins pour ce qui a trait à l'appareil respiratoire, de celui qui a lieu à la montagne. « L'effort d'adaptation ne se produit pas, puisque la fonction au lieu d'être entravée, se trouve facilitée. Le malade n'a qu'à subir passivement les effets salutaires de l'air marin, tandis que, tout à l'heure, il devait, par une sorte de gymnastique inconsciente, perfectionner le jeu de ses appareils organiques, pour les mettre en état de répondre aux exigences plus grandes du milieu. Or, s'il est des sujets auxquels cet exercice actif, cet entraînement soutenu, font acquérir sans danger les bénéfices d'une plus grande capacité fonctionnelle, il en est d'autres pour lesquels un pareil effort de l'organisme serait impossible ou dangereux. A ceux-là, l'air condensé des côtes supprime tout effort d'adaptation. On pourrait dire, pour caractériser l'action physiologique des deux formes d'aérothérapie que nous comparons, que dans l'air raréfié des altitudes, l'organisme a un rôle actif et travaille à se modifier par lui-même, tandis que dans l'air condensé des côtes marines, il subit passivement les influences favorables du milieu. »

La pression barométrique au bord de la mer n'agit pas seulement en faisant arriver passivement aux alvéoles pulmonaires, la plus grande quantité d'oxygène possible ; elle joue un rôle prépondérant dans les échanges gazeux qui se font entre l'air imprégné d'oxygène et les globules sanguins surchargés d'acide carbonique. On sait que, lorsque les globules sanguins rencontrent l'oxygène, ils s'en imprègnent et se débarrassent de leur acide carbonique, résultat des combustions intimes de la vie intra-cellulaire. « Or, il en est de cette combinaison comme de toutes celles que la chimie nous permet d'observer ; elles se font toutes sous une certaine pression, variable pour chacune, comme si l'union des deux corps qui vont se combiner avait besoin qu'une certaine compression les poussât en quelque sorte l'un sur l'autre. La combinaison entre l'oxygène et l'hémoglobine, substance fondamentale du globule sanguin, a besoin de la pression atmosphérique. Lorsque cette force diminue, et que la tension de l'air atmosphérique s'abaisse, elle devient insuffisante à provoquer la combinaison de l'oxygène avec le globule, de telle façon que, quand même le poumon, respirant plus souvent, recevrait de l'air plus souvent, quand même la poitrine agrandie recevrait davantage d'air, le sang ne recevrait jamais que de l'air à la même tension, impropre à provoquer la combinaison désirée. La diminution de tension, voilà l'élément important » (Bordier). Les expériences de Paul Bert prouvent bien, en effet, que l'hémoglobine se combine d'autant mieux avec l'oxygène que la pression est plus élevée.

De ces recherches expérimentales, quelles conséquences tirer relativement aux effets physiologiques du climat marin, sinon que, grâce à la haute pression barométrique dont il jouit, le malade se trouve placé dans un milieu tel, que sa respiration, se ralentissant mais augmentant d'amplitude, introduit dans ses voies respiratoires la plus grande quantité d'oxygène possible sous le plus petit volume inspirable ; que, dans ce volume minimum, l'oxygène atteint en poids son chiffre maximum, soit 350 grammes de plus que sur les hautes montagnes (Jourdanet) ; que les conditions les meilleures de la loi des échanges gazeux y sont réalisées. Si bien, que les malades dont la respiration est accélérée, laborieuse, dyspnéique, en conséquence d'un état pathologique, ne tardent pas à voir se calmer cet éréthisme pulmonaire auquel succède, en un temps variable, le calme respiratoire subordonné à l'accomplissement facile et entier des fonctions hématosiques.

Nous voyons donc que, par son influence sur la respiration, la pression barométrique, au bord de la mer, a une double action physiologique très nette : action *sédative* par le ralentissement des mouvements respiratoires, action *fortifiante* par l'oxygénation plus active des globules sanguins.

La circulation générale est également influencée par la pression barométrique, dont les effets sur le cœur sont aisément saisissables. Les pulsations cardiaques sont d'autant plus rapides que l'altitude est plus grande, c'est-à-dire la pression moins élevée. Ainsi Parrot a constaté sur lui-même :

70 pulsations au bord de la mer.

| | | | |
|---|---|---|---|
| 75 | — | à............................ | 1000 mètres. |
| 82 | — | ............................ | 1500 — |
| 90 | — | ............................ | 2000 — |
| 95 | — | ............................ | 2500 — |
| 100 | — | ............................ | 3000 — |
| 105 | — | ............................ | 3500 — |
| 110 | — | ............................ | 4000 — |

Lortet a également compté, pendant une ascension :

| | | | |
|---|---|---|---|
| 64 pulsations à | | ........................ | 1000 mètres. |
| 116 | — | ............................ | 3050 — |
| 136 | — | ............................ | 4556 — |
| 172 | — | ............................ | 4810 — |

Au dire de G. Sée, il ne serait pas nécessaire d'avoir ces grandes différences d'altitude pour obtenir du fait de la pression atmosphérique, un ralentissement de la respiration et du pouls. Au bord de la mer, un léger ralentissement se produirait comparativement à ce qui se passe dans les contrées situées au-dessus de 100 à 300 mètres. C'est là un fait qu'il m'a été donné d'observer.

Ainsi au bord de la mer, le rythme cardiaque atteint son

minimum d'accélération, et témoigne de l'action *sédative* ou *calmante* du climat marin sur la circulation générale, action calmante qui est un des éléments, secondaires il est vrai, contribuant à l'apaisement de la fièvre, comme nous le verrons ultérieurement.

En plus de cette influence sur la circulation générale, la haute pression barométrique manifeste son action sur la circulation pulmonaire. « Nous savons, qu'en tout temps, l'aspiration qui existe à l'intérieur du thorax favorise la circulation pulmonaire, en maintenant béants les vaisseaux du poumon lui-même ; *cette influence favorable s'exagère pendant l'inspiration, en permettant au sang d'affluer plus abondamment dans les réseaux pulmonaires.* Le mouvement d'expiration, sans empêcher les vaisseaux pulmonaires de recevoir du sang, facilite leur évacuation ; en effet, le poumon revient sur lui-même en vertu de sa propre élasticité, à laquelle s'ajoute le retrait des parois, suivant, sans résistance, le mouvement d'affaissement du poumon. Celui-ci se vide alors à la manière d'une éponge qui reviendrait élastiquement sur elle-même » (Lalesque). On comprend dès lors combien la haute pression barométrique, en augmentant l'amplitude inspiratoire, et avec elle l'aspiration thoracique, permet une irrigation plus abondante et plus facile des poumons.

On conçoit également, combien les conditions mécaniques du ralentissement de la circulation générale, signalées plus haut, unies aux conditions mécaniques d'une circulation pulmonaire plus facile et plus libre, sont aptes à diminuer les chances de congestion pulmonaire, ou bien même à corriger cet état pathologique lorsqu'il existe.

En résumé, la pression barométrique élevée fait que, en un laps de temps déterminé, le poumon est le siège d'une circulation aérienne plus grande et d'une circulation liquide plus active ; qu'une plus grande quantité d'air pur est mise en présence d'une plus grande quantité de sang à hématoser. L'amélioration de l'état constitutionnel, *effet tonique*, est la conséquence de ces phénomènes de physiologie circulatoire.

## V

### QUALITÉS DE L'AIR.

Au nombre des divers facteurs collaborant effectivement aux effets physiologiques du climat atlantique, nous avons signalé, après la pression barométrique, les qualités de l'air marin. Ces qualités sont relatives, d'une part à la pureté de l'atmosphère, d'autre part à sa composition chimique.

*a.* La pureté de l'air ne saurait nous arrêter longtemps. Que nous considérions cette pureté par son côté bactériologique ou par son côté chimique (richesse en oxygène), nous pouvons affirmer, sans crainte d'être contredit, que pour le phtisique, respirer un air pur, c'est littéralement respirer la vie. Riche en oxygène, l'atmosphère marine fournit aux globules sanguins un précieux aliment tonique et réparateur, entraînant les modifications constitutionnelles observées chez nos malades. Aux combustions languissantes succèdent des combustions actives, complètes, qui transforment les tissus, directement par action biologique, indirectement par le retour intégral des fonctions digestives.

Par la pureté de son air, le climat atlantique est *tonique*; c'est là un fait de connaissance vulgaire, mais de plus, et cet effet n'est pas d'une moindre importance, il est *aseptique*. Théoriquement on comprend que le balayage incessant des surfaces respiratoires irritées, malades, suppurantes, par cet air exempt ou si peu chargé de germes, fasse de l'antisepsie pulmonaire efficace. La démonstration pratique en ressortira clairement, lorsque nous étudierons les effets thérapeutiques du climat atlantique sur la fièvre de tuberculisation et surtout sur la fièvre de suppuration.

*b.* L'un des caractères chimiques, saillant et fixe, de l'air marin, est, nous l'avons vu, la présence sur nos côtes et dans les forêts maritimes, d'une grande quantité d'ozone.

Ce corps, dans ces derniers temps, a été l'objet de recherches importantes, entre autres celles de Labbé et Oudin. Ces auteurs en font une substance à effets physiologiques et thérapeutiques importants dans la tuberculose pulmonaire. D'après nombre d'auteurs, les propriétés de l'ozone seraient : son action microphytique, en d'autres termes, ses propriétés désinfectantes, sa puissance d'oxydation bien supérieure à celle de l'oxygène, toutes propriétés qui entraîneraient des effets physiologiques *aseptiques* et *toniques*. Mais pour d'autres écrivains, non des moindres, l'ozone serait un danger, la raison d'être et le propagateur de bien des maux. « Reste à savoir, dit Arnould, si l'ozone a quelque importance hygiénique. » Personnellement, je ne sais que penser de l'action physiologique de ce corps. Peut-être ne mérite-t-il ni tout le mal, ni tout le bien que l'on en dit.

*c.* Quant au contenu de l'air, en chlorure, en brome, en iode, c'est, à mon avis, quantité négligeable. L'action de ces substances, sur le phtisique, au bord de la mer, n'est ni bonne, ni mauvaise. Elle n'existe pas. Ce n'est pas que la spécificité de l'air marin, due aux éléments chimiques qu'il peut contenir, n'ait ses partisans résolus. Pour eux, l'action de la mer se borne uniquement à l'action exercée, soit par le chlorure de sodium d'après certains, soit par les substances iodo-bromurées d'après d'autres. Pour G. Sée, les substances iodo-bromurées ont un effet incontestable, en tant que moyens aseptiques, c'est même là le facteur principal de l'air maritime, et de sa supériorité sur les atmosphères voisines du continent. C'est à ses particules salines que l'air marin doit en partie ses effets toniques (Hayem). Quant à Cazin, il veut que l'air des « côtes de l'Océan ou de la Manche, voire même de la mer du Nord, l'emporte sur celui du rivage de la Méditerranée », les conditions mécaniques de la houle et du vent y étant plus favorables à son imprégnation par les chlorures.

Au delà de cinq cents mètres d'après les uns, de six cents d'après les autres, et d'une altitude de soixante mètres pour quelques auteurs, l'action de la mer est nulle, l'atmosphère n'y renfermant plus de chlorure. Le D<sup>r</sup> Aigre est très affirmatif à ce sujet; il estime que la véritable atmosphère marine ne s'étend pas au delà de cinq cents mètres et encore à la condition que cette zone soit exempte de tout obstacle à la circulation de l'air, rideaux d'arbres, construction, etc.

Quelque autorité qui s'attache au nom des auteurs précités, je ne saurais souscrire à leur manière de voir, car les faits infirment leur théorie. Je n'en veux pour preuve que les relevés cliniques portant sur plus de trois cents observations d'enfants scrofuleux et rachitiques soignés, dans mon service, au sanatorium de Moulleau fondé par mon confrère et ami Armaingaud, intentionnellement construit, à deux cents mètres de la mer, dont un épais rideau de pins le sépare et l'abrite les jours de grands vents et de tempête. Dans un travail ultérieur, je démontrerai à l'aide de ces observations, si vraiment, seuls les hôpitaux marins *bâtis dans la mer* sont susceptibles de donner de bons résultats, comme on l'écrit, et si des malades séjournant à deux ou trois cents mètres de la mer, sont, de ce fait, soustraits à l'heureuse influence de l'air marin, comme on l'écrit également. Nous n'aurons pas de peine à démontrer, qu'à quelque distance de la mer, et à l'abri de son seul inconvénient possible et momentané, le vent violent, les résultats thérapeutiques sont loin d'être inférieurs à ceux obtenus dans les établissements bâtis et défendus à grands frais en pleine grève.

Admettre qu'un rideau d'arbres, un simple mur, supprime, même à la distance de cinq cents mètres, les effets physiologiques et thérapeutiques dus à l'atmosphère marine, c'est faire trop bon marché des éléments importants et normaux du climat marin, tels que pression barométrique, égalité de la température, état hygrométrique, pureté atmosphérique, dont les effets se propagent au delà d'un périmètre de fantaisie, et donner une trop grande prépondérance à des éléments qui loin d'être des facteurs normaux du climat, n'en sont que des éléments accidentels, simplement éventuels.

En d'autres termes, à la doctrine des effets de l'atmosphère marine, basée sur l'action des **agents chimiques**, nous substituons la doctrine basée sur l'action des **agents physiques.**

En résumé, le climat marin par les qualités inhérentes à sa pureté bactériologique, et à sa richesse en oxygène, est à la fois *tonique* et *aseptique*.

# CHAPITRE III

## FORMULE PHYSIOLOGIQUE

I. — Climat atlantique ou marin : **sédatif** et **tonique**. — Climat méditerranéen ou continental : **excitant** et **tonique**.

II. — Synonymies erronées : action *excitante* ou *tonique; sédative* ou *débilitante*. — Confusion qui en résulte.


# I


Les climats, envisagés quant aux effets qu'ils produisent, peuvent se grouper sous quatre chefs principaux et bien distincts : climats sédatifs, débilitants, toniques, excitants.

Auquel de ces groupes appartient le climat du littoral atlantique ? Quelle est sa formule physiologique ?

Au cours des deux chapitres précédents, nous avons analysé le mécanisme par lequel les éléments constitutifs du climat marin atlantique, produisent leurs effets physiologiques, et étudié l'ordre auquel appartiennent ces effets. Nous savons les actions isolées de chaque élément ; mais ces actions se combinent entre elles, s'actionnent mutuellement, aboutissant à une résultante d'ordre général, qui peut se résumer en quelques lignes. Nous avons relevé des phénomènes d'*ordre sédatif*, se traduisant par le calme de la circulation générale, par l'apaisement du système nerveux central, avec cessation de toute excitation et retour du sommeil, par la diminution de la toux, par un moindre effort inspiratoire, par une satisfaction plus complète du besoin de respirer. De même nous avons relevé des phénomènes d'ordre *tonique*, se traduisant par des combustions actives, complètes, succédant aux combustions languissantes, par le retour intégral des fonctions digestives avec sa conséquence (comme nous l'établirons plus loin), augmentation du poids des malades.

En somme, par la synthèse de tous ces effets, nous aboutissons à la formule physiologique : le climat marin atlantique est *sédatif*, *tonique* et, pouvons-nous ajouter, *aseptique*. Sauf ce dernier caractère, introduit en climathérapie par la doctrine pastorienne, c'est bien la formule à laquelle arrivent Hermann Weber, G Sée. « On peut en un mot, dit ce dernier auteur, considérer ce climat comme calmant, et en même temps fortifiant. »

Quoique ayant étroitement serré l'étude des éléments propres à nous donner la formule physiologique recherchée, nous n'avons rencontré chemin faisant, aucune condition, aucun fait, nous amenant à la formule du climat marin : climat *excitant*. N'est-ce pourtant pas ainsi que le qualifient la majeure partie des médecins? Que de nos confrères redoutent l'excitation du voisinage de la mer pour leurs malades ! Peter, comme tant d'autres, n'a-t-il pas écrit « que les tuberculeux excitables doivent éviter le séjour trop près de la mer, dont l'influence directe peut devenir l'occasion d'une excitation presque fébrile, fâcheuse à la tuberculose » ?

A vrai dire, ces auteurs font allusion aux stations de la Méditerranée. C'est qu'il y a là, en effet, une confusion que nous faisions pressentir dans les conclusions de notre chapitre : *Formule Climatologique*, lorsque après avoir différencié, au point de vue météorologique, le climat atlantique ou *marin*, du climat méditerranéen ou *continental*, nous disions qu'il ne fallait ni assimiler, ni confondre les effets de ces deux régions littorales de la France.

Aux formules climatologiques différentes, correspondent des formules physiologiques différentes.

A la formule climatologique : climat continental, née de la sécheresse de l'air, de l'instabilité hygrométrique et thermométrique, de la prédominance des vents continentaux, de l'abondance de lumière solaire, de la sérénité presque constante du ciel, est subordonnée la formule physiologique : *Climat excitant.* Cette double formule : climat continental, climat excitant, caractérise le littoral méditerranéen.

A la formule climatologique : climat marin, née d'une température constante, d'un état hygométrique élevé et stable, d'une forte pression barométrique, de courants aériens humides et marins, d'une sérénité du ciel moins constante, est subordonnée la formule physiologique : *climat calmant.* Cette double formule : climat marin, climat calmant, caractérise le littoral atlantique.

Un de ses facteurs climatiques serait cependant susceptible d'en troubler la formule physiologique : l'intensité du vent. Du moins la formule, climat calmant, est-elle entière pour toute la partie littorale, si merveilleusement abritée par les forêts et les dunes des côtes girondines et landaises.

## II

Une autre confusion, qui pour être classique, n'en est pas moins regrettable, fait attribuer au climat marin des effets excitants, par assimilation de l'action *excitante,* à l'action *fortifiante.* Ces deux actions, « on les confond si bien, que ces désignations accouplées sont employées indifféremment l'une pour l'autre » (Jaccoud).

Il y a là plus qu'une confusion, il y a une erreur fondamentale, car ces deux actions sont absolument opposées,
tant par leur mécanisme que par leurs effets. Tandis que
l'action excitante est relative à l'état du système névro-
vasculaire et à l'irritation des voies respiratoires, l'action
fortifiante définit l'état de la nutrition et des forces. « L'action excitante, dit Jaccoud, se traduit par l'agitation physique et morale, par une impressionnabilité exagérée jusqu'à
être pénible, par de l'insomnie rebelle, souvent par de la
céphalalgie, par l'accélération ou la variabilité du rythme
respiratoire et circulatoire, enfin par des signes non douteux
d'irritabilité laryngo-bronchique, » toutes manifestations
qui sont à l'opposé de celles que nous avons déduites pour
le climat marin.

Quant à l'action fortifiante proprement dite, elle n'a rien
de commun avec les effets précédents. « Sous son influence
l'excitabilité de la muqueuse aérienne reste ce qu'elle était
auparavant, l'irritabilité de la muqueuse aérienne n'est
nullement accrue, mais le malade éprouve un sentiment
d'entrain, de vigueur morale ; ce sentiment répond à un
changement réel que démontre l'aptitude journellement
augmentée pour l'exercice musculaire, l'accroissement de
l'appétit, des digestions, de l'intégrité de l'assimilation,
l'activité tranquille de l'hématose achevant de caractériser
cet état que traduit enfin, d'une façon non douteuse, l'augmentation des forces et du poids du corps » (Jaccoud).

Ne sont-ce pas là tous les effets fortifiants du climat
marin, dont quelques-uns peuvent d'ailleurs être atténués
ou accentués par l'action sédative de ce même climat? Mais
ils ne sont pas son apanage, et se produisent, tout aussi
bien, quoique par un mécanisme différent, sur le littoral
méditerranéen.

Nous arrivons ainsi à la formule physiologique suivante :

Climat méditerranéen, **excitant** et **tonique**.

Climat atlantique, **sédatif** et **tonique**.

Nous voyons également, par cette formule, qu'un climat peut être à la fois sédatif et tonique, et pensons en avoir fourni la preuve rigoureuse. Cette conclusion ne peut sembler paradoxale qu'en vertu d'une confusion analogue à celle que nous venons de combattre, et qui assimile indifféremment l'action *sédative* et l'action *débilitante*, et fait synonymes ces deux termes. Ici encore, nous invoquons l'autorité du professeur Jaccoud qui a si magistralement mis au point cette importante question. « Voyez Madère, dit-il, c'est le climat sédatif par excellence, est-il débilitant? Pas le moins du monde ; il est au contraire plus fortifiant que débilitant. »

Tel est le cas pour le littoral atlantique.

# TROISIÈME PARTIE

## CLIMATHÉRAPIE

---

## CHAPITRE PREMIER

### CONSIDÉRATIONS GÉNÉRALES ET CRITIQUES SUR LA PHTISIOTHÉRAPIE MARINE

I. — Unanimité des anciens sur l'efficacité de la phtisiothérapie marine.
— Opinion contraire presque générale des modernes. — Causes de cette
divergence. — Confusion entre les climats. — Confusion entre les éléments du climat. — La phtisie pulmonaire au bord de la mer. — Impossibilité d'une formule unique.

II. — Les adversaires de la phtisiothérapie marine : Rochard, Fonssagrives, Quissac, Ch. Leroux. — Les partisans : Laënnec, prof. Peter,
Dujardin-Beaumetz. — La cure marine : **A)** sur la **Méditerranée.** —
Combattue par Fonssagrives, Daremberg. — Défendue par Hanot, Ven-
dremer. — **B)** sur les **plages du Nord.** — Les adversaires : Fonssagrives, Bergeron, Broussais, Pascalin. — Les partisans : Beneke,
Fromm, Verhaeghe, Calot, Casse. — La phtisie scrofuleuse. — Unanimité à son égard. — Ferrand, Cazin, Jules Simon. — **C)** Sur l'**Atlantique.** — Formule **a priori** erronée. — Climat différent. — Thérapie
différente. — Formule exacte. — Hérard, Cornil et Hanot; G. Hameau.
— **D)** Le groupe des simplistes. — Formule ramenée à un seul élément
climatique. — Le chlorure de sodium.

III. — Objection à la cure marine. — Large tribut des marins à la phtisie. — Opinions de Rochard, Jonhson, Laënnec. — Statistiques con-
cluantes. — Le marin de la flotte et le pêcheur. — La contagion à
bord. — L'immunité à l'air libre.

## I

Tandis que les anciens considéraient la cure marine de la tuberculose pulmonaire comme une méthode de choix, les médecins de la première moitié du dix-neuvième siècle ont formulé, à son sujet, les opinions les plus contradictoires. La majorité lui est hostile. Cet ostracisme a longtemps prévalu et prévaut encore, à raison de l'autorité scientifique des adversaires de la climathérapie marine, autorité, que mettaient en valeur leurs fonctions de médecins de la marine.

Il n'est point malaisé de démontrer que cette condamnation est le résultat d'une confusion perpétuelle, et d'opposer au dire de nos prédécesseurs, à côté d'arguments théoriques, des résultats cliniques précis et probants, croyons-nous.

Adversaires et partisans ont plus particulièrement confondu les stations côtières à climat continental avec les stations côtières à climat marin proprement dit ; ou bien encore, ont établi des distinctions analytiques, par trop subtiles et inacceptables, entre l'atmosphère marine et le climat marin.

Je crois avoir démontré que le bord de la mer n'est pas plus climatiquement un, que la phtisie n'est cliniquement une. Le phtisique, soumis à l'action soit de la haute mer, soit des rives de la Méditerranée ou de l'Atlantique, est loin de se trouver dans des conditions de milieu semblables.

D'où confusion grossière, en France, et conséquemment erreur fondamentale, que d'assimiler et d'englober, dans une même formule climathérapique, nos deux régions littorales les plus importantes. Erreur fondamentale née de ce qu'on leur donne pour élément climathérapique commun : la mer. Or, nous l'avons vu, à la Méditerranée l'action de la mer est nulle, l'influence du continent est tout, alors que sur le littoral atlantique l'action de la mer est tout, et nulle l'influence du continent.

Cette distinction établit l'impossibilité de résumer en une formule de synthèse climathérapique : *la phtisie pulmonaire au bord de la mer.* Pour avoir tenté cette formule, les auteurs ont maintenu et propagé l'erreur, et donné les conclusions les plus contradictoires. C'est le chaos.

## II

Tels, d'une part Rochard, Fonssagrives, Le Roy de Méricourt, Quissac, Ch. Leroux condamnent la cure marine. Pour eux elle est la mort sans phrase. La simple prédisposition à la phtisie contre-indique absolument la cure marine d'après Quissac, et Ch. Leroux dit en substance : « La tuberculose pulmonaire si légère soit-elle, est à mon avis une contre-indication du traitement marin, et surtout du séjour dans les hôpitaux et sanatoria marins. »

Par contre, Laënnec n'a-t-il pas dit que les bords de la mer, surtout dans les climats doux et tempérés, sont sans contredit les lieux où l'on a vu guérir un plus grand nombre de phtisiques ? « Je suis convaincu, dit-il, que, dans l'état actuel de la science, nous n'avons pas encore de meilleurs moyens à opposer à la phtisie que la navigation et l'habitation des bords de la mer dans un climat doux, et je les conseille toutes les fois qu'ils sont praticables. »

De même le professeur Peter se montre partisan déterminé de la méthode. Après avoir rappelé l'opinion favorable des anciens, et cité Pline, il s'exprime en ces termes : « Cette assertion de Pline exprimait l'opinion médicale de son temps et n'était que l'écho d'une antiquité vénérable. Dix-huit siècles nous l'avaient transmise, non seulement intacte, mais fortifiée. Eh bien ! une idée absolument fausse ne saurait aussi généralement s'établir ni surtout le faire d'une façon aussi durable. L'erreur porte en soi des germes de mort qui l'empêchent de vieillir. »

Dujardin-Beaumetz, sans être aussi affirmatif, donne les raisons qui d'après lui militent en faveur de la cure marine : « Je crois que l'air marin ne peut avoir qu'une action favorable sur la tuberculose, surtout aux premières périodes de la maladie. Je ne connais pas de plus puissant excitant de la nutrition, et en particulier des fonctions digestives, que l'air de la mer, et, comme c'est dans l'activité de ces fonctions que je place la clef de la cure de la tuberculose, je suis donc disposé à admettre que cet air marin est favorable. »

Pour Troisier et Bergé il est positif que le climat marin est favorable aux phtisiques.

A côté de ces auteurs à formule générale, nous trouvons ceux qui ont étudié la cure marine en la circonscrivant à un district côtier. Si la littérature médicale est pauvre en ce qui concerne la climathérapie atlantique, en revanche les stations de la Méditerranée, de la Manche et de la mer du Nord ont donné lieu à de multiples travaux. Mais là encore, que de contradictions !

A. — Pour la Méditerranée, Fonssagrives dresse un véritable réquisitoire, lorsque parlant du malade il s'exprime en ces termes : « Sa peau imprégnée de moiteur dans une rue échauffée par le soleil, à l'abri du vent, se crispe sous le contact du froid dès qu'il subit le contact agressif de la brise du large, et de là ces bronchites intercurrentes qui se succèdent sans relâche et qui abrègent chacune, pour leur part, la carrière déjà si courte des tuberculeux. Certes, nous convenons que l'air vif, pur et stimulant du littoral exerce une influence favorable sur les sujets débilités, convalescents d'une maladie longue, mais nous nions que les phtisiques qui vont habiter Nice ou Menton doivent le mieux qu'ils éprouvent à l'inhalation de l'air marin. La cause unique de ce changement favorable gît dans une bonne température, qui leur épargne les épreuves de l'hiver et leur permet un exercice régulier. L'air du littoral, quand il n'est pas attiédi par une latitude méridionale, est préjudiciable au phtisique. Non seulement nous ne croyons pas que l'air marin ajoute aux stations hivernales, sur lesquelles il passe, le moindre élément thérapeutique, mais nous croyons certaines de ces stations utiles aux phtisiques, non parce qu'elles sont au bord de la mer, mais quoiqu'elles soient au bord de la mer. » Daremberg, tout en reconnaissant que les phtisiques peuvent facilement vivre sur les côtes ensoleillées, jouissant d'une température douce, n'étant jamais visitées par les brouillards et rarement par les pluies, partage entièrement la manière de voir de Fonssagrives, car, dit-il lui aussi, « ce n'est pas parce que ces stations sont au bord de la mer qu'elles sont utiles aux phtisiques ».

Différente est l'opinion de Hanot, pour lequel les stations de la Riviera doivent une partie de leur utilité à leur position maritime. De même, Vandremer estime-t-il que les individus de souche tuberculeuse et les tuberculeux au début, recueillent de réels bénéfices de la cure d'air marin à Cannes. A son avis et à celui de Buttura, la supériorité, pour les tuberculeux, du séjour au bord de la mer, sur les cures d'altitude, n'est point douteuse.

B. — Les régions côtières de la Manche et de la mer du Nord ont donné lieu aux mêmes controverses. Parmi les adversaires nous retrouvons Fonssagrives : « Les villes du littoral de la Manche sont plus meurtrières encore pour les phtisiques que celles du littoral de l'Océan. J'ai pratiqué pendant quatre ans à Cherbourg, et j'ai pu me convaincre de la rapidité avec laquelle la phtisie y marche. Les conditions de ce climat, rendent d'ailleurs très bien compte de cette influence aggravatrice. » Bergeron n'est guère plus enthousiaste : « Quant à moi, dit-il, je redoute l'air vif de la plage de Berck, comme de toutes les plages du Nord, pour des poumons atteints d'infiltration tuberculeuse, fût-elle à la période initiale et circonscrite dans les plus étroites limites ; aussi me suis-je fait une loi jusqu'à ce jour, de n'envoyer au bord de la mer aucun enfant portant traces de tubercules pulmonaires, tandis que je n'hésiterais pas à y envoyer, le cas échéant, des malades chez lesquels j'aurais constaté l'existence d'adénites tuberculeuses des mésentères ou des bronches, à la condition toutefois qu'il n'y ait alors aucune complication phlegmasique. »

Broussais avait précédé ces deux auteurs, dans la formule de malédiction contre les plages du Nord. Conclure, disait-il, que l'air maritime des côtes, surtout celle de Bretagne, est favorable aux phtisiques, c'est trop se méprendre. « Étant de ce pays, ajoutait-il, j'ai observé des phlegmasies de poitrine et des phtisies, et j'ai vu qu'elles étaient plus nombreuses sur les côtes que dans l'intérieur des terres. »

D'autres encore se déclarent adversaires non moins résolus de la climathérapie sur les côtes du Nord. Signalons Pascalin, pour qui l'envoi d'une tuberculose sur ces plages est non seulement inutile, mais nuisible et fatal à brève échéance, à quiconque a le poumon touché. La mer convient aux enfants tuberculeux, sous condition expresse de n'être ni pulmonaires ni laryngés.

Mais il ne faut pas chercher longtemps pour trouver des enthousiastes de la climathérapie de la phtisie sur ces mêmes plages. On sait quel optimisme professent les

Allemands à ce sujet, et combien ils exaltent l'île de Norderney et les petites îles de la mer du Nord, comme très propices à la guérison de la phtisie. Beneke et Fromm surtout ne sauraient en dire trop de bien.

Beneke reçoit dans sa maison d' « Atlantic City » les tuberculeux au début et les améliore. Verhaeghe est convaincu de l'heureuse influence qu'exerce sur les poitrinaires, à la première période, le séjour de la côte d'Ostende ; et Cazin reconnaît que « loin de hâter l'éclosion de la phtisie, le traitement marin en prévient le développement ».

Tout récemment, le nombre de ces partisans s'est accru de Calot, pour qui les lésions de la tuberculose pulmonaire, lorsqu'elles sont au début, se modifient presque toujours favorablement. « C'est en m'appuyant, dit-il, sur un nombre déjà considérable de faits, que j'émets cette opinion qui va à l'encontre de l'opinion classique. Souvent c'est la guérison complète et durable que les malades trouvent à Berck. » A Calot, se joint Casse pour lequel les phtisiques se trouvent à la mer dans les meilleures conditions, et Houzel qui dit : « Envoyez à la mer les phtisies scrofuleuses non ulcérées, elle vous les rendra améliorées, souvent même guéries. »

Cette variété, la phtisie scrofuleuse, est celle au sujet de laquelle les appréciations sont le plus nettement formulées, et celle qui a trouvé grâce devant quelques adversaires de la cure marine.

L'air marin, d'après Ferrand, est l'air vital pour les malades atteints de phtisie scrofuleuse. C'est également l'opinion de Cazin : « Les plages du Nord sont utiles à certaines formes de tuberculisation pulmonaire se rattachant, en grande partie, à ce que l'on appelait, il y a une vingtaine d'années, la phtisie scrofuleuse, et cela depuis Morton. La forme fébrile exclut impérieusement l'idée d'un séjour au bord de la mer. La forme torpide s'en trouve au contraire souvent très bien. Fréquemment, à l'hôpital de Berck, j'ai été témoin du fait suivant : A l'arrivée, certains enfants présentaient des lésions des organes respiratoires qui s'étaient probablement développées entre l'époque d'inscription et le départ pour l'hôpital, et qui avaient passé inaperçues. On se proposait de renvoyer l'enfant dans un prochain convoi ; mais au moment d'exécuter cette décision, un nouvel examen la faisait modifier ; on le conservait sous réserve et on voyait le petit malade se relever peu à peu, l'appétit se développer, les forces renaître, l'embonpoint s'accuser, les chairs se colorer. En même temps, la toux diminuait et les lésions locales restaient silencieuses ou même rétrocédaient manifestement » (Cazin).

Jules Simon n'est point partisan de la mer pour ses petits phtisiques. Il en excepte toutefois ceux porteurs de cette variété de tuberculose pulmonaire. « Les affections des voies respiratoires, d'après lui, ont, en général, peu à gagner au bord de la mer ; j'ai vu néanmoins des sujets scrofuleux, atteints de bronchite chronique et même de tubercules pulmonaires, éprouver un réel soulagement par le fait d'une saison annuelle au bord de la mer. Je connais des enfants et des adultes manifestement tuberculeux, dont la santé s'améliore par un séjour prolongé sur les plages de la Manche. Je m'empresse d'ajouter que ce sont là des exceptions qu'il faut savoir interpréter, et dont il faut tirer un sage enseignement. Voici ce que je veux dire : si ces malades ne prenaient au bord de la mer les plus grandes précautions pour éviter les refroidissements de l'humidité du matin et du soir, les bénéfices qui résultent de la respiration d'un air pur et tonique seraient acquis en pure perte. »

« Chez eux, l'état général s'améliore sans que l'état local

s'aggrave ; tout au contraire, les lésions s'arrêtent momentanément sous l'influence d'une nutrition et d'une oxygénation réparatrices. »

C. — Mais, nous le voyons, toutes les conclusions qui précèdent, hostiles ou favorables à la climathérapie marine de la phtisie, ont trait aux deux régions côtières de la France inhabiles à se réclamer d'un climat marin. Si bien qu'elles ne sauraient s'étendre, *a priori*, aux stations du littoral atlantique, dont les conditions climatiques sont si spéciales.

Aussi, est-ce en nous basant sur cette différenciation, que nous pouvons préciser, pour la France, l'action de la cure marine, proprement dite, dans la tuberculose pulmonaire. Nous aboutirons de la sorte à des conclusions identiques à celles des auteurs qui évitant la confusion, sur laquelle nous ne cessons d'insister, arrivent de ce fait à des formules à la fois plus précises et concordantes. Hérard, Cornil et Hanot sont dans le vrai en reconnaissant que les seules conditions véritablement avantageuses de la cure marine sont celles dans lesquelles la température se maintient douce et uniforme. Quoique basée sur un seul élément climatique, cette opinion est juste. En pareil cas, ajoutent-ils « l'air marin nous paraît d'une utilité incontestable ». G. Hameau différencie plus nettement les stations maritimes à effets excitants des stations maritimes à effets sédatifs. Les premières correspondent à notre classification, stations maritimes à climat continental, les secondes à nos stations maritimes à climat marin. Aussi notre confrère affirme-t-il avec raison, « que les stations maritimes sont favorables aux phtisiques, à la condition de choisir parmi les stations maritimes, excitantes ou sédatives, celles qui peuvent convenir à chacun d'eux ».

En poursuivant cette étude critique, on rencontre un autre groupe d'auteurs partisans ou adversaires de la cure marine, mais dont les opinions reposent non plus sur l'action exercée par l'ensemble des éléments climatiques de la mer, mais seulement sur l'action d'un de ces éléments : le sel marin. C'est le groupe des simplistes, pour lesquels l'air salé est tout ! Là encore que de contradictions ! Bon nombre redoutent pour la muqueuse aérienne le contact du chlorure de sodium et des substances iodo-bromurées que contiendrait l'atmosphère marine. D'autres, tels que Calmettes, prétendent que la tuberculose pulmonaire est bénigne, par exemple à Belle-Isle-en-Mer, grâce au sel marin contenu dans l'air.

J'ai longuement expliqué ma manière de voir à ce sujet, en traitant des caractères chimiques du climat atlantique et de ses effets physiologiques. Je n'y reviendrai pas.


### III


Un des arguments importants invoqués contre la cure marine, est tiré de la prétendue fréquence de la phtisie pulmonaire parmi les populations maritimes. Cette doctrine a trouvé un trop durable appui dans les travaux de Rochard et de Jonhson. Plus que les autres, prétendaient-ils, les populations marines sont décimées par la tuberculose pulmonaire ; et l'opinion contraire soutenue par Laënnec était qualifiée de *pieuse illusion* ! L'immortel auteur de l'*Auscultation* avait cependant bien vu. Les statistiques les plus récentes confirment pleinement sa doctrine.

Sur 1000 pêcheurs, 108 succombent à la phtisie, tandis que cette mortalité s'élève à 167 chez les merciers, à 301 chez les peintres, à 371 chez les couteliers, à 435 chez les fabricants de limes, à 473 chez les potiers (Lindsay).

Cette immunité relative de la population marine est un fait d'observation sur le littoral atlantique. Mais encore y a-t-il lieu, pour bien comprendre cette immunité, d'établir une distinction marquée entre le pêcheur proprement dit, et le marin qui voyage au long cours. Si tous deux passent la journée en plein air, soumis aux mêmes vicissitudes atmosphériques du beau et du mauvais temps, par contre le pêcheur ne séjourne point la nuit dans l'air confiné et trop souvent contaminé des entreponts.

Pour la population maritime de la baie d'Arcachon, cette distinction capitale est démontrée par les faits. Les pêcheurs ne passent guère que la journée sur le bassin, et si, par exception, ils restent dehors la nuit, ce n'est point dans une cabine mal ventilée et agglomérée, mais simplement à l'abri des voiles disposées en forme de tentes, au-dessus du bateau non ponté. De plus, l'action de ramer développe singulièrement leur puissance inspiratrice, et donne à leurs poumons une activité fonctionnelle peu commune; de telle sorte, qu'avec un terrain pulmonaire mal préparé à l'ensemencement bacillaire, ils vivent dans une atmosphère pure. Eh bien ! malgré ces heureuses conditions, j'ai vu de jeunes marins indemnes de toute tare héréditaire ou acquise, partis robustes sur les navires de l'État, revenir atteints de tuberculose pulmonaire, quoique ayant, pendant leur temps de service, mené une vie moins rude que chez eux, et bénéficié d'une alimentation souvent plus abondante et plus saine que dans leur famille toujours très pauvre.

Faute de n'avoir pas établi cette distinction, les auteurs ont formulé, sur cette question, des opinions diamétralement opposées, dont la contradiction même confirme notre manière de voir. Tandis que Laënnec et Wiesdach affirmaient la fréquence moindre de la phtisie dans les lieux maritimes, Jonhson et Rochard soutenaient l'opinion contraire. Mais, alors que les deux premiers auteurs faisaient allusion aux populations maritimes, leurs contradicteurs avaient en vue les marins confinés dans les grands navires de guerre. Ainsi Wiesdach affirme que, dans l'espace de quatorze ans, aux bains de Norderney sur la mer du Nord, il ne s'est présenté que quatre cas de tuberculose pulmonaire, et encore sur des enfants de baigneurs. Jonhson, qui étudie sur les marins de la flotte, tout comme Rochard, nous dit qu'en quatre ans la flotte de la Méditerranée donna 151 décès par phtisie sur 452 morts.

Pour apprécier l'influence du climat marin sur la tuberculose pulmonaire, tout repose sur cette distinction, que la doctrine de la contagion éclaire d'un jour tout nouveau, et tranche en faveur de l'immunité climatique et innée des populations marines, immunité pouvant se perdre par la création d'un milieu factice et contaminé — le grand navire — mais dont le climat ne saurait être rendu responsable.

# CHAPITRE II

## CURE ATLANTIQUE : MARINE ET FORESTIÈRE

— Littoral atlantique girondin et landais. — Son double correctif climatique : *sol perméable, dunes boisées.*
II. **Forêts de pins.** — **A**) Leur valeur climathérapique. — Guéneau de Mussy, Germain Sée, Lahilonne, Grancher et Hutinel, Jules Simon, J. Renaut. — Leur importance : 1° aux stations d'altitude. — Richardière, Knoff, Léon Petit, Espina y Capo, Lardier ; 2° aux stations maritimes. — Lindsay, Vidal. — **B**) Leur action sur la température. — L'humidité de l'air. — Du sol. — Drainage souterrain. — Le pin maritime dans les Landes. — Son rôle hygiénique. — Leur pureté atmosphérique. — **C**) Leur rôle en thérapie pulmonaire. — Les atmosphères artificielles. — L'atmosphère naturelle. — La floraison des pins. — Les pluies de soufre. — L'immunité des résiniers. — Hameau, Pereyra, Lalesque.

## I

Si, nous l'avons vu, les stations maritimes recommandées aux tuberculeux, valent, d'après certains auteurs, bien plus par l'uniformité de la température que par l'air salé, tandis que, pour d'autres, elles ne valent que par l'air salé, nous estimons, nous, que le littoral atlantique vaut doublement : d'abord par son climat, dont je crois avoir démontré la triple action préservatrice, sédative et tonique ; ensuite par son air, à raison de son asepticité, et non de sa teneur en sel.

Mais pour qu'un point déterminé du littoral atlantique puisse prétendre au rang de station hivernale, c'est-à-dire présenter tous les caractères d'un bon refuge climatique, il est de toute nécessité que des circonstances topographiques spéciales obvient aux inconvénients possibles de certains de ses éléments météorologiques. Si des abris réels, efficaces et constants, remédient à l'intensité du vent de la mer, si l'extrême perméabilité du sol pallie la trop grande abondance des pluies, la station bénéficiera, dans toute leur plénitude, des heureuses conditions climatologiques du littoral atlantique.

Comme cela ressort des chapitres précédents, seule la partie méridionale du littoral trouve ce double correctif dans la nature de son sous-sol sablonneux d'une part, dans la présence de hautes dunes boisées d'autre part.

Bien plus, et pour porter à leur maximum, semble-t-il, les heureuses conditions climatiques de la contrée, ces dunes y ajoutent un élément thérapeutique important, lié à l'essence des forêts dont elles sont couvertes : forêts de pins maritimes.

## II

A. — Ce n'est pas d'hier que la climathérapie apprécie les bienfaits des forêts résineuses, et les auteurs modernes confirment, en cela, l'opinion des anciens. Rappelons que Guéneau de Mussy attache la plus grande importance à l'air des forêts de sapins. Pour Germain Sée, « lorsque les bois sont de nature résineuse, ils peuvent être utiles aux malades ». Lahilonne n'hésite pas à dire que la station médicale de Pau tire un de ses principaux avantages des émanations résineuses venues des forêts des Landes, pourtant déjà fort éloignées. Grancher et Hutinel reconnaissent qu'Arcachon emprunte à ses forêts de pins des propriétés spéciales. Jules Simon dit de cette station, que n'étant pas « au bord même de la mer, mais derrière un pli de terrain qui la garantit des brises d'une mer forte, possède une température élevée et une atmosphère particulière due à la présence des sapins ». Pour le professeur J. Renaut, « l'air balsamique inspiré a, il est vrai, une action bien légère ; cependant il s'en faut qu'elle soit tout à fait négligeable, étant donné qu'on fait en moyenne douze inspirations par minute ».

1° Les stations d'altitude, si en vogue de nos jours, ne dédaignent pas de se prévaloir d'un pareil avantage. « Les précieux avantages, dit Richardière, que présente Davos, au point de vue de la régularité du climat et de la pureté de l'air chargé de senteurs balsamiques empruntées aux sapins et aux mélèzes qui couvrent les montagnes, ont été appréciés pour ainsi dire de tout temps, et ont fait recommander le pays comme un séjour d'été utile aux personnes faibles de la poitrine. »

Dans la description de tous les sanatoria qu'il a visités, Knoff ne manque pas de signaler la présence des forêts de sapins ou de pins, soit au voisinage immédiat, soit à proximité de ces établissements. Tels ceux de Falkenstein, de Gœbersdorf, de Leysin, de Reiboldsgrün, de Saint-Blasien, et l' « Adirondack-Cottage Sanatorium » de l'État de New-York. Léon Petit obéit à la même préoccupation. Il cite entre autres Gœbersdorf, Hohenhonnef, Saint-Andréasberg, Reiboldsgrün avec sa magnifique forêt de pins ; Saint-Blasien, climat merveilleux grâce à une immense forêt de même essence ; Schömberg qu'entourent de toutes parts de grands bois de pins ; Davos, Arosa, dont les chalets éparpillés sur les versants Sud et Ouest de la vallée, sont comme perdus au milieu d'une forêt semblable ; Leysin construit à la lisière de grands bois, et Schwendi, Braunwald, entourés de toutes parts d'une vaste ceinture de forêts de pins. Espina y Capo ne dédaigne pas dans la cure d'altitude « l'atmosphère embaumée par les émanations résineuses des pins, le roi et le géant de la végétation arborescente des hauteurs ». D'après Lardier, le tuberculeux peut trouver un réel bénéfice à vivre au milieu des vapeurs térébenthinées forestières. « Il convient, dit-il, de signaler aussi la présence, sur les flancs des montagnes vosgiennes, d'immenses et de majestueuses forêts de sapins. Nous n'insisterons pas sur les beautés grandioses de ces paysages forestiers, mais seulement sur les *effluves aromatiques*, qui s'échappent d'une façon continue de ces vastes profondeurs. Ces effluves balsamiques, que, selon l'expérience vulgaire, l'on fait entrer à pleins poumons jusque dans les dernières ramifications des organes pulmonaires, ont une vertu thérapeutique incontestable. »

2° Un auteur anglais, Lindsay, dont nous avons donné une traduction annotée, dit que Bournemouth vaut surtout par sa forêt de pins. Vidal (d'Hyères) manifeste le désir de voir le sanatorium maritime de Giens, se compléter « d'un pavillon isolé au milieu de la forêt résineuse, et spécialement aménagé pour le traitement des candidats à la tuberculose ».

B. — Quoi d'étonnant à cette unanimité d'appréciation, lorsqu'on songe aux multiples effets de ces forêts? Si nous avons longuement fait ressortir, précédemment, l'importance de ces bois en tant qu'agents préservateurs du vent, nous devons nous arrêter sur d'autres particularités qui leur sont propres.

On sait que la température d'un sol boisé est inférieure de plusieurs degrés à celle des environs non boisés, et que les forêts sont humides. Pour les bois de pins, rien de semblable n'est à craindre. Ils font l'office de serre chaude. Tandis que, d'ordinaire, on est pénétré par une sensation de froid humide lorsqu'on arrive dans une forêt, c'est au contraire une sensation de douce chaleur tiède que l'on ressent en s'enfonçant dans les pins. Ce rôle des forêts de sapins dans la conservation et l'uniformisation du calorique

entre le jour et la nuit, se rencontre dans tous les climats.
« En Angleterre, nous avons eu plusieurs fois l'occasion
de constater que des arbustes, exotiques, plantés au-dessous des sapinières, étaient épargnés par les froids, tandis
que les mêmes arbustes sur un versant sans abri, étaient
gelés. Nous nous expliquons ce phénomène par la raison
que le courant froid qui descend de la colline pendant la
nuit, était retenu ou tempéré par la forêt de sapins, tandis que le versant nu de la colline ne possédait aucun
abri » (Hermann Weber).

En mars et avril, il ne gèle jamais la nuit dans la forêt
littorale du Sud-Ouest, tandis qu'au pied même des
dunes, les végétaux, et plus particulièrement les vignes,
subissent des gelées meurtrières.

C'est un fait bien connu, et bien démontré dans nos contrées, que la température de la forêt est plus chaude que
celle de la plage même, et que, surtout la nuit, les oscillations du thermomètre y sont moins amples.

L'humidité est un inconvénient bien connu de la présence
des forêts. « Elles entretiennent surtout une humidité extrême dans le sol qu'elles recouvrent et dans l'atmosphère
qui les entoure » (Layet). Ce sont là des conditions, on ne peut
plus fâcheuses, d'insalubrité. Rien de semblable n'existe
dans la forêt de pins maritimes du littoral atlantique et cela
pour des raisons multiples, faciles à comprendre. Les
feuilles du pin, qui sont des aiguilles, ne forment pas un
feutrage serré et impénétrable. Aussi laissent-elles passer,
en les tamisant, les rayons du soleil qui vont sécher le
sol, et d'autre part elles ne mettent point obstacle à l'évaporation.

Le pin n'agit pas seulement sur l'humidité de l'air,
mais également sur l'humidité du sol, et c'est là un de
ses rôles hygiéniques les plus importants. Car l'effet de
la présence des arbres sur un sol perméable, déjà sec,

est de drainer autour de lui le peu d'eau qui reste dans les couches superficielles de ce sol revêtu d'un feutrage de feuilles et d'herbes mortes. Le pin maritime fait plus que ce drainage superficiel; grâce à sa puissante racine pivotante, il pratique le drainage le plus sûr, le plus efficace : le drainage souterrain. Ce que l'eucalyptus a fait dans la campagne romaine, le pin maritime l'a fait dans nos contrées landaises.

Jadis, les monticules en marche déplaçaient incessamment les eaux dormantes qui se trouvent à leur base orientale, dans ces vallons sans nombre, que le jeu des souffles de l'air a creusés dans la dune avant sa fixation, et connus sous le nom de *lèdes* ou *lettes*. En certains endroits, des fonds vaseux, emplis et desséchés tour à tour, étaient insalubres. Les grandes plantations faites sur la côte des Landes ont eu pour résultat de faire disparaître ces nappes d'eau, dans un laps de temps assez rapide, comme l'indiquent les chiffres du tableau de la page 160, empruntés aux notes inédites du Dr A. Lalesque, notes relevées à l'époque même de l'ensemencement des dunes.

Ces chiffres démontrent qu'il a fallu dix années, en moyenne, pour que les forêts de pins assèchent les eaux des lèdes. Assèchement complet, assèchement rapide, si l'on songe que certaines de ces nappes stagnantes étaient assez étendues et assez profondes pour que leur traversée nécessitât l'emploi d'un bateau, les hautes échasses des bergers n'y suffisant pas.

L'assèchement ainsi produit a été absolument définitif; car depuis l'ensemencement des dunes jamais les eaux n'ont reparu dans ces *lèdes*. « C'est un bien beau pays que ces dunes, où l'Océan sonne, où le pin murmure, où le vent qui jadis éparpillait les collines, trace à peine des raies dans le sable fin des lèdes » (O. Reclus).

**Date de la disparition des eaux marécageuses après l'ensemencement des sables.**

| NOMS DES VALLÉES ET DES MARAIS | DATE DE L'ENSEMENCEMENT | DATE DE LA DISPARITION DES EAUX | TEMPS ÉCOULÉ ENTRE LES DEUX ÉPOQUES |
|---|---|---|---|
| LA TESTE | | | |
| Le Pilat | 1814 | 1818 | 4 ans |
| Pissens | 1812 | 1818 | 6 » |
| Laürey et Juge | 1816 | 1820 | 4 » |
| Ginestras | 1813 | 1815 | 2 » |
| Letôt du Loup | 1814 | 1825 | 11 » |
| Jaügut et Piarille | 1816-17-18 | 1825 | 7 » |
| Le Barrail | 1814 | 1819 | 5 » |
| LE VERDON | | | |
| Logis de Grave | 1803 | 1825 | 22 ans |
| Ronde | 1803 | 1825 | 22 » |
| La Claire | 1805 | 1825 | 20 » |
| Sémaphore | 1804 | 1820 | 16 » |
| Sausignouse | 1823 | 1828 | 5 » |
| LE FLAMAND | | | |
| Junka | 1808 | 1818 | 10 ans |
| Jean Petit | 1808 | 1818 | 10 » |
| Ronon | 1806 | 1817 | 11 » |
| De l'Ane | 1806 | 1817 | 11 » |
| Du Flamand | 1807 | 1819 | 12 » |
| SOULAC | | | |
| Vieille Église | 1816 | 1825 | 9 ans |

Là ne se bornent pas les effets salutaires des forêts à essences résineuses.

La présence de forêts, dans une contrée, purifie l'air par le dégagement d'oxygène et la destruction d'acide carbonique. « Les végétaux sont pour ainsi dire des alambics qui distillent l'air et le dépouillent de son excès d'acide carbonique » (G. de Mussy). Combien à ce point de vue la vaste forêt littorale du Sud-Ouest, doit présenter d'avantages ! Il est inutile d'y insister. Il me paraît autrement important, de rappeler sa pauvreté en micro-organismes, démontrée par mes recherches personnelles, et exposées dans un des précédents chapitres. La climathérapie ne saurait oublier ce point.

C. — Mais les forêts de pins maritimes, que nous venons de voir agents de préservation contre les vents, agents régulateurs de la température et de l'humidité, agents d'assainissement, agents purificateurs de l'air, sont-elles, en d'autres termes, des agents curateurs? Nous le pensons, tout comme les auteurs cités au début de ce chapitre.

Théoriquement, l'efficacité des forêts de pins, dans les affections des voies respiratoires, n'a rien de paradoxal, bien au contraire. Les heureux effets de la térébenthine dans le traitement des affections de l'arbre aérien, sont trop unanimement reconnus pour qu'il soit nécessaire d'y insister. Des cliniciens tels que Stokes, Graves, Trousseau et Pidoux l'ont préconisée avec conviction et succès. Malheureusement, la préparation pharmaceutique la plus importante de la série balsamique, l'huile essentielle de térébenthine, ne peut être administrée à raison de ses déplorables effets sur les voies digestives.

Mais placer le malade au sein d'une atmosphère à pression barométrique maximum, imprégnée d'émanations térébenthinées, portant au maximum l'amplitude inspiratoire, n'est-ce pas le mettre dans les conditions les plus propices à l'aspiration des principes volatils de la térébenthine, sans danger pour ses voies digestives, et avec bénéfice, par action tonique directe, pour sa muqueuse broncho-pulmonaire? Cela est si vrai que beaucoup de médecins ont recours, dans les appartements de leurs malades, à des atmosphères résineuses artificielles. Tout le monde connaît la goudronnière sous ses multiples formes.

Dans la forêt littorale des dunes de Gascogne, rien d'artificiel. C'est la nature qui enveloppe le malade d'une atmosphère bienfaisante. De chaque arbre, entaillé au flanc, s'écoule son propre suc qui, poisseux et odorant, se concrète en larmes transparentes. Soumises à l'action directe des rayons solaires, ces larges larmes d'or dégagent les émanations balsamiques qui imprègnent l'air, s'y révélant très manifestement à l'odorat. Ces senteurs balsamiques, plus particulièrement appréciables dès les premiers jours du printemps, s'accentuent encore davantage au moment de la floraison des pins.

Bon nombre de médecins et de malades accordent, non sans raison, une certaine valeur thérapeutique à cette floraison, et choisissent de préférence cette époque pour une cure au littoral forestier de la France. Quiconque a vu cette floraison du pin maritime, sait en quelle prodigieuse abondance, le pollen s'échappe des fleurs mâles, colorant tout d'une impalpable poussière jaune, la terre, les plantes et l'eau ; véritables nuages que les vents emportent parfois à des distances considérables, et que les eaux de précipitation abattent sur des contrées, qui surprises de ces pluies colorées, longtemps inexpliquées, croyaient aux pluies de soufre.

En tant que thérapeutique, la floraison des pins vaut-elle par elle-même ? Je ne le pense pas. Elle vaut parce qu'elle est liée au travail d'active germination que subit l'arbre dans toutes ses parties, à cette époque ; germination exagérant le fonctionnement des cellules spéciales préposées à la sécrétion oléo-résineuse des conifères, et qui déversée en plus grande abondance dans les canaux vecteurs, en active la circulation. Aussi toute la plante en est-elle imprégnée. Outre la plaie du tronc qui ruisselle, l'écorce fine des jeunes branches, les aiguilles nouvelles, les écailles vertes des fleurs en sont gorgées. Le pollen, comme les autres parties de la fleur, se poisse de cette substance, aussi, en s'épandant en nappes invisibles au sein de l'air attiédi de la forêt, le sature-t-il de son arome.

Mais que la tourmente survienne et précipite, en tourbillons serrés, les amas polliniques, alors le malade doit se précautionner, sous peine de respirer de véritables poussières.

En résumé, la floraison des pins, salutaire lorsqu'elle se produit dans les conditions du calme ordinaire au printemps, doit être surveillée, si des tourmentes, heureusement exceptionnelles, troublent l'atmosphère de nos bois, précipitant dans l'air, en quelques heures, les semences mâles destinées à s'y répandre en quelques jours.

Pratiquement, l'observation démontre l'efficacité des forêts de pins maritimes. Elle avait frappé les médecins du littoral des Landes, déjà bien avant qu'il fût question de climathérapie dans nos contrées. Jean Hameau, Pereyra, G. Hameau, A. Lalesque « avaient remarqué de tout temps que les résiniers, dont les familles habitent constamment la forêt, sont sujets à peu de maladies, moins encore aux maladies pulmonaires » (G. Hameau). Sur douze cents malades, A. Lalesque n'a vu que trois phtisiques. Et cependant, à l'époque où furent relevés ces faits (1835), quelle triste existence était celle du résinier, et que de conditions favorables, sa déplorable hygiène créait à l'éclosion de la tuberculose pulmonaire. « On appelle résiniers, des hommes qui sont commis à l'exploitation des pins. Ces individus habitent constamment les bois, ils se logent dans de chétives cabanes en planches, couchent sur la dure, ne mangeant que du pain noir ou du seigle, du lard, des poissons fumés et salés, des sardines de Galice, et ne boivent que de l'eau, la plupart du temps d'assez mauvaise qualité : elle a le goût, disent-ils, de la racine du pin. Tous les huit jours, ces hommes sortent des bois pour venir passer le dimanche à la Teste au sein de leur famille. Il est assez commun que ce jour-là soit un jour de profusion. Après la parcimonie la plus dure observée toute la semaine, ils font alors des excès qui vont jusqu'à la débauche. Aussi mal vêtus que mal nourris, ces individus ne se déshabillent jamais pour se mettre au lit, que forme un grabat des plus durs et des plus rustiquement construits. Commençant leur ouvrage avant le lever du soleil, ils vont chaque jour nu-pieds, à travers la rosée dont sont couverts les herbes et les épais buissons de la forêt, suivant des sentiers pratiqués par eux seuls pour aller à chaque pin, du ressort de leur industrie. Une fois que le soleil a fourni la moitié de sa course, ils rentrent pour apprêter et prendre leur maigre repas, et s'éloignent immédiatement après qu'ils l'ont pris pour recommencer leurs travaux, jusqu'à ce que le jour expiré ne leur permette plus de les continuer. Après cette description de leurs pénibles labeurs et leur pitoyable alimentation, on ne sera pas surpris de les retrouver généralement pâles, hâlés, maigres, terreux, presque imberbes, petits et débilités, porter de bonne heure tous les signes d'une vieillesse précoce » (A. Lalesque).

Aujourd'hui, comme autrefois, la cabane du résinier ignore la phtisie, bien que les contacts de ces ouvriers soient plus fréquents et plus continus avec le reste de la population. Que si cette immunité relative de résinier relève en majeure partie de son habitat au sein d'une atmosphère à la fois térébenthinée et bactériologiquement pure, il ne faut pas oublier que les conditions climatiques dans lesquelles il vit, contribuent à cette immunité relative. Comme Lauth pour l'altitude, nous pouvons dire pour l'atmosphère marine et forestière : « Je prétends que le climat à lui seul peut nous expliquer l'absence, la rareté de la tuberculose. »

De ces longs développements, il résulte que les avantages du voisinage de l'Atlantique se doublent pour la bande littorale girondine et landaise, des avantages de la présence d'une vaste forêt de pins maritimes : la climathérapie y trouvant les ressources d'une cure à la fois marine et forestière.

# CHAPITRE III

## CONDITIONS TECHNIQUES DE LA CURE MARINE ET FORESTIÈRE

I. — La station marine et forestière d'Arcachon. — La ville d'hiver. — Sa description. — Thoulet, Dubarreau, E. Reclus. — Sa topographie. — Son hygiène.

II. — **Cure d'air.** — **A)** Principe climathérapique fondamental. — Aération continue. — Praticable partout en air pur. — Favorisée par certaines conditions climatiques. — Formule de Marfan. — **B) Cure libre.** — Malades soumis. — Malades hésitants. — Rôle du médecin : sa conviction, sa ténacité, sa précision, sa surveillance, sa sollicitude. — Cure diurne, sa technique. — Les pavillons-abris. — Les hamacs. — La cure nocturne, sa technique. — La cure de plage et la cure de forêt. — Double erreur relative à la cure de plage. — Erreur de fait. — L'Océan et le Bassin. — Erreur d'interprétation. — Effets excitants liés au surmenage.

III. — **Cure de repos.** — Ses indications. — Le surmenage chez les tuberculeux. — Sa fréquence. — Son action fébrigène. — Courbes fébriles par dépense musculaire passive ou active. — Comparaison de la fatigue sur la plage et en forêt. — Résultats identiques. — Exercices et pesées.

IV. — **Cure libre et cure fermée.** — Méthode allemande immuable ou non? — Son adaptation au climat. — Surveillance rigoureuse possible en cure libre. — Malades auto-observateurs. — Exemples cliniques.

1

Sur cette bande littorale si remarquablement douée, il n'existe qu'une seule station hivernale, la plus septentrionale des stations françaises : la ville d'hiver d'Arcachon.

Perdue, au milieu des cent mille hectares de la forêt littorale, la ville d'hiver forme un grand parc aristocratique, aux allées élégantes et sinueuses, allongées aux flancs de la dune, capricieusement ondulées pour fournir moins d'accès aux courants d'air. « La ville d'hiver est un labyrinthe, le triomphe de la ligne courbe. Chaque avenue est bordée de clôtures en barreaux de bois ou par des grilles de fer, derrière lesquelles sont des haies vives entourant des villas, qui se succèdent abritées sous les pins et toutes différentes d'architecture, ce qui finit par empêcher de les distinguer les unes des autres. Villas en pierre, en briques, en bois, villas à balcons, villas à toits en pignons, en auvents, rayant les façades d'une grosse bande d'ombre, villas à tourelles, villas à perrons, villas à jardins ratissés, peignés, soignés, à gazons toujours arrosés, toujours frais tondus, à massifs de fleurs près desquels le passant aperçoit, trop souvent, quelques personnes assises autour d'un grand fauteuil où, entre des oreillers, repose une tête amaigrie, au visage alangui ; villas de malades riches qui viennent demander aux effluves chaudes et balsamiques des pins un renouveau de force et de vie ; palais rustiques de la ville d'hiver devant lesquels on est ému parce que le luxe ne réussit pas à cacher les angoisses qui y règnent et les larmes qui doivent y couler » (Thoulet).

L'aspect de la ville d'hiver est en effet unique. Cette station ne ressemble à aucune autre, n'a d'analogue nulle part. Ici, point de maisons serrées les unes contre les autres, agglomérées en longues rues ; point de mur pour arrêter les regards, le soleil ou le libre accès de l'air ! Les constructions surtout ont un cachet de réelle originalité. « On avait à lutter ici, contre une mise en scène ingrate. Il fallait rompre, à tout prix, le vert sombre du pin, égayer de lumière, de couleurs, de tons, ces échappées immenses de troncs d'arbres. On y a jeté l'arc-en-ciel, et chaque villa rayonne avec sa robe diaprée de pierres blanches, de briques rouges, de joints bigarrés et d'ardoises bleues » (Dubarreau). Tous les genres, tous les styles se croisent, depuis le simple chalet suisse jusqu'aux coupoles étincelantes. Partout, l'artiste s'est plu à fouiller les ciselures, à prodiguer les ornements, à enrichir les dessins, à varier les coloris.

« Le pin lui-même a perdu sa monotonie, le volubilis grimpe autour de l'arbre, l'enlace de ses feuilles triangulées, le cache sous ses grappes d'or, et le vieux géant se laisse faire : il sourit à cette jeunesse et s'épanouit à cette fraîcheur » (Dubarreau).

« Arcachon ressemble d'une manière étonnante, à ces villes américaines qui s'installent en pleine forêt vierge, et projettent leurs rues dans la solitude, sans se préoccuper des obstacles. En se promenant sur le bord de la petite mer intérieure des Landes, ceux qui connaissent la Louisiane pourraient se croire transportés à Madisonville, à la Passe-Christiane, à la Pascagoula. Ce sont les mêmes constructions éparses et entourées d'arbustes, les mêmes collines couvertes de pins, le même bassin aux longues plages basses. De tous les côtés on voit s'élever de nouvelles constructions, des chalets suisses, des manoirs gothiques, des pavillons mauresques et jusqu'à des pagodes hindoues et des temples chinois. La ville grandissante transforme graduellement la forêt en un parc de plaisance, au moyen des allées sinueuses qu'elle projette au loin dans toutes les directions. » (E. Reclus.)

Pour bien comprendre la topographie de la ville d'hiver, il faut se remémorer la configuration et la direction des amoncellements sablonneux qui, déroulés parallèlement à l'Océan, courent du Nord au Sud, avec leur double versant si différent : le versant Ouest ou maritime en pente douce,

le versant Est ou continental toujours abrupt. Ils constituent la ligne principale, la grande artère des dunes.
Mais d'autres amoncellements, d'une altitude moindre, de
30 à 40 mètres, se déroulent sinueusement de l'Ouest à
l'Est, s'implantant à la chaîne principale par leur extrémité
occidentale. Leur versant maritime tourné au Nord regarde
le bassin, tandis que leur versant continental, étalé en

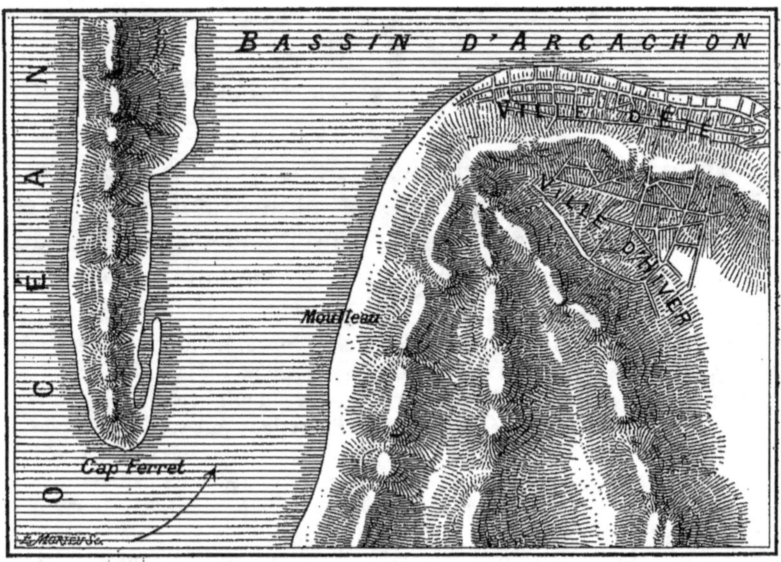


plein Midi, regarde la forêt. Ces amoncellements peuvent
être considérés comme les branches collatérales de la
grande artère.

C'est là, adossée aux versants Est, de la chaîne principale,
Sud, de la chaîne secondaire, à leur intersection, dans leurs
vallonnements, que s'élève et s'abrite la station hivernale
d'Arcachon. Si, des villas qui la peuplent, quelques-unes
sont construites sur la crête des dunes, profitant ainsi plus
directement de l'atmosphère marine, la plupart se dressent
sur les flancs de la dune, cachées dans leurs gorges.

chaudement abritées, en pleine atmosphère forestière.

L'étude climathérapique, développée dans les lignes suivantes au point de vue technique, dans les chapitres ultérieurs au point de vue clinique, repose sur les observations et les faits enregistrés quotidiennement depuis quinze ans, dans cette station littorale du Sud-Ouest (1).


## II


### CURE D'AIR. — SA TECHNIQUE.


Un axiome climathérapique aujourd'hui formel, c'est qu'aucun climat n'engendre la phtisie pulmonaire, et qu'aucun climat ne la guérit. Il faut renoncer à l'idée du climat médicament spécifique, à laquelle s'attachent

(1) Outre les conditions climatologiques et topographiques, une station de santé doit répondre à des conditions d'hygiène de la plus haute importance. Je ne crois pas devoir ouvrir ici un chapitre spécial à ce sujet ; il suffira de renvoyer le lecteur à mes publications qui y sont relatives : *Recherches sur la virulence des poussières dans les chambres de tuberculeux après désinfection*, communiqué à l'Académie de médecine par le professeur Landouzy (in *Bulletin de l'Académie de médecine*, 23 juillet 1895) ; *La Prophylaxie expérimentale de la contagion dans la phtisie pulmonaire* (in *Revue de la tuberculose*, décembre 1895, et discussion au Congrès des Sociétés savantes, *Journal officiel*, 10 avril 1896). *L'Impaludisme* (in *Topographie et Climatologie médicales d'Arcachon*, Paris, Masson, 1886) ; *Valeur hygiénique de l'eau potable d'Arcachon* (Assoc. franç. av. sc., Congrès de Bordeaux, 1895).

Il va sans dire, que nous imposons à nos malades l'usage rigoureux du crachoir portatif, soit du modèle de Detweiler, soit du modèle de L.-H. Petit. La désinfection en est pratiquée par l'ébullition dans l'eau, et non par le simple lavage à l'eau chaude ou à l'aide d'une solution antiseptique quelconque, méthodes incertaines.

Qu'on me permette ici de témoigner la surprise que j'éprouve presque chaque jour, en voyant arriver des malades, dont les maîtres actuels de la médecine ont dirigé la santé, et qui ne connaissent d'autre récipient à leurs expectorations que le mouchoir, la cheminée ou la rue !

encore trop de malades. Mais si le climat n'engendre pas le tubercule, il n'est pas douteux que certains climats facilitent sa germination, en lui préparant le terrain. D'ailleurs, il est consolant de penser que certains autres aident à la défense de l'organisme contre les ravages du bacille de Koch et de ses associés !

Les éléments de cette défense ne se trouvent pas dans l'arsenal thérapeutique. Plus cet arsenal s'enrichit (?), moins nous lui demandons, convaincus par l'expérience, comme et après tant d'autres, que les agents hygiéniques doivent primer tout, dans cette difficile et lamentable lutte contre la tuberculose pulmonaire. C'est avant tout, par-dessus tout, et le plus tôt possible, à la cure hygiénique par l'air qu'il faut demander nos moyens d'action. Peu importe d'ailleurs que cet air soit celui de la montagne, de la plaine ou de la mer, à la double condition toutefois, qu'administré d'une façon continue, il soit pur.

Les résultats fournis, dans la cure de la phtisie, par la mer et par la montagne sont, nous le verrons, de tous points comparables et équivalents ; l'une et l'autre possédant à un très haut degré ce caractère primordial : la pureté de l'air.

Comment expliquer les faits, démontrant qu'un malade, dans de bonnes conditions de santé générale et avec des lésions circonscrites, retire un aussi grand bénéfice de la mer que de la montagne, et réciproquement ?

Comment expliquer la prophylaxie de la tuberculose pulmonaire aussi puissante à la mer qu'à la montagne ? Ces résultats obtenus dans des régions si dissemblables, quant à la température, à la pression barométrique, à l'état hygrométrique, ne sont-ils pas la conséquence forcée du seul caractère commun à ces régions : la pureté de l'air ?

Si la cure d'air pur est praticable partout, il n'en est

pas moins vrai que certaines conditions climatiques permettent mieux que d'autres, et avec plus de chances de succès, sa mise en pratique. Marfan l'a excellemment dit : « La cure d'air est beaucoup plus facile à réaliser dans les régions où la température ne présente que de faibles oscillations, où le soleil pénètre largement, où l'air est pur et sans brouillard et où le sol est sec ; c'est dans les localités remplissant ces conditions que l'on doit construire les sanatoria ou que l'on doit diriger les phtisiques qui veulent faire librement leur cure. »

Toutes conditions climatiques réalisées par la partie méridionale du littoral atlantique, et en particulier par la ville d'hiver d'Arcachon ; nous l'avons longuement démontré.

Comment donc mettre à profit les conditions climatiques et topographiques de cette station ? C'est ce que nous allons examiner.

Dès que le tuberculeux arrive, nous le soumettons à la cure d'air, d'abord le jour, puis bientôt la nuit.

Est-ce chose facile ?

Les malades libres ou leurs familles, se divisent en deux catégories bien distinctes. Dans la première se rangent ceux, encore assez nombreux, possédant quelques notions d'hygiène, que leur médecin a déjà fixés sur la valeur et l'importance de cette cure. Quelques instructions précises, une surveillance active des premiers jours leur suffisent. Acceptant la méthode sans difficulté, ils s'y soumettent avec docilité, la pratiquent avec ponctualité.

La seconde catégorie, hélas ! la plus nombreuse, comprend ceux pour qui toute l'hygiène consiste à se calfeutrer hermétiquement, à ne jamais ou que rarement changer de linge de corps par crainte du rhume, à vivre dans une atmosphère de 20°C. Tel malade, n'accepte qu'en tremblant de découvrir sa poitrine, aux fins de l'auscultation. Tel autre, bouche hermétiquement par de larges bandes de papier collé, toutes les fissures des portes, des fenêtres ; supprime tout renouvellement d'air, au point que les cheminées ne tirant pas, le feu ne brûlant pas, il s'enfuit dès le lendemain, maudissant tout : médecin, climat, maison !

Avec ces malades, notre rôle est difficile. Il l'est d'autant plus que tout devient pour eux prétexte à discussion, à résistance ; que le *post hoc, propter hoc* reste leur argument. Et cependant il faut aller vite pour ne pas trop longtemps laisser perdre à ces timorés le bénéfice de leur déplacement.

Pour vaincre cette défiance, pour faire adopter la doctrine de l'aération continue, véritable paradoxe aux yeux de ces malades, une conviction sincère doit s'unir à une réelle ténacité, ne désarmant jamais. Il faut savoir revenir sans cesse à la charge, accorder parfois quelques concessions, reprises avec bénéfice le jour suivant, gagner en un mot la confiance des malades. Neuf fois sur dix, c'est chose réalisable.

A cet effet, après leur avoir exposé clairement la raison d'être et la nécessité de la cure d'air, après leur avoir démontré qu'on ne s'enrhume pas en respirant l'air extérieur froid, chaud, sec ou humide, mais qu'on s'enrhume par la peau, par les extrémités, en perdant du calorique cédé au milieu ambiant ; qu'on évite cette déperdition de chaleur par l'enveloppement soigneux de tout le corps, le port de chaussures appropriées, le maintien de boules d'eau chaude aux pieds ; il faut de plus, et surtout, les entourer d'une sollicitude constante, tant dans leur intérêt que dans celui du médecin, auquel le moindre incident, le moindre insuccès, fussent-ils dans l'évolution normale de la maladie, seront imputés.

Manifester cette sollicitude, c'est régler les moindres détails de l'installation du malade, en le dirigeant dans le

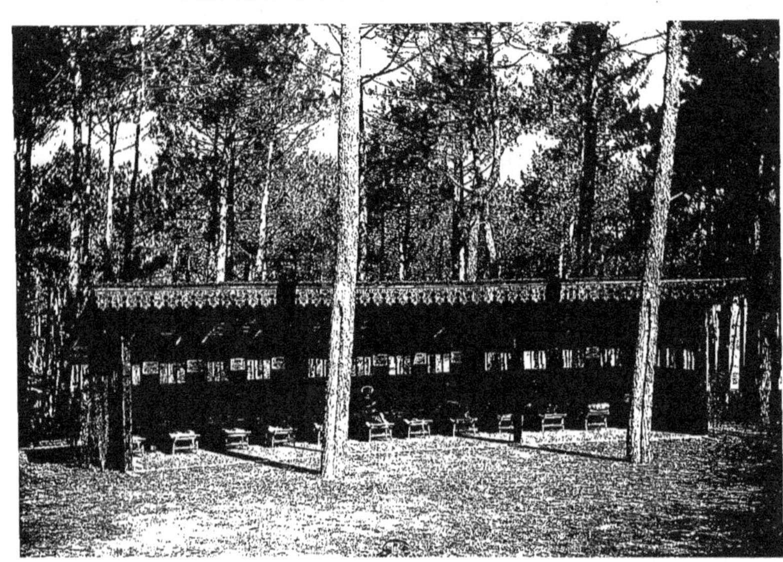

choix du quartier, de la villa qu'il doit habiter ; c'est lui
montrer dans chaque appartement, chambre ou salon,
l'endroit exact où placer la chaise longue ; la fenêtre ou
la porte à ouvrir, dans quelles proportions, selon le beau
ou le mauvais temps, selon la hauteur du soleil au-dessus
de l'horizon ; la disposition à donner au paravent, protecteur d'un courant d'air éventuel, etc.

Tout cela réglé avec précision et minutie, accompagné d'un programme ponctuant l'hygiène de la peau, du
vêtement, de l'alimentation, encourage les malades, les
conquiert, en fait vite des dociles et des aides intelligents.
Si bien que — à l'encontre des idées ayant cours aujour-
d'hui — la cure d'air se pratique strictement ailleurs que
dans les établissements fermés, comme nous le verrons
plus loin. Il suffit pour cela d'un échange réciproque
entre le malade et le médecin. Au premier d'accorder sa
confiance, au second de donner son dévouement.

Lorsque ralliés, ces malades pratiquent la cure d'air,
pendant la période diurne pour commencer, et que, selon
la loi commune, au cours de cette aération diurne, leur
toux a diminué d'intensité et de fréquence, le soir ou la
nuit, dès qu'ils se calfeutrent, et qu'à l'air pur renouvelé,
ils substituent l'air confiné, bientôt ruminé, la toux réap-
paraît. Toux qui semble d'autant plus pénible que pendant
quelques heures elle s'était fait oublier ! Dès lors le siège
du malade est fait, et nous entendons cette phrase stéréo-
typée, toujours la même, toujours dite sur le même ton où
se mêlent la terreur et le reproche : « Docteur, toute la
journée, selon votre insistance, j'ai laissé la fenêtre
ouverte, aussi le soir ai-je plus toussé ; je me suis
enrhumé. » La réponse est facile, mais doit surtout être
précise. Ce qui pour nous la rend facile et précise, c'est
qu'elle est basée sur l'observation, la répétition des mêmes
phénomènes. Dire au malade qu'il interprète les faits à

rebours, qu'il ne s'est nullement enrhumé, comme il ressort de l'auscultation pratiquée à l'instant ; qu'il a toussé dans la soirée, après un répit de quelques heures, parce qu'il a cessé de vivre en air pur, parce qu'il a fermé la fenêtre ; qu'en la laissant ouverte plus longtemps, il serait resté plus longtemps sans tousser : c'est lui dire la vérité. Cette vérité n'en constitue pas moins pour lui un étonnement. Mais la conviction du médecin le pénètre, il recommence l'expérience, et constate en effet, qu'en pleine aération la toux s'amoindrit, pour reprendre dès que l'aération cesse. Alors il est convaincu, conquis, et tout marche sans à-coups.

Voici comment pendant l'hiver, j'institue les premiers essais de la cure d'air:

Chaque matin au réveil (heure variée selon le cas), dès la friction, sèche ou humide, pratiquée sur tout le corps, dès le premier déjeuner pris, le malade allongé, immobile dans son lit, un peu plus couvert que la nuit, on ouvre largement la fenêtre de sa chambre, en interposant devant le lit un paravent haut et large, protégeant le malade aussi bien de l'action directe de l'air, que de l'action directe du soleil.

Après un laps de temps, à déterminer pour chaque malade et pour chaque forme, fermer la fenêtre, allumer une vigoureuse flambée de bois sec, puis, lorsque la température de la pièce atteint 12°C, procéder à la toilette du malade, toilette rapide, mais minutieuse et complète.

La toilette achevée, recommencer la cure d'air jusqu'à 5 ou 6 heures du soir, soit, dans la chambre même, soit et mieux, dans un autre appartement, ou dehors, selon l'état de l'atmosphère, selon d'autres conditions incidentes.

Dès que le malade quitte la chambre, celle-ci doit rester largement ouverte toute la journée, ventilée si possible par un large courant d'air, pour n'être refermée

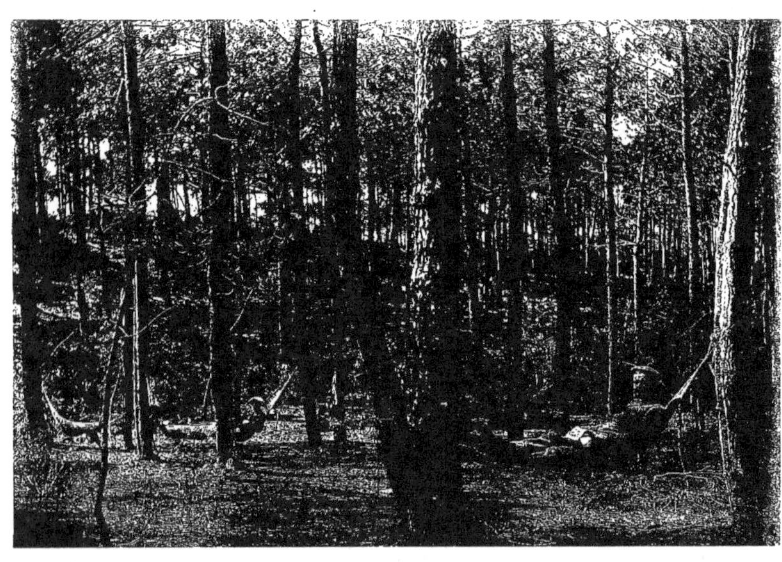

qu'une demi-heure environ avant le retour du malade, après qu'un nouveau feu aura relevé la température, comme au lever.

Telle est la technique des premiers jours en hiver, modifiable au printemps ou à l'automne, en avançant à des heures plus matinales le début de la cure d'air, et en reculant aux heures les plus tardives la claustration du malade.

La mise en pratique de la cure d'air trouve de nombreuses ressources dans la ville d'hiver d'Arcachon. Le malade peut s'installer soit dans un appartement directement ouvert sur la terrasse de la villa, soit sur la terrasse elle-même, soit sur le balcon de sa chambre. Mais toujours sera soigneusement remplie : la double précaution d'éviter, tant les courants d'air, que l'action immédiate et directe du soleil. Paravent ou cabine en osier suffit pour remplir la première indication ; les abris en toile ou de simples parasols remplissent la seconde.

Le malade qui peut marcher, trouve au « Pavillon-abri des Dunes », toutes les conditions matérielles requises : chaise longue, bouillottes d'eau chaude en hiver, abri contre les intempéries, protection contre les rayons directs du soleil, exposition en plein Midi, en pleine forêt.

Outre ce pavillon-abri public, il existe, dans les jardins de plusieurs villas, d'autres pavillons de cure, pavillons privés soigneusement aménagés.

Enfin, au printemps, ou par les belles journées d'hiver, calmes et douces, je fais utiliser les arbres de la forêt, en y suspendant des hamacs où le malade s'étend pour passer de longues heures, sous le seul abri des branchages des pins. Ces hamacs, d'un modèle spécial, n'ayant pas, tout plié avec leurs cordes, plus du volume d'une serviette d'avocat, ne pesant avec leur gaine de cuir fin que 600 grammes, sont portés par les malades, qui eux-mêmes les fixent autour du tronc des arbres.

Mais sans tarder, la cure doit se poursuivre la nuit. Là encore, faut-il préciser la technique. D'abord, l'air sera renouvelé par une pièce voisine, puis, après quelques jours, par la fenêtre de la chambre, les paravents jouant toujours le rôle de protection nécessaire. Il n'est pas un détail, si minime soit-il, qui ne doive être expliqué au malade, dont il ne faille lui donner la raison, depuis la suppression des rideaux, ces nids à poussières, jusqu'au mode d'emploi du petit crochet destiné à maintenir l'écartement des deux battants de la fenêtre, écartement variable selon la saison et l'accoutumance. Il n'est pas jusqu'aux volets, à persiennes ou à découpures ornementales, qui ne puissent être utilisés. les premières nuits, afin d'aguerrir le malade physiquement et moralement.

La technique, de la cure d'air dans la ville d'hiver d'Arcachon, comporte l'examen d'un point particulier. Les phtisiques peuvent-ils approcher du bord de la mer? Peuvent-ils aller sur la plage? Médecins et malades, pour la plupart, pensent qu'il faut fuir la mer.

Telle n'est point ma manière de voir, ni celle de A. Festal et de F. Lagrange : « Toutes les conditions, dit ce dernier, qui peuvent établir un contact plus intime entre le poumon et l'air modifié par la mer, devront être autant que possible recherchées. Ainsi, la promenade ou le stationnement des malades sur la grève font partie des pratiques de la cure marine. Si l'état de la plage le permet, le malade aura même intérêt à passer une certaine partie de la journée sur la mer, dans une embarcation aménagée à cet effet, soit qu'on lui procure, chaque jour, une promenade en bateau, soit qu'on l'installe, pendant plusieurs heures chaque jour, sur une embarcation amarrée à une centaine de mètres du bord. »

Non seulement je ne redoute pas le stationnement sur les bords du bassin, bien plus, je tiens cette pratique pour précieuse. Festal « l'utilise assez fréquemment dans certaines formes et à certaines étapes de la tuberculose pulmonaire ». Par les belles journées d'hiver, *a fortiori* de printemps et d'automne, le malade doit aller passer quelques heures soit sur la lisière de la forêt en vue de la mer, soit sur cette partie de la plage même, qui orientée en plein Ouest, baignée de soleil toute l'après-midi, reste encore abritée des vents du large, grâce aux dunes boisées de la presqu'île du cap Ferret. Par les temps calmes seulement, cette particularité de la cure devra être pratiquée ; le malade ayant soin, les jours de vent, de se tenir à l'abri, dans la forêt. Cure marine et cure forestière, se trouvent ainsi alternativement pratiquées. Cette double gamme climathérapique est plus particulièrement favorable aux malades que l'action sédative prolongée de la forêt peut alanguir. La cure marine produit des effets toniques plus actifs, très appréciables surtout lorsque l'appétit semble fléchir. Cette dernière indication est à mes yeux formelle. Pour l'avoir remplie, nombre de mes malades s'en sont bien trouvés.

Pourquoi donc, médecins et malades redoutent-ils la cure de la plage ? Pourquoi donc, voyons-nous encore des malades arriver, auxquels leur médecin a recommandé expressément de s'abriter en forêt, de fuir la plage ? Cette proscription a pour origine une double erreur : erreur de fait, erreur d'interprétation.

L'erreur de fait, vient d'abord de la coutume que l'on a de considérer la mer comme essentiellement excitante. J'ai démontré que tous les éléments du climat atlantique concourent à la formule physiologique : climat sédatif et tonique. Seul le vent pourrait par sa continuité ou sa violence produire des effets excitants, quoique encore atténués par son degré hygrométrique. Il n'est pas à redouter ici. Mais en dehors de ses éléments météorologiques, le climat atlantique présente certaines conditions capables de produire l'excitation physiologique, ce sont : le grand, air riche en oxygène et en ozone, la grande et vive lumière, l'ondulation incessante des vagues, leur bruit d'une monotonie énervante. Or, et voilà où réside encore l'erreur de fait, le bassin n'est pas l'Océan. Sur sa plage, ni ondulations, ni vagues, ni lumière éblouissante. Sur un sable fin et doré, tassé au pied qui le foule, la mer claire, argentée, calme et polie, s'étale en languissantes nappes, sans murmure, sans bruit, grandement silencieuse, par un contraste saisissant avec ce qu'elle est à quelques lieues au large. Du ciel, d'un bleu velouté et doux, tombe une clarté plus douce encore, donnant à l'atmosphère une transparence, une légèreté infinies.

Si par exception, et plus particulièrement chez les femmes, on constate quelques signes d'excitation, il s'agit toujours de névropathes, chez lesquels le souvenir de pénibles séjours, sur les grandes plages excitantes, détermine de l'auto-suggestion. Bien qu'encore, le fait est connu, la majeure partie des neurasthéniques trouvent ici, même par la cure de bain de mer, apaisement, calme et repos.

Passons à l'erreur d'interprétation. Certes, je ne nie point que parfois, certains phtisiques améliorés par un séjour prolongé en forêt, éprouvent après un ou plusieurs stationnements sur les bords du bassin, fatigue, malaise, troubles du sommeil. Mais la cure marine, dont il est aisé de graduer ici les effets, en est-elle responsable? Je ne le pense pas. A mon avis, les malades qui en sont l'objet, les ressentent non en conséquence de leur sortie sur la plage, mais en conséquence de la fatigue physique liée à une sortie trop hâtive ou trop longue. Ces malades sont des surmenés, qui ont rompu ou auxquels on a fait rompre, trop tôt ou pour une durée trop longue, la cure de repos, que le repos soit absolu ou relatif. La même sortie loin de la plage, eût amené le même résultat. C'est ce que nous verrons bientôt.

## III

### CURE DE REPOS.

La cure de repos est, en effet, le complément indispensable de la cure d'air. Mais tandis que cette dernière doit être appliquée à tous les cas, par contre nous restreignons les indications de la cure de repos.

Nous imposons la cure de repos absolu, indistinctement à tous les fébriles, quelles que soient l'allure et l'origine de

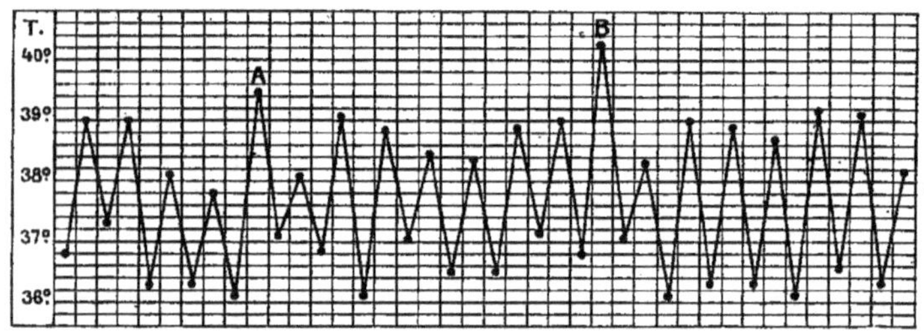

Tracé I. — Jeune fille, vingt-deux ans. Phtisie galopante. — Vaste caverne amphorique de tout le côté droit, creusée en trois mois. Ramollissement caverneux du lobe supérieur gauche. Pleurésie sèche sous-mammaire gauche. Cachexie tuberculeuse, subissant un temps d'arrêt par la cure d'air et de repos absolu au lit. En A et B, élévation marquée de la température sous l'action du mouvement : la malade est restée levée trois heures.

leur fièvre. Le repos amoindrit la fièvre. C'est là un premier avantage, sur lequel il n'y a pas à insister, et auquel vient s'ajouter l'augmentation de poids. Le phtisique fébrile se trouve ainsi mis en état de brûler le moins possible, et de faire des recettes totales : ration d'entretien, ration de réparation emmagasinées et non dépensées.

On ne saurait croire combien le mouvement, la moindre dépense musculaire, élèvent la température du phtisique.

Chez certains malades, un exercice, même passif, augmente la fièvre, comme dans les courbes I, II, où l'on voit le simple fait, soit de rester levé quelques heures, soit de changer de lit, provoquer l'ascension de la courbe.

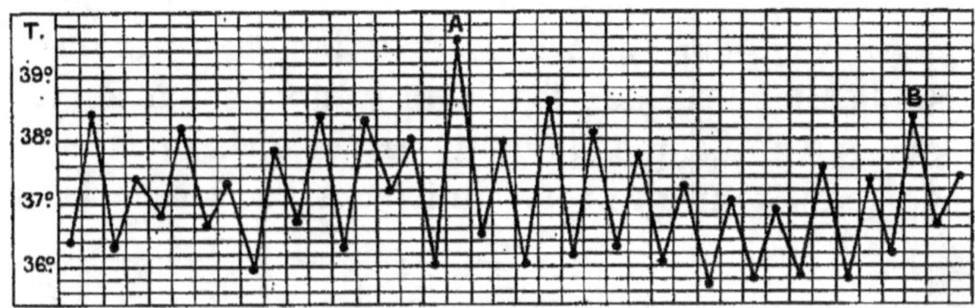

Tracé II. — Même malade, chez laquelle, après un mois et demi de cure d'air et de repos absolu au lit, la maladie subit une trêve appréciable. En A et B, la température s'élève sous l'influence d'un exercice, passif cependant : transport d'un lit dans un autre.

Lorsque sous l'action de la triple cure d'air, de repos, d'alimentation, le malade va mieux, que la fièvre a cessé,

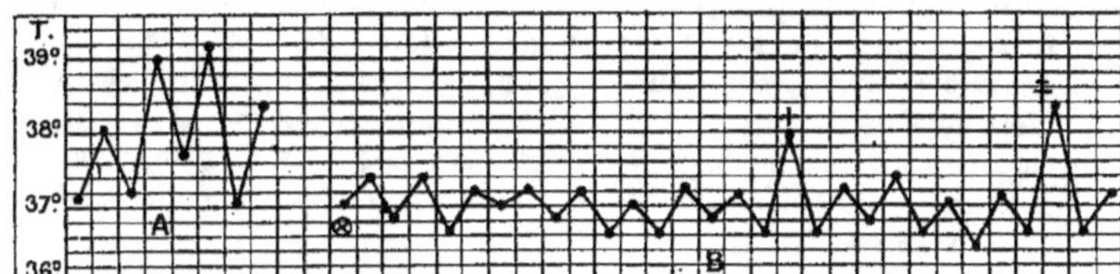

Tracé III. — Homme, vingt-quatre ans, blond vénitien. Étudiant en médecine. — Congestion hémoptoïque tuberculeuse de la fosse sus-épineuse droite. A, type de la température depuis le début de la maladie (deux mois), malgré un gramme de quinine par jour. B, type thermométrique à la fin du premier mois de la cure d'air et de repos. ⊕ Marche modérée, vingt minutes le matin, dix minutes le soir ; + marche exagérée (une heure) ; ‡ course rapide et émotive de cinq minutes. Augmentation de poids, après un mois de cure d'air et de repos : 2$^k$,340.

que l'embonpoint a augmenté, les premières tentatives de marche ou d'exercice doivent être surveillées rigoureusement, le thermomètre en main. Fréquemment, sous l'action de ces premières dépenses musculaires, la température s'élevant, se refait momentanément fébrile. Les tracés III et IV témoignent nettement cette fièvre par surmenage musculaire, surmenage tout relatif bien entendu, et variant à l'infini d'un phtisique à l'autre.

C'est de même la cessation prématurée du repos relatif, qui a occasionné l'élévation de la température, observable sur le tracé V, et non le fait du stationnement sur la plage, puisque à quelques jours de distance, la même élévation de température se reproduit, sous l'action de la fatigue,

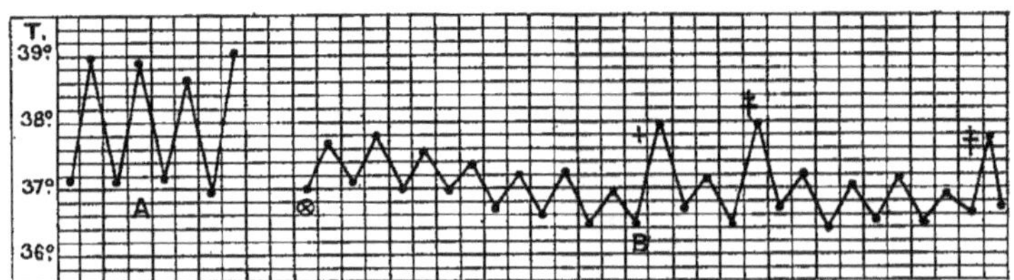

Tracé IV. — Femme, trente ans. — Craquements humides dans la fosse sous-clavière gauche. Cavernules au sommet droit, en arrière, dans toute la fosse sus-épineuse. Frottements pleuraux rugueux au niveau du mamelon droit. Hémoptoïque. — A, type thermométrique depuis deux mois avec un gramme de quinine et d'antipyrine chaque jour; B, type thermométrique : ⊕ après un mois et demi de cure d'air et de repos; + marche de vingt minutes; ⧺ ascension rapide d'un escalier de vingt marches, ⧻ double marche d'un quart d'heure. — Augmentation de poids après deux mois de cure, de 55$^k$,900 à 60$^k$,800, soit 4$^k$,900.

imposée dans les mêmes conditions, non plus sur la plage, mais en pleine forêt.

Ces faits nous donnent la clef de l'erreur d'interprétation dont nous parlions, il y a quelques instants, à propos de la cure de plage. La cure sur la plage ne saurait être incriminée des effets d'excitation observés; la fatigue seule en est responsable.

Notre surveillance s'exerce également à un autre point de vue, dès que le malade cesse la cure de repos. Parfois en effet, mais, à la vérité, assez rarement, les premières fatigues musculaires, sans élever la température, produisent soit un temps d'arrêt, soit une diminution dans le résultat des pesées, l'apport alimentaire restant le même. Dans ces cas, j'impose la cure de repos, pour un temps variable, selon chaque malade, et chaque forme de la maladie. De même faut-il imposer le repos, surtout dans les premières semaines de la cure, à tout malade qui, sans être fébrile à proprement parler, fait des poussées de congestion pulmonaire, même circonscrites, rend quelques expectora-

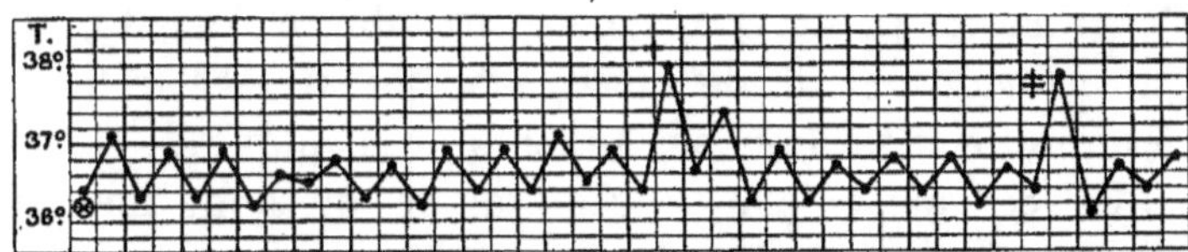

Tracé V. — Jeune homme, quinze ans. — Craquements humides dans la région sous-clavière droite, et dans la fosse sus-épineuse du même côté. Schème de congestion du professeur Grancher, sous la clavicule gauche, près du bord sternal et à hauteur des deux premiers espaces intercostaux. Expectoration muco-purulente bacillaire. Le début de la maladie remonte à six mois. — ⊕ Troisième semaine de la cure d'air et de repos. + Promenade d'une heure en voiture, marche de dix minutes en terrain plat, séjour de deux heures au *bord de la plage*, par temps calme, doux. ✢ Promenade d'une heure en voiture, marche de dix minutes en terrain plat, séjour de deux heures *en pleine forêt* par temps calme, doux. — Augmentation de poids après trois semaines de cure d'air et de repos; 44ᵏ,700 à 46ᵏ,250, soit 1ᵏ,550.

tions colorées, sous l'action de la moindre dépense musculaire.

A tous les autres malades, nous permettons un exercice, proportionné à l'état général ou local de chacun d'eux. Cet exercice va depuis la simple cure de terrain, si facile à régler dans les allées accidentées de la ville d'hiver, jusqu'à la pratique modérée ou active du cheval. Sous certaines réserves, bien déterminées, la promenade en bateau est une de mes prescriptions préférées pour les torpides, en été et au printemps, parfois, mais plus rarement, en hiver.

## IV

CURE LIBRE. — CURE FERMÉE.

Telle est la technique adoptée pour la cure marine et forestière de notre littoral. C'est la cure libre, dans toute l'acception du mot, cure libre contre laquelle s'élèvent les nombreux partisans de l'altitude, c'est-à-dire de la cure fermée. Cette dernière, semble-t-il, est l'arche sainte à laquelle il ne faut pas toucher, sous peine de sacrilège !

Est-ce une raison, parce que la méthode nous vient d'Allemagne, où, d'ordinaire, mais pas toujours cependant, on la pratique militairement dans des établissements fermés, pour la transplanter chez nous immuable, irréductible ?

Nous ne le pensons pas ; autre race, autres mœurs ; autre climat, autre adaptation, et surtout autre facilité de la méthode.

La plus grosse objection soulevée contre la cure libre, c'est que pendant la cure « la surveillance ne peut être rigoureuse et efficace que dans les établissements fermés », disent, entre autres, Hérard, Cornil et Hanot.

Quelque autorité qui s'attache à cette objection, à raison de ces derniers auteurs, nous ne saurions y souscrire. D'abord parce que, en clientèle libre, nous obtenons aujourd'hui des malades, beaucoup plus et beaucoup mieux, et qu'ensuite les malades dont nous n'obtenons rien, ne sont pas ceux qui vont jamais grossir la clientèle des établissements fermés. Au surplus, combien les dangers de la cure d'air, réels dans les climats rigoureux de l'altitude, sont-ils atténués dans des climats tempérés et constants, tels que celui du littoral atlantique !

En ce qui concerne la surveillance constante et rigoureuse du malade, c'est une erreur que de croire à l'impossibilité de sa réalisation, en cure libre. Certes, je reconnais que lorsque le médecin a bien précisé, bien arrêté la technique de la cure d'air, son rôle ne saurait être terminé. La vie quotidienne du malade, les moindres détails de son existence doivent lui être connus. Voici comment je réalise cette surveillance :

Chaque jour, le malade, à son défaut, une personne de l'entourage, parent ou garde, prend son observation détaillée. Cette besogne est mise à sa portée, grâce à un schème d'observation qu'il faut écrire, en insistant pour qu'il soit répondu à chacune des questions posées. Tandis que ce petit travail quotidien intéresse le malade, et lui montre une fois de plus de quelle sollicitude on entoure les moindres détails de sa cure, de son côté le médecin se trouve renseigné d'une façon précise. Il ne faut pas, en effet, laisser au malade ou à son entourage le soin d'apprécier en bloc les événements qui se déroulent, car impressionnés par les manifestations symptomatiques les plus récentes, ils perdent vite la notion des manifestations remontant à quelques jours. Qu'après une série de bonnes nuits, par exemple, survienne une mauvaise nuit du fait d'un retour offensif de la toux, on peut être certain à l'avance que le malade et son entourage oublieront vite ce qui fut un mieux, pour rester sous l'impression de ce qui vient d'être mauvais. L'inscription quotidienne de chaque symptôme remédiera à ces causes d'erreur.

Voici deux types d'observations, telles que nous les réglons dès les premières visites, et relevées par les malades mêmes :

3 *octobre* 1894 (*troisième jour du traitement*).

*Nuit.* — Meilleure, moins de toux.
*Température.* — M : 37°,3 ; S : 38°,2.

*Toux.* — Nuit : diminuée.

      Réveil : fréquente.

      Matinée : sèche et pénible.

      Après-midi : diminuée, rauque.

*Expectoration.* — Réveil : dix crachats, épais, jaunâtres.

      Matinée : nulle.

      Après-midi : cinq crachats, un rouillé.

*Transpiration.* — Légère sur la poitrine, vers le matin.

*Alimentation.* — Révalescière au lait, bouillon concentré, poisson, beefsteak, purée de lentilles, 100 grammes de viande pulpée, quatre œufs crus, un litre de lait, une demi-bouteille d'extrait de malt.

*Appétit.* — Déjeuner : bon.

      Dîner : très bon.

*Déjections.* — Urine claire, abondante.

      Légère constipation.

*Observation.* — Selon la prescription du Docteur, les rideaux et tapis ont été enlevés, la chambre largement ouverte de 6 heures du matin à 9 heures du soir. Resté étendu toute la journée dehors sur une chaise longue, abrité par un paravent. Je ressens un mieux sensible sur la veille, je commence à bien manger.

Ce malade, après un an de séjour, a quitté la station, guéri, ayant gagné en poids, dans les cinq premiers mois de son séjour, 12$^k$,600 (de 58 kilos à 70$^k$,600).

Autre exemple fourni par un malade en cours de traitement :

*Journée du lundi* 21 *décembre* 1896 (*dix-huitième jour du traitement*).

*Nuit.* — Bon sommeil.

*Toux.* — Réveil : un peu de toux.

      Matin : petite toux.

      Après-midi : nulle.

      Soirée : petite toux assez fréquente.

*Expectoration.* — Réveil : trois crachats épais.

      Matinée : trois crachats moins lourds.

> Après-midi : nulle.
>
> Soirée : nulle.

*Transpiration.* — Presque nulle, sans atropine.

*Intestin.* — Très bon.

*Alimentation.* — 8 heures : deux œufs, deux rôties pain grillé avec beurre, une tasse de thé.

> 10 heures : 80 grammes de viande crue.
>
> Midi : potage, beefsteak, céleri, gâteau, deux verres de lait, café, eau-de-vie.
>
> 4 heures : jambon, deux tartines beurrées, demi-tasse de thé.
>
> 6 heures : soupe, escalope, choux-fleurs, fromage, trois verres de lait.
>
> 9 heures : deux œufs crus.

*Température.* — M : 37°,5 (aisselle) ; 6 heures soir : 38°,8 (bouche).

*Observations.* — Léger frisson le matin à 11 heures ; congestionné de la figure l'après-midi, après digestion au lit.

Cure d'air : de 9 heures à midi = 3 heures.

> de 1 h. 1/2 à 5 h. 1/2 = 4 heures.
>
> de 6 h. à 9 heures = 3 heures.
>
> ————————
>
> 10 heures de jour.

De 10 h. 1/2 soir à 7 h. 1/2 matin.

soit { 9 heures de nuit / 10 heures de jour

————————

19 heures.

Nous ne pensons pas qu'il soit possible de prétendre que, dans ces conditions, le malade échappe à la surveillance active du médecin. Mais je n'hésite pas à reconnaître que tant vaudra l'énergie du médecin, tant vaudra la réalité de cette surveillance.

Et si dans une forme concise, notre maître le professeur Grancher a dit, à propos de la guérison de la tuberculose, que, « pour guérir il faut avant toute chose le vouloir, le vouloir bien, le vouloir longtemps », ce qui est le rôle du malade ; nous ajouterons « qu'il faut le lui faire vouloir, bien et longtemps », ce qui est le rôle du médecin. Rôle difficile à tenir de part et d'autre, précisément à cause de sa longue durée, mais qui donnera au malade la seule chance de guérison, et au médecin la satisfaction d'un devoir social accompli.

# CHAPITRE IV

## ACTION PROPHYLACTIQUE



I

Sous cette rubrique, je n'entends point étudier l'action prophylactique du climat marin dans les débilités constitutionnelles héréditaires ou acquises. Pas davantage je ne veux rechercher si la mer, puissant agent prophylactique et curateur de la scrofule, rend, de ce fait, plus difficile et plus rare l'éclosion de la phtisie ; ni si les départements côtiers paient un moins large tribut que les autres, à ces deux maladies.

Ce sont faits connus et démontrés, et hors de mon sujet.

Il me faut serrer la question de plus près. Avant que d'entreprendre l'analyse clinique des nombreuses observations sur lesquelles reposent les conclusions de notre étude, il est utile de rechercher quelle action prophylactique la cure marine peut exercer à l'égard de certaines affections de l'arbre aérien, préfaces trop fréquentes de la phtisie.

En d'autres termes, si les candidats à la tuberculose, par hérédité, par diathèse, par tempérament, ne nous occupent pas, bien autrement nous intéresse la catégorie des candidats par mauvais état des voies respiratoires. Ce sont les plus prochainement menacés, nous les appellerons les *candidats pulmonaires*.

Afin de n'être accusé ni de parti pris, ni d'avoir fait figurer dans les chapitres suivants, sous la rubrique de tuberculoses améliorées ou guéries, des malades non tuberculeux, mais simplement menacés, j'ai assigné à la catégorie des *candidats pulmonaires* les limites les plus larges. A côté des malades, dont les expectorations étaient vierges du bacille de Koch, on trouvera nombre d'autres observations, que la clinique moderne pourrait, peut-être à juste titre, revendiquer comme des cas de tuberculose pulmonaire. Il se pourrait que plusieurs de ces malades fussent à la période dite de germination par le professeur Grancher.

Quoi qu'il en soit, admettons que tous ces malades ne fussent réellement que des prédisposés, et non des élus de la bacillose ; du moins le fait de guérir, par la climathérapie marine, ces états locaux inquiétants et douteux, constitue-t-il un précieux avantage.

Nous savons que les inflammations pulmonaires ou bronchiques mal éteintes, sont des portes largement ouvertes à la phtisie. Démontrer par la clinique, que les éléments du climat marin et forestier dissipent les congestions parfois anciennes, débarrassent les poumons d'exsudats et reliquats inflammatoires parfois étendus, c'est mettre en pleine lumière l'efficacité prophylactique de la cure marine.

C'est ce qui ressort, croyons-nous, des 64 observations suivantes groupées, pour la facilité de l'exposé, en séries concordantes, avec, pour chaque groupe, deux ou trois types détaillés.

## II

### COQUELUCHES GRAVES OU COMPLIQUÉES.

La coqueluche, ce *vestibulum tabis*, comme l'appelle Willis, est très efficacement influencée par la mer. Cazin a signalé la cessation, presque brusquement, de la toux de la coqueluche, dans l'atmosphère marine. Dans la ville d'hiver d'Arcachon, par la mise en pratique de l'aération continue, la même brusquerie dans l'amélioration s'observe chaque jour. Festal l'a tout récemment confirmé.

Cette action thérapique du climat ne se limite pas aux coqueluches simples. Elle est non moins nette dans les coqueluches compliquées. Cela ressort également des quatorze observations ci-après.

La prédisposition phtisiogène de la coqueluche est d'autant plus marquée que la maladie a été plus prolongée, et que les manifestations pulmonaires ont été plus intenses et plus tenaces. Ces manifestations pulmonaires cèdent à la cure marine et forestière. Ainsi « sont enrayées par la cure d'air en climat de choix » des menaces sérieuses de tuberculisation (Festal).

Les observations suivantes sont démonstratives :

14 cas. — Coqueluches graves, ou compliquées d'accidents locaux inquiétants, soit bronchite intense, soit broncho-pneumonie à résolution tardive et incomplète, avec débilitation générale, amaigrissement et fièvre, — tous terminés par la guérison.

*Pesées :* 3 cas, inconnues.

11 cas, augmentation de 2 à 6 kilos.

*Durée du séjour :* trois à sept mois.

OBSERVATION I. — *Broncho-pneumonie double consécutive à la coqueluche. — Durée du séjour : quatre mois. — Augmentation de poids : 4 kilos. — Guérison non démentie depuis six ans.*

Jeune fille, quatorze ans, issue de père et mère bien portants. Début de coqueluche en *juillet* 1892.

2 *août*. Elle se complique d'une dyspnée continue, avec douleurs mal localisées, mais pénibles dans le côté droit, si bien que la malade fait son possible pour éviter les quintes de toux. L'auscultation est difficile et ne donne que des résultats très vagues. En même temps, fièvre intense, à allures intermittentes, nulle le matin et commençant vers midi, pour atteindre son acmé (38°,5 à 39°) dans la soirée.

Cet état persiste et, au bout d'une dizaine de jours, aux quelques râles sibilants et sous-crépitants entendus çà et là des deux côtés, est venu s'ajouter un léger souffle avec égophonie légère et submatité à la base droite en arrière. Pendant deux jours, expectoration sanguinolente (l'enfant n'est pas encore réglée). Ces mêmes phénomènes se produisent à gauche, mais à un bien plus faible degré ; submatité à peine sensible, respiration soufflée, voix légèrement aigre (11 *août*).

A dater du 25, ces phénomènes ont rétrocédé graduellement d'abord à droite ; la température cesse de s'élever à partir du 1er septembre, et, à dater de cette époque, l'état général s'est un peu, — mais un peu seulement, — amélioré. Mais une atténuation notable des phénomènes généraux n'a été constatée que bien postérieurement à celle de l'état local.

Arrivée à Arcachon le 1er *octobre*. Enfant maigre, chétive, à cheveux roux, à sclérotiques bleues. Facilement essoufflée, appétit médiocre. Toux assez fréquente le matin au réveil, pendant une ou deux heures, avec expectoration muqueuse non bacillaire.

A la base droite, en arrière, persistance de la submatité avec murmure respiratoire très nettement affaibli, légère résonance de la voix, sans souffle comme sans égophonie.

1<sup>er</sup> *novembre.* La malade est en voie de guérison. La toux du matin, après avoir notablement diminué, a cessé complètement depuis cinq jours. Expectoration nulle.

Quant à l'état général, les modifications y sont profondes ; l'enfant est colorée, jouit de fonctions digestives parfaites, dont la conséquence est une augmentation de poids de 1<sup>k</sup>,500.

1<sup>er</sup> *février* 1893. La guérison ne saurait être discutable ; retour *ad integrum* de la fonction pulmonaire, à la base droite, avec sonorité normale et perméabilité complète. L'enfant peut courir sans toux ni oppression. Pas de menstruation. Augmentation totale de poids : 4 kilos.

Depuis lors, cette jeune fille est revenue à Arcachon pour un nouveau séjour d'un mois au printemps de 1894. La guérison ne s'est pas démentie et la menstruation, établie après la première cure d'air dans la forêt d'Arcachon, n'a pas cessé d'être d'une régularité parfaite.

OBSERVATION II. — *Coqueluche intense, de longue durée. — Congestions pulmonaires erratiques. — Amaigrissement. — Durée du séjour : trois mois. — Augmentation de poids : 6 kilos. — Durée de la guérison : dix-huit mois.*

Cette observation, citée par Arnozan, au Congrès de médecine do Bordeaux, est relative à une enfant de dix ans qui, contractant la coqueluche à Paris, revient immédiatement à la campagne, près de Bordeaux.

Envoyée peu après dans un autre point de la même commune, à titre d'isolement de ses frères et sœurs, qui d'ailleurs contractèrent tous la coqueluche, l'enfant présente, à la suite d'un refroidissement (?), une série de congestions actives à la base gauche, puis à la base droite, puis en dernier lieu au sommet droit.

« Transport à Arcachon : chute immédiate de la fièvre pendant le voyage, disparition des phénomènes stéthoscopiques, guérison en moins de quinze jours ». (Arnozan).

A son arrivée (14 *juillet* 1895) cette petite malade, maigre, pâle, chétive, émaciée, ne mangeant presque rien, vomissant tout, suant la nuit, très anhélante, après les quintes de toux, porte un large foyer de congestion pulmonaire au sommet droit, tant en avant qu'en arrière. Elle est à ce point malade, qu'on dut la faire voyager sous la surveillance d'un médecin.

Quinze jours après l'arrivée, la toux coqueluchoïde, qui remontait à trois mois, avait cessé, le sommeil était revenu, l'appétit excellent, tout vomissement disparu, et la perméabilité pulmonaire presque entièrement rétablie.

Après trois mois de séjour, dont les deux derniers passés sur la plage, en promenades longues et quotidiennes sur le Bassin, la petite malade avait augmenté de 6 kilos.

Depuis lors (10 *octobre* 1895) la guérison ne s'est pas démentie. L'enfant a fait une saison de bains de mer pendant l'été de 1896.

Il s'agit là certainement du cas de coqueluche la plus compliquée, qu'il m'ait été donné de voir guérir aussi complètement et en si peu de temps.


## III


### PLEURÉSIES PURULENTES AVEC VOMIQUE OU EMPYÈME.


On sait quelle part Kelsch et Vaillard accordent à la tuberculose dans l'étiologie de la pleurésie purulente. Ils admettent, basant leur dire sur de nombreuses autopsies, la tuberculose comme facteur étiologique constant de la pleurésie purulente. Les recherches bactériologiques et les inoculations, seules capables d'établir le diagnostic précis, n'ayant pas été pratiquées chez nos malades, nous nous contentons de les considérer comme de simples prédisposés à la phtisie.

7 cas. — Pleurésies purulentes, dont 5 avec vomiques, 2 avec empyème opératoire, ayant laissé à leur suite des troubles locaux pulmonaires sérieux, avec phénomènes généraux appréciables.

*Pesées :* 4 cas, inconnues.

3 cas, augmentation : 2$^k$,500, 6 kilos, 8 kilos.

*Durée du séjour :* 5 cas, deux à huit mois ; 2 cas résidence fixe, six et douze ans.

*Durée de la guérison :* De ces 7 malades, 2 sont morts, l'un, deux ans après la guérison (éclampsie puerpérale, voy. obs. III), l'autre, quatre ans après (gangrène pulmonaire diabétique). Chez 3 malades, la guérison dure depuis six, huit, douze ans. Les 2 autres ont été perdus de vue.

OBSERVATION III. — *Pleurésie purulente gravidique.* — *Vomique.* — *Pyo-pneumothorax.* — *Durée du séjour : huit mois.* — *Augmentation de poids : 8 kilos.* — *Guérison.* — *Morte en couche deux ans après* (*éclampsie brightique*).

Jeune femme de vingt-deux ans. Antécédents héréditaires : prédisposition goutteuse du côté paternel ; la mère est diabétique depuis quelques années. Antécédents personnels : bonne santé, jusqu'à l'époque du mariage qui remonte à un an.

Devenue presque immédiatement enceinte, la malade a beaucoup voyagé durant sa grossesse et rentre chez elle dans les premiers jours de *juillet* 1884, se croyant enceinte de huit mois. Trois jours plus tard, elle ressent les premières douleurs de l'accouchement, le médecin appelé, constate un commencement de dilatation du col, en même temps que de l'œdème des jambes et de l'albuminurie. Un premier accès d'éclampsie éclate au début du travail, suivi de huit autres avant que la dilatation permette de terminer l'accouchement par une application de forceps. L'accouchement terminé, les accès se répètent encore cinq à six fois, et la malade reste dans le coma pendant douze heures, pour ne reprendre connaissance que le quatrième jour.

Toutefois elle paraît se rétablir assez vite, bien qu'au dixième jour elle ressentît des *douleurs névralgiques du côté gauche*, et dans le bras du même côté. La percussion et l'auscultation pratiquées à plusieurs reprises, ne révélèrent aucun symptôme, et ces douleurs cédèrent aux injections hypodermiques de morphine. Vers le 15 *août* retour des douleurs, et écrit, le médecin traitant : « Je constatai à la base du poumon gauche, de la *submatité*, de la *diminution des vibrations thoraciques*, de l'*affaiblissement du murmure respiratoire*, de l'*égophonie*. En même temps, état fébrile très marqué. »

Sous l'influence de la médication mise en œuvre, l'épanchement parut se résorber, et la malade commençait à sortir, lorsque le 4 *septembre*, elle se trouve plus gênée de la respiration. L'épanchement s'était sourdement accru, de manière à remplir presque toute la cavité pleurale gauche, donnant lieu à la dyspnée avec toux quinteuse, suivie d'expectoration de quelques crachats filants ; matité presque absolue, absence du murmure vésiculaire, sauf dans les régions sous-claviculaire et sus-scapulaire, pas de râles, diminution des vibrations thoraciques. La question de la thoracentèse, agitée, est écartée à la suite d'une consultation. On revint aux vésicatoires.

Les symptômes de percussion et d'auscultation s'amendent lentement et faiblement : la matité devient moins absolue, le murmure respiratoire est perçu affaibli dans le côté gauche. A partir des *premiers jours d'octobre*, apparition de râles bronchiques, localisés surtout dans la partie supérieure du poumon gauche. Ces râles persistent depuis lors. De plus, à dater du 10 *septembre*, la malade souffre d'un état fébrile presque continu avec exacerbation vespérale. Diarrhée abondante, vomissements fréquents et anorexie absolue.

Cet état persiste, avec des alternatives, pendant tout le *mois de septembre*. Au *commencement d'octobre*, la diarrhée s'arrête, les vomissements cessent, l'appétit devient un peu meilleur, mais la fièvre persiste malgré toutes les médications, et chaque matin, au réveil, poussées de transpiration.

Le 22 *octobre* au matin, long accès de toux de plusieurs heures, amène dans la bouche un gaz avec goût de pourriture, haleine fétide, terminé par l'expectoration de quelques crachats fétides, purulents, mélangés à des expectorations muqueuses très abondantes.

La nuit du 22 au 23 *octobre* a été relativement bonne. La malade a peu toussé et expectoré du muco-pus à odeur fétide prononcée. Le matin, peu de toux, expectoration diminuée et sans odeur; sueurs abondantes.

Je vois la malade pour la première fois, le 23 *octobre* à 9 *heures du soir*, au moment même de son arrivée. Elle est dans une situation lamentable, après un voyage de douze heures. L'état général est plus que mauvais : maigreur excessive, œdème des extrémités inférieures, urines rares et contenant des flots d'albumine, peau très chaude, avec transpiration, température vespérale 40°. En outre, dyspnée excessive, extrémités légèrement violacées, toux petite, sèche, incessante. Tout le côté gauche du thorax est absolument plein, avec effacement total de l'espace de Traube, et déplacement du cœur, dont la pointe bat à un travers de doigt en dehors du bord droit du sternum.

Si la situation de la malade est critique, la mienne ne l'est pas moins, car je me vois contraint, à ma première visite, de proposer une intervention chirurgicale, que je voudrais immédiate. Mais j'accède au désir de la famille, et il est convenu que je verrai la malade le lendemain matin, à 8 heures, assisté de deux de mes confrères. La famille se conformera aux conclusions de la consultation; mais à 3 heures du matin on vient me chercher en toute hâte. La malade, à peine assoupie, s'est réveillée en sursaut pour vomir des flots d'un pus horriblement fétide, gangreneux, pendant qu'étouffant, anxieuse, en pleine lipothymie, le cœur est petit, misérable, intermittent, et les extrémités froides.

Après une heure et demie de soins, la malade se remet grâce à plusieurs piqûres d'éther, à l'application répétée mais légère du marteau de Mayor, à l'ingestion de hautes doses de champagne, et de frictions alcooliques et térébenthinées chaudes.

*24 octobre.* A midi la malade est mieux ; elle éprouve un grand soulagement, car sa respiration est beaucoup plus libre. La fièvre ne s'apaise pas : 38°,5 dans la matinée et 38°,8 dans la soirée. L'expectoration purulente, beaucoup moins fétide, continue, mais non plus sous forme de vomique. La percussion et l'auscultation révèlent tous les signes d'un pyo-pneumothorax occupant toute la moitié inférieure du thorax, tant en arrière qu'en avant.

*25 novembre.* Amélioration profonde. L'état général est bien meilleur. Sous l'action de la cure d'air continue, de la médication lactée au début, puis alcoolique ensuite, tous les premiers phénomènes graves ont cessé : disparition de l'œdème des membres inférieurs, plus de trace d'albumine dans les urines, cessation de la fièvre depuis dix jours. La sécrétion broncho-pulmonaire est tarie, c'est à peine si le matin, la malade expectore un ou deux crachats plus muqueux que purulents, et l'auscultation donne les signes non plus d'un pyo-pneumothorax, mais d'un pneumothorax simple.

*15 juin.* La malade quitte Arcachon dans un état remarquable, car depuis déjà deux mois, cette jeune femme peut vivre de la vie commune. Son état général est excellent, toutes les fonctions sont régulières. Depuis trois mois, la menstruation s'est rétablie, et l'augmentation de poids, dans les cinq derniers mois du séjour, a été de 8 kilos. Quant à l'état local, il se traduit par la disparition complète des signes du pneumothorax, et l'oreille ne perçoit plus autre chose que des frottements pleuraux légers, à la partie moyenne du poumon gauche, en arrière, sans aucun râle humide. Tous les autres points des surfaces pulmonaires sont indemnes.

Six mois après le départ, le médecin traitant m'écrivait que la guérison ne s'était pas démentie ; qu'il était émerveillé des résultats de l'auscultation, ne révélant même plus les frottements pleuraux.

Cette guérison ne s'est pas démentie un seul instant pendant deux ans. Après ce laps de temps, cette jeune et charmante femme était emportée par des accès éclamptiques (mal de Bright), à la fin d'une seconde grossesse.

OBSERVATION IV. — *Pleurésie purulente grippale (?), vomique. — Induration du lobe moyen droit, antérieur. — Durée du séjour : huit mois. — Augmentation de poids : 6 kilos. — Guérison dure depuis six ans.*

Petite fille, dix ans, père et mère bien portants.

En *décembre* 1889, fait une grippe dont elle se remet complètement, du moins en apparence. Au commencement de *mai* 1890, sans cause appréciable, fièvre, perte de l'appétit, malaises, puis vers la fin du mois apparition de la toux. Prend le lit le 1.er *janvier* 1890.

Le médecin qui la soigne pense à la tuberculose pulmonaire, car cet état traîne longtemps.

Le 20 *juin*, on constate tous les signes d'un épanchement pleurétique à droite, débordant, en avant, jusqu'au mamelon. Le 4 *juillet*, les signes d'épanchement, très diminués en arrière, persistent en avant sous le mamelon. Là, dans une zone de la largeur de la main, on ne trouve ni son à la percussion, ni murmure à l'auscultation. Les médecins réunis en consultation, pensent à une pleurésie de la grande cavité en voie de résolution marquée, avec induration pulmonaire, en avant. Cependant la toux de plus en plus sèche, devient de plus en plus fréquente, de plus en plus quinteuse, véritablement coqueluchoïde, en même temps les accès de fièvre vespérale, à type intermittent, s'accentuent.

Le 6 *juillet*, vomique d'une centaine de grammes d'un pus épais, inodore ; chute de la fièvre avec retour de la sonorité et du murmure respiratoire dans l'aisselle et sous le mamelon. L'examen microscopique du pus est négatif.

Deux nouvelles vomiques, précédées d'une période fébrile, ont lieu le 23 *juillet* et le 9 *août*.

Depuis lors, l'état général s'améliore, la fièvre cesse; mais persistance des poussées congestives à la base du poumon, modifiant les signes physiques et simulant parfois un retour de l'épanchement. Arrivée à Arcachon le 1ᵉʳ *septembre* 1890. L'examen de la poitrine, révèle dans l'aisselle une modification des signes physiques déjà constatés il y a une huitaine de jours et passagèrement disparus. Ce sont : matité remontant jusqu'à la hauteur du mamelon, respiration à timbre amphorique avec râles éclatants, presque métalliques. S'agit-il d'un pneumothorax circonscrit ou simplement de signes pseudo-cavitaires?

Pendant les trois premiers mois de son séjour, la petite malade a fait, à deux reprises différentes, des poussées congestives de toute la base droite, simulant encore à s'y méprendre un retour offensif de l'épanchement pleurétique. Chaque poussée s'est accompagnée de fièvre, d'embarras gastrique, d'un léger amaigrissement.

A la *fin du mois de mai,* c'est-à-dire après un séjour de huit mois, la guérison peut être considérée comme complète. Dans toute l'étendue du poumon droit, en arrière, le murmure respiratoire s'entend, pur, exempt de tout bruit.

En avant, près du mamelon, en cette région qui paraissait indurée, la perméabilité pulmonaire est complète ; à peine si, dans les inspirations profondes, on perçoit quelques légers frottements très circonscrits, très superficiels.

Quant à l'état général, il est parfait. L'enfant a engraissé de 6 kilos.

Un nouveau séjour de quatre mois (en 1891-1892) a consolidé cette guérison qui ne s'est pas démentie depuis lors.


# IV

## INFLAMMATIONS SIMPLES DE LA PLÈVRE, DU POUMON, DES BRONCHES.


La pleurésie à résolution lente, à reliquats tenaces, entre pour 10 cas dans ce groupe d'observations. Dans la majeure partie, elle était loin d' « avoir fait sa preuve ». Si nous l'étudions dans le groupe des maladies prédisposant à la tuberculose, cela ne veut point dire que nous prenions parti en faveur d'une des deux doctrines aujourd'hui en présence : doctrine de la pleurésie prétuberculeuse, et doctrine de la pleurésie première manifestation de la tuberculose. Je reste simplement fidèle au programme que je me suis tracé, de n'étudier dans les chapitres ultérieurs, que les lésions indiscutablement tuberculeuses.

24 cas. — Pleurésies séreuses ou séro-fibrineuses, pleuro-pneumonies, spléropneumonie, bronchites suspectes, tena-ces ou à répétition, dont la résolution incomplète se mani-festait nettement à l'auscultation, et qu'accompagnaient, dans la majeure partie des cas, des accidents fébriles.

*Pesées :* 8 cas, inconnues.

16 cas, augmentation de 1 à 6 kilos.

*Durée du séjour :* 22 cas, deux à neuf mois ; 2 cas, résidence fixe quatre à six ans.

*Durée de la guérison.:* 4 cas, inconnue.

20 cas, de un à huit ans.

Voici deux observations très démonstratives de guérison du groupe que nous étudions en ce moment :

Observation V. — *Broncho-pneumonie à répétition du lobe infé-rieur droit, avec imperméabilité du sommet, du même côté, en arrière. — Durée du séjour : cinq mois. — Augmentation de poids : 3 kilos. — Guérison remonte à sept ans, malgré une coqueluche intercurrente.*

Petite fille, cinq ans. En *novembre* 1888, fièvre typhoïde grave. En *février* 1889, deux broncho-pneumonies successives ; « la pre-mière a duré un mois et demi, le début en a été précédé, pendant quinze jours environ, d'une petite toux sèche, quinteuse, s'accompa-gnant souvent de vomissements, mais qui n'était cependant pas la coqueluche. Après une guérison qui paraissait bien établie et qui a duré près d'un mois, réapparition de la même toux, puis retour au côté droit, qui avait été primitivement atteint, d'une nouvelle broncho-pneumonie pseudo-lobaire, occupant les deux tiers inférieurs. Dans le reste des poumons, râles de bronchites. Depuis que la période aiguë est terminée, nous avons assisté à des accès fébriles presque quotidiens qui n'ont pris fin que depuis huit jours (10 *mai* 1889). Expectoration de gros crachats muco-purulents rendus en abondance et surtout le matin, sueurs, amaigrissement, appétit et entrain relativement conservés; modifications du rythme respiratoire, aux deux sommets, depuis plus d'un mois. En somme, situation qui paraît depuis quinze jours s'amender un peu, sans dissiper tout à fait les craintes de spécificité qui se sont souvent présentées à notre esprit. Au point de vue héréditaire, rien du côté maternel, rachitisme dans la famille du père. »

Arrivée à Arcachon le 21 *mai*. Enfant extrêmement pâle, à très longs cils, à reflets bleuâtres de la sclérotique, nuque velue, cheveux secs, cassants, très clairsemés, amaigrissement marqué.

Pas de déformation thoracique. Submatité très marquée au sommet droit en arrière; la respiration y est sensiblement soufflante, saccadée, légèrement obscure à la base du même côté.

22 *mai*. Première sortie depuis deux mois, de midi à quatre heures ; tout se passe très bien, l'enfant est gaie, toute heureuse de se trouver en plein air.

30 *mai*. Point de côté à droite, fièvre 38° le matin, 39°, 3 le soir. Dyspnée ; matité absolue dans la moitié supérieure du poumon droit, en arrière, avec souffle tubaire, sans râles, et sous l'aisselle quelques frottements. Pas de cause appréciable de cette nouvelle poussée ; l'enfant n'a pas pris froid.

2 *juin*. Diminution de la fièvre et de la dyspnée. Souffle moins étendu, moins aigre, respiration perçue à la base ; et au sommet quelques râles de retour dans les efforts de toux. Voix aigre, avec matité dans toute la moitié supérieure. Sous le mamelon gauche, petite douleur superficielle avec quelques frottements pleuraux très circonscrits.

12 *juin*. La fièvre a cessé depuis trois jours, les signes d'auscultation restent à peu près les mêmes, la résolution ne se fait que très lentement. Retour de l'appétit, l'enfant se lève, depuis deux jours, quelques heures dans l'après-midi.

1er *août*. L'état général est excellent et ne laisse rien à désirer. La fièvre n'existe plus, et n'a pas reparu une seule fois depuis le 9 *juin*. L'appétit excellent, ne s'est pas démenti. Dans les *premiers jours de juillet*, un léger embarras gastrique a cédé, en

*48 heures*, à un léger purgatif. L'augmentation de poids est notable : *trois kilos* de plus qu'à l'arrivée. Le visage est coloré, sommeil excellent. Quant à l'état local, quoique très amélioré, il conserve encore quelques reliquats des atteintes antérieures. La fosse sus-épineuse droite est le siège d'une légère submatité, avec exagération des vibrations thoraciques et résonance vocale, qu'accompagne une diminution sensible du murmure respiratoire. La toux et l'expectoration sont nulles.

*Fin septembre*, au moment du départ, la guérison est complète, c'est à peine si à droite, le murmure respiratoire, entièrement revenu, est un peu rude, légèrement sec. La perméabilité est totale.

La guérison ne s'est jamais démentie depuis lors, bien que l'enfant ait été atteinte, en 1891, d'une coqueluche qui a évolué normalement, n'a déterminé aucune complication pulmonaire, et pour la convalescence de laquelle, un séjour d'un mois a été fait dans la forêt d'Arcachon. L'auscultation minutieuse pratiquée en *août* 1896, ne décèle rien d'anormal, ni la moindre différence entre les deux poumons. La petite malade de 1889 est aujourd'hui une superbe enfant.

OBSERVATION VI. — *Bronchite chronique. — Durée du séjour : cinq mois. — Augmentation de poids : 6 kilos. — Guérison dure depuis dix-huit mois.*

Jeune fille, dix-sept ans, père bien portant et robuste, mère morte, il y a dix ans, de tuberculose pulmonaire. Un frère et une sœur plus âgés, très bien portants.

Menstruation régulière depuis l'âge de douze ans.

Bronchite chronique, dont le début remonte à trois ans, pour laquelle toutes les médications ont été tentées sans succès. Deux cures à Eaux-Bonnes ont amené une amélioration momentanée de trois mois.

Arrivée à Arcachon le 6 *décembre* 1894. Grande et belle jeune fille, d'apparence robuste, mais extrêmement molle, lymphatique, bouffie. Type des scrofuleux indolents des contrées du Nord de l'Europe.

Bronchite chronique, *non bacillaire*, caractérisée par de gros râles sibilants et ronflants, des deux côtés, avec bouffées de râles sous-crépitants fins, abondants, isolés par îlots, plus particulièrement à la base et dans la ligne axillaire gauches. Ces foyers s'augmentent régulièrement au moment des époques menstruelles et provoquent alors une dyspnée assez marquée, simulant l'attaque d'asthme.

Expectoration épaisse, muqueuse, abondante, surtout au réveil ; pas de fièvre, appétit médiocre.

Le jour du départ 15 *mai* 1895, la guérison ne saurait être contestée. Les époques menstruelles des deux derniers mois n'ont produit aucune poussée; et les râles secs des gros tuyaux bronchiques n'existent plus. La dyspnée est nulle, et l'expectoration totalement tarie depuis les derniers jours de *mars*.

Augmentation de poids, de 60 à 66 kilos, soit bénéfice 6 kilos.

Depuis lors (*octobre* à *juin*) la guérison ne s'est pas démentie un seul jour. Par précaution, la malade a passé tout l'hiver de 1895-1896, à Arcachon, pour affermir sa guérison.


V


ADÉNOPATHIES BRONCHIQUES GRAVES OU COMPLIQUÉES.


L'action de la cure marine et forestière dans l'adénopathie bronchique est tout aussi remarquable, aussi rapide, aussi radicale que dans la coqueluche. Lorsqu'on songe au rôle prépondérant de cette affection dans la pathologie infantile, rôle si bien mis en évidence par J. Simon, puis par le professeur Grancher ; lorsqu'on songe également à la fréquence de la tuberculose ganglionnaire médiastinique, on comprend l'importance de cette remarquable action prophylactique du climat marin, démontrée par les faits qui suivent :

7 cas — Adénopathies trachéo-bronchiques graves, avec phénomènes congestifs d'un ou des deux sommets pulmonaires, et mauvais état général.

*Pesées* : 7 cas, augmentations de 1ᵏ, 500 à 6 kilos.

*Durée du séjour* : 7 cas, quatre à huit mois.

*Durée de la guérison* : 3 cas, inconnue.

4 cas, de deux à six ans.

Les trois observations suivantes sont très démonstratives :

Observation VII. — *Adénopathie trachéo-bronchique avec congestion du sommet droit et reliquats pleurétiques. — Deux séjours. — Augmentation de poids : 4ᵏ,350. — Guérison dure depuis six ans.*

Pètit garçon, onze ans. Sans antécédents héréditaires autres que du nervosisme. Bonne santé moyenne, avec belle apparence, jusqu'à l'âge de dix ans. A cette époque, *pleurésie latente*, à peu près *sèche*, à la base gauche en arrière.

Depuis lors (*mars* 1888) santé parfaitement rétablie.

En *août* 1888, premiers accidents : la nuit, en plein sommeil, ronflement, expuitions muqueuses allant jusqu'au vomissement. Bientôt surviennent des spasmes cervicaux, parfois angoissants, arrêtant la déglutition, survenant surtout aux repas, et aboutissant souvent à des vomissements alimentaires qui terminent la crise.

La crise terminée, l'enfant peut recommencer son repas, et reprend sa gaieté.

Entre temps, périodes de bronchites légères, avec longs intervalles à peu près sans toux.

Fin *octobre* 1888, légère manifestation d'induration sèche du sommet droit. Submatité correspondant aux ganglions péri-bronchiques postérieurs, surtout à gauche. Les ganglions cervicaux du même côté sont très développés, et visibles à l'œil nu, quand l'enfant tend le cou. Amaigrissement progressif et rapide. Pas de fièvre.

Au moment de l'arrivée (12 *décembre* 1888) l'enfant est exactement dans le même état.

A la fin d'un premier séjour de deux mois pleins, l'amélioration est manifeste, tant dans l'état local, que dans l'état général. L'induration du sommet droit a disparu, faisant place à une perméabilité complète. La submatité péri-bronchique postérieure n'est plus perceptible, et les ganglions cervicaux sont diminués de plus de moitié.

Voici d'ailleurs ce qu'écrivait la mère, femme fort intelligente, deux mois après le départ du petit malade : « Nous sommes arrivés à Arcachon, le 12 *décembre* 1888. A ce moment l'enfant ne gardait pas ses aliments à cause de contractions permanentes pendant les repas. Il toussait, la nuit surtout, et achevait là de rendre ce qu'il pouvait avoir gardé de son repas. Son appétit était nul, sa maigreur très prononcée. Il pesait environ *soixante livres*.

« Dès les premiers jours de la cure d'air, la toux s'atténuait et disparaissait la nuit.

« Le 23 *décembre*, l'enfant était pris de fièvre, avec embarras gastrique suivi de *stomatite aphteuse* persistant pendant quelques jours. Mais les forces, l'appétit, le sommeil étaient revenus. Dès ce moment l'enfant gagnait de 350 à 400 grammes par semaine. Les sorties du matin, les journées passées dehors, donnaient la santé à mon fils, à tel point que chaque jour il allait au bord de la mer, et sortait par tous les temps.

« Enfin le 17 *février* 1889, en quittant Arcachon, l'enfant avait gagné *six livres*, en deux mois, d'ailleurs perdues en partie à Paris, depuis le retour qui remonte à un mois et demi.

« Le médecin traitant a trouvé l'enfant en très bon état; cela a duré une quinzaine de jours; au bout de ce temps, il constatait à l'auscultation une recrudescence dans l'inflammation des ganglions, avec retour de la toux nocturne. »

Le petit malade revient le 23 *décembre* 1889, faire un second séjour. Son état est encore plus médiocre qu'au premier voyage. Les vomissements spasmodiques ne se sont pas reproduits, mais l'adénopathie bronchique, très marquée, s'accompagne de poussées légères, fugaces, mais très nettes de bronchite spasmodique; avec congestion permanente du sommet droit, dans la fosse sus-épineuse et la région sous-clavière.

Voies digestives médiocres; anorexie. Le poids du corps est exactement le même qu'il y a un an, au moment du départ (*février* 1889).

15 *février* 1890. L'enfant a augmenté de poids, et sa taille s'est accrue d'un centimètre dans un mois. Ses fonctions digestives sont régulières, la mine éblouissante. Chaque jour le petit malade passe plusieurs heures au bord de la mer.

Les modifications de l'état local sont tout aussi importantes. La toux est nulle, et la respiration pure, presque partout. Il n'y a plus de comparaisons entre l'enfant d'il y a quatre mois, et l'enfant d'aujourd'hui, dit la mère. Du 25 *février au* 2 *mars*, légère rhino-trachéite, contractée au soleil.

15 *mars*. Depuis 15 jours l'enfant passe toutes ses journées sur l'eau, jusqu'après le coucher du soleil (7 heures), et à plusieurs reprises est sorti à cheval deux ou trois heures. Ne tousse absolument plus; respiration pure, jamais de spasmes, jamais de vomissements.

Accroissement de la taille depuis l'arrivée, trois centimètres, soit un centimètre par mois.

Augmentation de poids :

23 *décembre* 1889. 34ᵏ,150.    15 *février* 1890. 37ᵏ,750.
15 *janvier* 1890. 35ᵏ,000.    15 *mars* 1890. 38ᵏ,500.

Bénéfice : 4ᵏ,350.

La guérison ne s'est pas démentie depuis lors (*mars* 1890, *janvier* 1896).

OBSERVATION VIII. — *Adénopathie trachéo-bronchique ancienne et rebelle. — Durée du séjour : quatre mois. — Augmentation de poids : 5 kilos. — Guérison dure depuis six ans.*

Petit garçon, quatre ans. Père et mère bien portants. Trois frères morts de méningite tuberculeuse entre trois et cinq ans.

Allaitement mercenaire défectueux, terminé par le biberon, provoquant à dix mois une entérite grave.

A *deux ans*, contracte un rhume, par refroidissement, qui dégénère en bronchite, avec grosse toux, fièvre, râles et sifflements dans toute la poitrine. L'enfant s'en ressentit tout l'hiver. Tant qu'il restait à l'appartement, il allait assez bien, mais dès qu'on tentait de le faire sortir, même par le beau temps, la toux et la fièvre reprenaient.

A *trois ans*, pendant tout un hiver, passé à Paris, les rhumes et les bronchites recommencent, avec râles humides, ronflements, sibilances, disséminés, et grosse toux rauque ou coqueluchoïde, amenant parfois des vomissements ou muqueux ou alimentaires. Toux surtout fréquente la nuit.

En 1890 (l'enfant a quatre ans), dès les *premiers jours de janvier*, une bronchite aiguë, intense, qui dure trois semaines, laisse à sa suite une toux d'intensité et de fréquence variables, mais qui ne cède plus.

Arrivé à Arcachon le 1ᵉʳ *mars*, l'enfant plus que pâle, d'un teint de cire, très maigre, facilement essoufflé à la moindre marche, porte une double chaîne ganglionnaire cervicale engorgée, surtout à droite, avec micropolyadénie axillaire et inguinale.

La toux, tantôt grasse, mais plus fréquemment sèche, quinteuse la nuit, à timbre coqueluchoïde très net, coïncide avec les lésions pulmonaires suivantes, révélées par l'auscultation :

POUMON DROIT, *en arrière*. Entre la colonne vertébrale et le bord spinal de l'omoplate, au siège d'élection, c'est-à-dire au niveau de la première à la troisième vertèbre dorsale, on trouve une zone de matité très nette, avec expiration soufflante, inspiration soufflée, et murmure respiratoire voilé dans la fosse sus-épineuse.

POUMON GAUCHE, *en arrière*. Submatité et souffle inspiratoire dans la région interscapulo-vertébrale.

Quelques gros râles sibilants dans les bronches.

29 *mai* 1890, c'est-à-dire après deux mois de séjour, toux nulle. Au réveil, pendant les premières heures, la voix reste voilée. Excellent appétit, excellent sommeil. L'enfant joue et court avec ses petits camarades sans la moindre fatigue, la moindre toux, le moindre essoufflement.

Habite la plage depuis quinze jours, sans la production d'aucun phénomène particulier à signaler.

Augmentation de poids : 3 kilos.

30 *juin*. Le jour du départ, l'amélioration notée ne s'est pas démentie. La toux est absolument nulle. L'enfant est transformé, tant au point de vue général que local. Sa face est brunie, ses muqueuses colorées. Les ganglions cervicaux ont très notablement diminués de volume.

Quant aux signes physiques de l'adénopathie bronchique, ils n'existent plus. Dans la région interscapulo-humérale, ni la percussion, ni l'auscultation ne décèlent une modification quelconque.

Augmentation de poids sur l'arrivée : 5 kilos.

Depuis (fin *juin* 1890 à *août* 1896), la guérison a persisté.

OBSERVATION IX. — *Adénopathie trachéo-bronchique avec état cachectique grave. — Durée du séjour : huit mois. — Augmentation de poids : 5 kilos. — Guérison dure depuis cinq ans.*

Petite fille, trois ans. Sans antécédents héréditaires tuberculeux.

Née un mois avant terme, très petite, très chétive, devient une très belle enfant, grâce à une excellente nourrice mercenaire.

Le 15 *mars* 1891, la grippe est portée dans la maison par une femme de chambre.

L'enfant n'échappant pas à la contagion, contracte une broncho-pneumonie grippale, d'abord localisée au lobe supérieur droit, puis ensuite étendue au lobe moyen gauche, avec prédominance toutefois marquée à droite.

Du jour du début (15 *mars*) jusqu'au 29, les troubles respiratoires ont suivi, pour ainsi dire, une marche toujours ascendante ;

si bien que le jour de Pâques, l'enfant était positivement mourante. A partir de cette époque, les phénomènes morbides allèrent s'amendant, avec une convalescence longue, à raison de l'état de débilitation extrême dans lequel se trouve l'enfant.

Le 15 *juin*, l'enfant fait sa première sortie, par une belle journée, et continue ses sorties sans toux, jusqu'à la fin du mois. A cette époque, elle s'enrhume à nouveau et garde la chambre quinze jours, atteinte d'éternuements, de ronflements, de râles sibilants et ronflants, sans fièvre. Le temps étant très beau, la petite malade peut continuer ses sorties.

A *la fin de juin*, prend, de son père, la grippe qui fait de nouveau le tour de la maison. Bronchite généralisée avec toux coqueluchoïde, éternuements, gros râles muqueux et ronflants disséminés. Toux plus particulièrement fréquente la nuit, provoquant des vomissements alimentaires fréquents ; fièvre quotidienne vespérale.

1er *septembre*. La situation reste la même. Aucune médication n'a pu vaincre cet état : l'alimentation restant toujours très difficile, et l'enfant ayant dû garder la chambre depuis la *fin de juin*.

Le pronostic s'aggrave. L'état cachectique très prononcé, se caractérise par une maigreur excessive, par des sueurs nocturnes fréquentes, par l'impossibilité de la marche, et par une irritabilité extrême. Les médecins qui, ce jour-là, sont appelés auprès de la petite malade, portent le diagnostic d'adénopathie trachéo-bronchique grave, avec emphysème, et décident le départ pour Arcachon.

C'est dans cet état que se fait l'arrivée, le 10 *septembre* 1891. L'enfant est d'une extrême pâleur, d'une extrême maigreur, ne s'alimente pas, dort très mal. Le *sommet droit, en arrière*, dans toute la fosse sus-épineuse et plus particulièrement près du rachis, est le siège d'une matité absolue, coïncidant avec un souffle inspiratoire marqué, et des bouffées abondantes de râles humides sous-crépitants à bulles fines. La toux coqueluchoïde provoque toujours le vomissement. Elle est fréquente le jour, plus fréquente encore la nuit. D'où insomnie marquée, qu'aggrave un accès de fièvre vespérale oscillant de 38°,2 à 39° (température axillaire).

La mise en pratique immédiate de la cure d'air diurne, bientôt suivie (23 *septembre*) de la cure d'air nocturne, amène une détente rapide de tous les accidents. La toux nocturne cède en premier lieu, et le sommeil revient. La toux diurne, plus persistante, perd cependant son action réflexe sur l'estomac, et les vomissements ne se produisent plus à partir du douzième jour de la cure.

15 *mai* 1892. Après un séjour ininterrompu de huit mois, l'enfant quitte Arcachon, absolument transformée. État général des meilleurs. L'augmentation de poids se traduit, par un gain de 6 kilos. Depuis plus de quatre mois, l'enfant n'a pas toussé une seule fois; depuis quatre mois, l'auscultation ne révèle rien d'anormal, la perméabilité bronchique et pulmonaire sont parfaites.

Depuis lors, l'enfant est revenue chaque année, pendant l'été, faire une saison de bains de mer. La guérison ne s'est pas démentie un seul jour (*mai* 1892 à *janvier* 1897).

## VI

### CONGESTION OU INDURATION PULMONAIRE
### PAR INFECTION GÉNÉRALE.

10 cas. — Congestion ou induration pulmonaire, d'un ou des deux sommets, consécutive à diverses maladies infectieuses (fièvre typhoïde, influenza, rougeole).

*Pesées :* 10 cas, augmentation de 1 kilo à 14$^{k}$,500.

*Durée du séjour :* deux à quatorze mois.

*Durée de la guérison :* 3 cas, inconnue.

                                              3 cas, six mois.

                                              4 cas, deux à huit ans.

OBSERVATION X. — *Induration pulmonaire (sommet droit) d'origine grippale. — Durée de séjour : trois mois. — Augmentation de poids : 4 kilos. — Guérison depuis six ans.*

Petite fille de sept ans. Bons antécédents héréditaires.

En *janvier* 1890, sérieuse attaque d'influenza, suivie de bronchite. « Lorsqu'on m'a demandé de la voir, vers le milieu de *février*, elle toussait un peu, avait maigri, pâli, était sujette à des accès de fièvre quotidienne vespérale, le thermomètre montant jusqu'à 39°. L'auscultation donnait quelques râles muqueux, au voisinage des sommets, et une matité, presque absolue, sous-claviculaire droite. Assez promptement, sous l'influence du repos au lit et de la médication quinique, la température s'est abaissée le soir à 38°, puis au-dessous, et actuellement (15 *mars*), les ascensions fébriles sont l'exception. L'enfant paraît avoir, depuis quelques jours, de petites crises de céphalalgie intermittente et quotidienne, revenant le matin ou à midi, mais ne coïncidant pas nécessairement avec de la fièvre. A la percussion, la sonorité du sommet droit reste diminuée, surtout en avant, bien que la matité sous-clavière ne soit plus aussi franche. Le murmure respiratoire est diminué, au même niveau, et il y a des râles assez fins, surtout dans les inspirations profondes.

« L'enfant a repris un peu de force, mais elle est encore peu colorée. L'appétit laisse surtout beaucoup à désirer. La toux, bien que diminuée, persiste encore. En somme, il s'est fait il y a un mois ou un peu plus, au sommet droit, une *poussée congestive*, dont la véritable nature ne m'apparaît pas encore bien nettement, mais dont la localisation et les allures m'inspirent des craintes sérieuses. Les médecins appelés en consultation redoutent aussi une affection tuberculeuse. »

18 *mars* 1890. A l'arrivée de la petite malade, voici ce que je constate localement : POUMON DROIT, *en avant*, sur la hauteur des deux premiers espaces intercostaux, et plus particulièrement accusée vers la région de l'épaule, c'est-à-dire en dehors, matité avec résistance au doigt, exagération des vibrations thoraciques, et à l'auscultation, absence du murmure respiratoire, avec respiration soufflante. En *arrière*, dans toute la fosse sus-épineuse, les phénomènes physiques sont les mêmes, mais en plus, on entend des râles sous-crépitants très fins, par bouffées isolées et variables.

4 *mai*. Amélioration générale, absolument nette qu'accuse la balance, comme le démontrent les pesées relevées à la fin de l'observation.

L'appétit, allumé dès le début de la cure d'air, a amené vers le 10 *avril* un léger embarras gastrique par encombrement, d'où recul momentané dans l'augmentation de poids.

Sommeil parfait. Toux absolument nulle. L'enfant court et joue sans le moindre essoufflement. La matité du sommet droit est très sensiblement diminuée, les râles fins sus-épineux ne sont plus perceptibles même dans les inspirations profondes. La respiration commence à s'entendre, par instants, dans la région sous-clavière, les vésicules pulmonaires s'y déplissent par endroits. Le souffle est moins prononcé.

15 *juin*. Au moment du départ, l'enfant est transformée et pèse 25$^k$, 250, ce qui constitue un bénéfice total de 4 kilos. La matité sous-épineuse droite n'est plus que de la submatité légère, beaucoup

plus circonscrite. Le murmure vésiculaire s'entend presque partout dans le sommet, et la respiration a perdu son caractère soufflant.

23 *mars*. 21$^k$,250.          19 *avril*. 21$^k$,750.

30 —    22$^k$,050.          27 —    22$^k$,500.

6 *avril*. 22$^k$,240.          4 *mai*. 23$^k$,150.

13 —    21$^k$,500.          15 *juin*. 25$^k$,250.

Guérison persistante (15 *juin* 1890 à *fin août* 1896).

OBSERVATION XI. — *Fièvre typhoïde à rechute.* — *Entérite rebelle.* — *Poussées congestives pleuro-pulmonaires du sommet droit, avec hémoptysie* — *Phénomènes d'émaciation graves.* — *Durée de séjour : dix mois.* — *Augmentation de poids* (six derniers mois) : 14$^k$,500. — *Guérison.*

Jeune fille, treize ans et demi. Contracte une fièvre typhoïde, au début du mois de *septembre* 1895, en Suisse.

Elle fut ramenée à Paris, au bout de quelques jours.

« Je la revis seulement à mon retour des vacances, le 8 *octobre*. On me la donnait comme guérie. Dès ma première visite, je constatai qu'il n'en était rien. Dès le soir, la fièvre reprenait, et elle faisait une rechute qui dura une quinzaine de jours, rechute caractérisée par des troubles abdominaux très accusés : dilatation de l'estomac avec vomissements quotidiens (glaires, bile, aliments), anorexie complète, diarrhée fétide ; foie très gros, descendant presque jusqu'à l'ombilic.

« Dès que la fièvre tombe, comme les vomissements persistaient, je mis la malade au jambon, et en vingt-quatre heures, les vomissements cessaient. »

Mais depuis le 1$^{er}$ *novembre* jusqu'au 10 *décembre*, M$^{lle}$ X. eut des retours de fièvre, durant un à deux jours, toujours accompagnés de troubles gastriques ou intestinaux, avec dilatation de l'estomac, et augmentation du volume du foie, qui d'ailleurs, depuis le 8 *octobre* jusqu'au 1$^{er}$ *mars* 1896 (jour de l'arrivée à Arcachon), est toujours resté trop gros, de deux à trois travers de doigt au-dessous des côtes. En même temps crise passagère de dilatation du cœur, et dilatation de la pupille gauche (qui persiste encore en *mars* 1896).

Du 10 au 31 *décembre*, amélioration progressive, retour de l'appétit, selles bonnes.

Le 31 *décembre* 1895, le 10 et le 22 *janvier* 1896, nouveaux accès fébriles ; à ce dernier accès, première constatation de désordres pulmonaires. Congestion de la base droite, à type pleurétique : matité absolue, souffle voilé, absence de vibrations thoraciques, égophonie légère. Une ponction exploratrice montre qu'il n'y a que de la congestion.

La fièvre, après une durée de cinq à six jours, tombe, et peu à peu les signes de la base s'atténuent, sans que jamais le retour de la sonorité fût parfait.

Préoccupé de cet état, et surtout du foie toujours gros, malgré l'usage d'un emplâtre de Vigo, de l'iodure, des alcalins, etc., le médecin traitant montre l'enfant au regretté Hanot. Après avoir écarté l'idée d'abcès du foie, rejeté l'influence directe de la fièvre typhoïde, il admit une altération du foie : congestion due à des intoxications stomacales ou intestinales d'ordre banal (coli-bacille), et soumit la malade à un régime encore plus sévère que celui indiqué jusqu'alors.

Le 4 *février*, nouvelle crise fébrile. Le 9, nouveau point suspect dans la poitrine à droite, mais cette fois-ci, non plus à la base, mais au sommet, traduit par une légère diminution de sonorité, et du murmure respiratoire.

Le 11, la submatité très nette, plus étendue, coïncide avec de la respiration soufflante, de la résonance de la voix. Le départ pour le Midi est conseillé dans le plus bref délai.

Du 11 au 19, ce dernier jour avait été fixé pour le départ, les signes de congestion du sommet droit grandissent. La toux, ayant débuté le 22 *janvier*, devient plus fréquente, tout en restant sèche. L'enfant maigrit à vue d'œil.

Le 17 et surtout le 18, retour de la diarrhée et des vomissements. Et ce dernier jour, *hémoptysie légère*.

Le 20, l'enfant est vue en consultation par un médecin des hôpitaux, spécialisé à la clinique infantile, qui constate :

1° De la submatité de la base droite.

2° De la matité du sommet droit en avant et en arrière, avec respiration soufflante.

3° Expectoration de quelques crachats, l'un sanglant, les autres purulents.

4° Un ballonnement notable du ventre, avec empiètement diffus, gargouillement intestinal ; diarrhée assez abondante, fétide ; foie gros, descendant à l'ombilic.

5° Émaciation très notable.

Il conclut, avec le médecin traitant, à une évolution de tuberculose ; consécutive à une fièvre typhoïde à rechute.

5 *mars*. Depuis le 20 *février*, il s'est produit peu à peu une amélioration notable. La diarrhée a peu à peu diminué, et de lientérique qu'elle était, est devenue diarrhée simple. Actuellement les selles sont molles. L'enfant, d'un demi-litre de lait, est arrivée à près de deux litres (lait stérilisé).

Le ventre a perdu son ballonnement, le foie est revenu à son taux d'hypertrophie, *presque normal*, depuis le mois *d'octobre*.

La toux est plus rare, tantôt sèche, tantôt humide. Les expectorations sont rares, encore purulentes. Un examen bactériologique (au point de vue du bacille de Koch) a été négatif.

Submatité très nette sous la clavicule droite. Matité dans la fosse sus-épineuse et le haut de la sous-épineuse ; submatité de la base droite. Respiration nulle, un peu soufflante au sommet, parfois quelques craquements humides.

Quelques ganglions cervicaux postérieurs.

L'amaigrissement est excessif.

Pas de fièvre. Pas de sueurs nocturnes.

Moral déprimé.

Tel est l'état de la petite malade à son arrivée.

Amenée ici pour une saison de 2 *ou* 3 *mois*, elle a fait, sur mon conseil, un séjour qui dure encore, et date aujourd'hui (*janvier* 1897) de *dix mois*.

Dès l'arrivée, toute médication supprimée, la cure d'air et de repos fut commencée. La cure de *repos absolu* a duré exactement cinq mois.

Le régime alimentaire, très strictement surveillé et très progressivement augmenté, se borne encore au lait stérilisé, aux œufs sous toutes les formes, aux viandes blanches grillées ou rôties, à la viande de mouton crue, râpée, aux purées de féculents, aux poissons frais, bouillis, à la cervelle, au ris de veau.

Toutes les fonctions sont régulières. Les manifestations les plus durables sont celles d'une entérite glaireuse, parfois sanguinolente.

Toute trace de lésion pulmonaire a depuis longtemps disparu.

L'enfant n'a pu être pesée que le 23 juin, après avoir déjà repris beaucoup d'embonpoint. Voici ses pesées successives :

23 *juin*. 23$^k$,000.

11 *novembre*. 33$^k$,700.

25 *décembre*. 37$^k$,500.

Soit un bénéfice, en 6 mois, de 14$^k$,500.

# VII

### CHLORO-ANÉMIE AVEC TROUBLES PULMONAIRES.

5 cas. — Chloro-anémie ancienne ou rapide, avec modifications nettes du murmure respiratoire, de la sonorité, sur un ou deux sommets, avec ou sans toux.

*Pesées :* 2 cas, inconnues.

3 cas, augmentation, $2^k,500$ à $3^k,500$.

*Durée du séjour :* un à six mois.

*Durée de la guérison :* 1 cas, six mois.

1 cas, deux ans.

1 cas, trois ans.

2 cas, quatre ans.

Observation XII. — *Anémie avec toux persistante.* — *Durée du séjour : un mois.* — *Augmentation de poids : 2 kilos.* — *Amélioration, puis guérison.*

Jeune femme, vingt-deux ans. Père et mère bien portants. Une sœur plus jeune atteinte de tuberculose pulmonaire à forme rapide, un frère mort de méningite tuberculeuse, il y a six mois.

Envoyée à Arcachon, pour refaire sa santé ébranlée à la suite d'une grossesse très pénible et d'un accouchement laborieux, qui remonte à deux mois. Elle est dyspeptique, elle a beaucoup maigri dans les derniers temps, et la perte de poids ne s'arrête pas depuis quatre mois. A une petite toux sèche, persistant également depuis deux mois.

Arrivée à Arcachon, le 20 *avril* 1889. Petite femme très maigre, très pâle, très chétive, à muqueuses décolorées. Pendant la grossesse l'anorexie a été absolue, avec évanouissements fréquents.

La toux existe, manifeste, presque incessante, sans que l'auscultation puisse en donner la raison. Légère moiteur vers les dernières heures de la nuit.

Peu de jours après l'arrivée, l'appétit s'allume et la toux s'atténue, si bien qu'au départ, après un mois de séjour, les fonctions diges tives sont excellentes et la toux a disparu. Cela sans aucun traitement autre qu'un peu de lait et de fréquentes sorties sur le bassin.

Quelques semaines après le retour à Paris, son médecin traitant m'écrivait : « Elle m'est revenue dans un état d'amélioration très sensible ; l'effet de sa cure à Arcachon se prolonge, car elle a conservé son excellent appétit. »

Augmentation de poids : 2 kilos.

La guérison ne s'est pas démentie depuis six ans.


# VIII

## CONGESTION PULMONAIRE AVEC RÉTRÉCISSEMENT PULMONAIRE.


1 cas. — L'observation suivante est d'un réel intérêt. Les relations sont tellement fréquentes, entre le rétrécissement pulmonaire congénital ou acquis et la tuberculose pulmonaire, que par ce seul fait, en dehors d'ailleurs d'autres signes, on pourrait être autorisé, à formuler le diagnostic d'induration tuberculeuse. L'absence d'expectoration n'ayant pas permis l'analyse bactériologique, juge en dernier ressort, nous avons laissé cette observation dans le groupe des *prédisposés pulmonaires*.

Dans tous les cas, on y lira l'influence manifeste du climat.

Observation XIII. — *Rétrécissement pulmonaire congénital (?). — Induration du sommet pulmonaire droit, en avant et en arrière. — Durée de séjour : quatre mois. — Augmentation en poids : 7ᵏ,500. — Guérison dure depuis neuf mois.*

Jeune fille, dix-sept ans, sans antécédents tuberculeux héréditaires ou personnels.

Bonne santé habituelle. Réglée depuis l'âge de 12 ans.

En *novembre* 1895, survient, sans cause appréciable, une série d'accès de fièvre vespérale faisant monter le thermomètre jusqu'à 39° et 39°,5, sans autres symptômes qu'un amaigrissement rapide ; le tout précédé d'une aménorrhée de cinq mois, survenue sans raison apparente.

La malade, en séjour dans un pays paludéen, est soumise pendant trois semaines à la médication quinique, sans d'ailleurs aucun résultat.

Elle rentre en ville, *à la fin novembre*, et soumise pour la première fois à l'auscultation d'un excellent clinicien, on constate les signes d'un rétrécissement pulmonaire, passé inaperçu jusqu'à ce jour, s'accompagnant des signes d'une induration pulmonaire de tout le sommet droit.

Les accidents fébriles semblent redoubler à chaque période menstruelle absente.

6 *janvier* 1896. Arrivée de la malade à Arcachon. Anorexie profonde, amaigrissement marqué. Essoufflement facile. Persistance de la fièvre.

La toux et l'expectoration ont toujours été nulles.

L'examen de la poitrine révèle, outre le rétrécissement de l'orifice pulmonaire, les signes d'une congestion chronique de tout le sommet droit, tant en avant qu'en arrière. Les signes physiques relevés sont :

Son —.

Vibration +.

Respiration 0.

Souffle doux inspiratoire.

Résonance vocale +.

Auscultation plessimétrique +.

3 *février*. Redoublement de la fièvre, pendant deux jours, qui atteint jusqu'à 39°,6. Puis chute au troisième jour et apparition des règles, supprimées depuis neuf mois.

A partir de ce moment, l'amélioration a commencé, et est allée s'accentuant de jour en jour.

Si bien que le 2 *mai*, après un séjour de quatre mois, la malade peut être considérée comme guérie. La fièvre n'a pas reparu un seul jour, et chaque mois les règles sont revenues à jour fixe. Le sommet droit a repris sa perméabilité presque entière.

Augmentation de poids : 7$^k$,500.

Depuis lors, la guérison ne s'est pas démentie (2 *mai* 1896 à 2 *janvier* 1897).

# IX

### CONCLUSION.

Le lot des 68 observations, contenues dans ce chapitre, démontre l'efficacité de la cure marine et forestière, en tant que prophylaxie de la tuberculose pulmonaire. Nous y avons vu de vieilles pleurésies, de vieilles pneumonies, mal résorbées, guérir ; de vieux états bronchiques, simples ou compliqués, disparaître ; des coqueluches, des adéno-pathies bronchiques rebelles, prendre fin, etc.

Ces résultats confirment les indications formulées par quelques auteurs, dans les travaux les plus récents. Springer reconnaît que dans le traitement de l'adénopathie trachéo-bronchique, quelle qu'en soit la cause, le séjour prolongé pendant plusieurs mois au bord de la mer, remplit la plupart des indications. Il préfère les plages de l'Océan, où s'exerce l'influence du Gulf-Stream, à celles de la Manche ; et formule, en peu de mots, la technique de cette cure, technique qui est également la nôtre : « On laissera jouer le plus possible les enfants au bord de la mer ; mais on veillera avec soin à ce qu'ils ne se mettent pas en transpiration par leur ardeur au jeu ; les vêtements seront modifiés suivant l'état de l'atmosphère. L'omission de ces précautions, qui semblent banales, est fréquemment la source d'accidents graves. On incrimine le climat, en réalité, c'est la négligence qui en est cause. »

Le professeur J. Renaut (de Lyon) conseille le séjour à la campagne, « l'hiver à Arcachon, dans la forêt de pins », contre la bronchite chronique des scrofulo-tuberculeux, dans laquelle on trouve les groupes ganglionnaires pré-trachéo-bronchiques hypertrophiés.

De même, dit cet auteur, « les bronchorréiques avec

tendance à la bronchite fétide et dont les bronches doivent être aseptisées dans la mesure du possible, se trouveront bien du séjour d'Arcachon, dans la forêt de pins ».

Plus récemment encore, J. Comby vient d'écrire, à propos de la coqueluche : « Si, malgré les médicaments employés, la situation s'aggrave, le changement d'air s'impose : il a quelquefois sauvé des cas désespérés. Ce changement d'air est surtout favorable à la fin de la maladie, chez les enfants qui ont perdu l'appétit, qui dépérissent, qui tombent dans un état cachectique faisant craindre la tuberculose. Ces enfants doivent être conduits à la campagne, dans un air sec et pur, dans un climat sédatif, dans la forêt d'Arcachon, par exemple, qui jouit à ce point de vue d'une juste renommée. »

Quand il s'agit de la prophylaxie de la tuberculose pulmonaire, l'utilité de la cure marine ne peut être contestée, dit Jaccoud. Jamais en effet les succès n'en sont plus évidents et plus complets.

# CHAPITRE V

## ACTION SYMPTOMATIQUE

I. — **La fièvre.** — Fièvre de tuberculisation. — Fièvre de suppuration. — Fièvre de surmenage. — Inefficacité des médications anti-thermiques. — Action directe de la cure marine sur la fièvre de tuberculisation, plus marquée sur la fièvre de suppuration. — Exemples cliniques. — Courbes thermométriques,
II. — **L'anorexie.** — Action directe de la cure marine sur l'anorexie. — Pesées des malades. — Importance de leurs résultats. — Augmentation parfois surprenante. — Observation clinique.
III. — **L'hémoptysie.** — Erreur relative à l'action de la mer sur la production de l'hémoptysie. — Erreur liée à la confusion des climats atlantique et méditerranéen. — Efficacité de la cure atlantique contre l'hémoptysie. — Observations cliniques.

Les premiers résultats thérapeutiques de la cure marine s'affirment sur trois importants symptômes de la phtisie pulmonaire : *fièvre, anorexie, hémoptysie*.

## I

### FIÈVRE.

Un malade en püissance *active* du bacille de Koch, peut présenter trois variétés pathogéniques fébriles : la fièvre de tuberculisation, de suppuration, de surmenage.

Cette dernière existe, soit isolée, soit annexée aux deux autres variétés. Le repos la fait disparaître, de même que la cessation trop hâtive du repos la ranime. Nous avons insisté sur ces faits, à l'occasion de la technique de la cure de repos, nous n'y reviendrons pas.

Quant aux deux autres variétés, elles sont autrement importantes et autrement difficiles à vaincre. J'en veux pour preuve le grand nombre de médicaments tant prônés contre elles, et dont le meilleur ne vaut rien. Le meilleur, l'antipyrine, ne tue ni la fièvre de tuberculisation, ni la fièvre de suppuration. Il la masque, la trouble dans sa marche, l'amoindrit passagèrement, mais trop souvent au prix d'une fatigue d'estomac. Or, il faut entourer de soins pieux, l'estomac d'un phtisique.

Depuis longtemps, j'ai presque complètement renoncé à toute médication anti-thermique par la drogue : « Le meilleur anti-thermique de la fièvre tuberculeuse, est le régime de repos et de l'aération permanente. Il est fréquent de voir la fièvre tomber d'elle-même au bout de quelques semaines de la cure » (Marfan).

J'ai coutume de faire cesser toute médication anti-thermique dès l'arrivée du malade. Chez ceux qui doivent retirer, de la climathérapie, une amélioration réelle, la fièvre s'atténue rapidement, ou cesse, qui depuis des mois résistait à des médications actives, tant qu'aux doses ! C'est même là, assez généralement, une pierre de touche pronostique. Si la fièvre, après un séjour suffisant, résiste à la cure d'air et de repos continu : « alors le phtisique doit être considéré comme très gravement atteint ; sa maladie est presque toujours au-dessus des ressources de l'art » (Marfan). Mes observations sont confirmatives de cette manière de voir.

A toutes les périodes anatomiques de la tuberculose pulmonaire chronique, la fièvre peut tomber sous l'action de la cure d'air marin. J'ai même remarqué, chez les malades porteurs de cavernes en suppuration, la chute de la fièvre aussi rapide et souvent plus durable, que chez les malades

à lésions moins avancées. Il semble que l'air pur du littoral
marin atlantique, ait une action plus puissante sur la
fièvre de suppuration, que sur la fièvre de tuberculisation.
Le balayage incessant des surfaces suppurantes, par cet
air, exempt de germes de par la mer et de par la forêt
résineuse, poussé jusqu'aux dernières alvéoles par une
pression barométrique maximum, appelé au contact des
acini par une amplitude inspiratoire si heureusement
augmentée, réalise un antisepsie pulmonaire efficace.

Que l'air marin agisse par action propre, directe sur la
fièvre, et sur la fièvre de suppuration en particulier, cela
ressort de l'atténuation ou de la cessation de cette fièvre
bien avant que l'auscultation ait révélé, dans les lésions
pulmonaires, des modifications appréciables, et bien
avant que l'expectoration ait diminué ou changé de
caractère.

Les courbes thermométriques suivantes, relevées chez
des tuberculeux, à toutes les périodes de la maladie,
témoignent de l'action anti-thermique de la cure marine, et
de son efficacité dans des cas vainement soumis jusqu'alors,
à l'usage intensif et peut-être intempestif des médicaments
réputés anti-thermiques dans la phtisie pulmonaire :

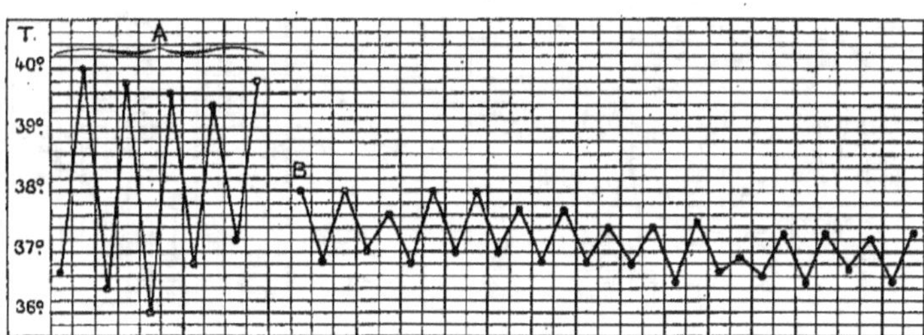


Tracé I. — Congestion tuberculeuse du sommet droit, avec petites expectorations hémoptoïques. — A, type de la marche de la température pendant les
deux premiers mois de la maladie, malgré une médication anti-thermique
intense. En B, type de la marche de la température, après trois semaines de
cure d'air et de repos, sans médication. Augmentation de poids en trois
mois : 5$^k$,300.

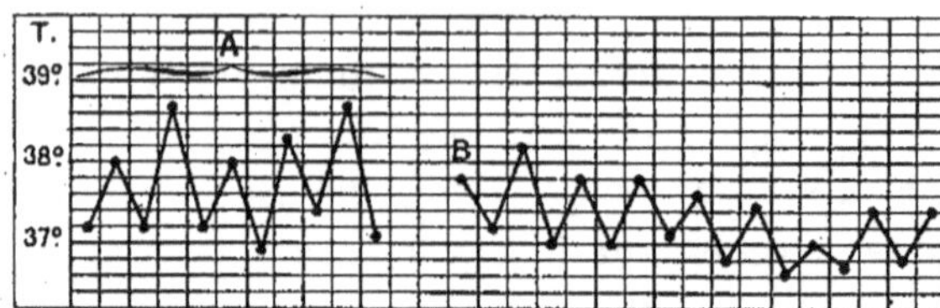

Tracé II. — Craquements humides sous-claviculaires droits; pleurésie sèche à
la base gauche. — A, type de la marche de la température, pendant le dernier
mois avant la cure d'air, avec médication anti-thermique. En B, marche de
la température, sans médication, après quinze jours de cure d'air et de repos. Augmentation en quatre mois : 4 kilos.

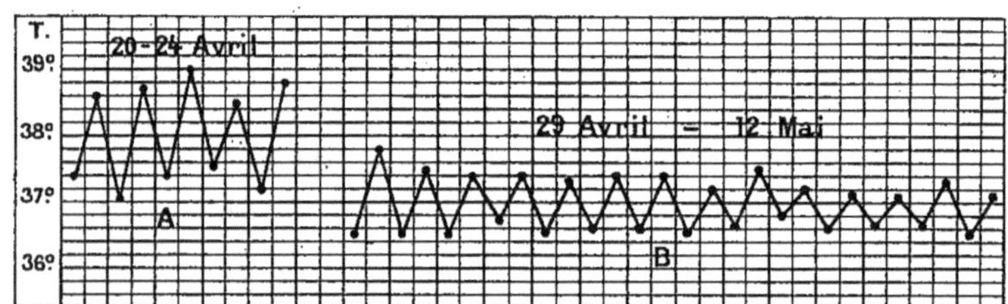

Tracé III. — Homme, vingt-quatre ans. — Craquements humides de toute la
moitié du poumon gauche, en avant et en arrière. Pleurésie sèche de la
moitié inférieure droite. Sommet droit, en avant, induré, soufflant. — A, type
de la température depuis le début de l'affection (six mois), malgré médication
anti-thermique. Arrivée du malade et début de la cure d'air et de repos le
20 avril. B, type de la température à partir du dixième jour de la mise en
pratique de la cure d'air et de repos. — Augmentation de poids : le premier
mois, de 67^k,500 à 70^k,950, soit 3^k,450.

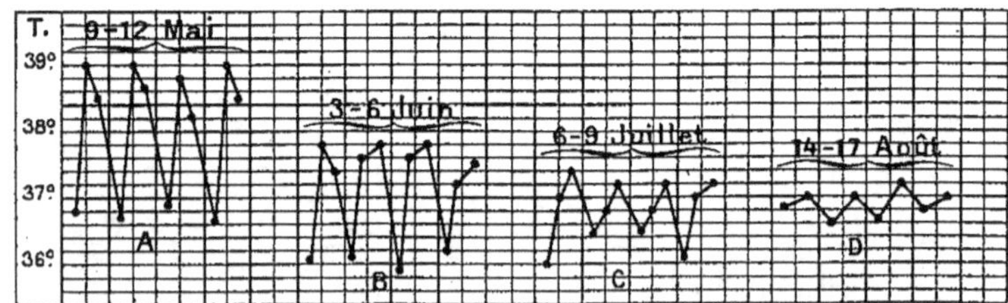

Tracé IV. — Jeune homme, vingt ans. — Foyer de ramollissement tuberculeux,
au niveau de la fosse sus-épineuse droite. Pleurésie circonscrite à la base,
du même côté, datant de quatre mois. — A, type de la température depuis le
début de la maladie ; B, C, D, marche de la température après un, deux, trois
mois de cure d'air et de repos absolu (A, B), relatif (C, D). Depuis le début
de la maladie, jusqu'à l'arrivée à Arcachon, médication anti-thermique :
1 gramme de quinine, acide salicylique et salicylate de soude, simultanément.

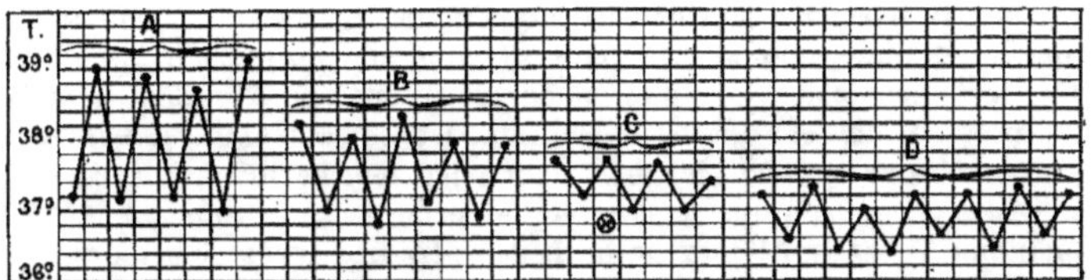

Tracé V. — Femme, vingt-huit ans. — Ramollissement cavernuleux de toute la
moitié supérieure du poumon droit, induration du lobe supérieur gauche,
surtout en arrière. Récidive par surmenage (plaisirs mondains) après guérison d'une durée de deux ans, d'une première poussée au sommet du poumon
droit, en arrière. — A, marche de la température, depuis trois mois avec médication anti-thermique continue (lavements de quinine, antipyrine, acide salicylique). B, marche de la température, après trois semaines de cure d'air et
de repos absolu ; C, après six semaines ; D, après deux mois. ⊕ Retour des
règles supprimées depuis trois mois. — Augmentation de poids : le premier
mois, de 43$^k$,300 à 47 kilos, soit 3$^k$,700.

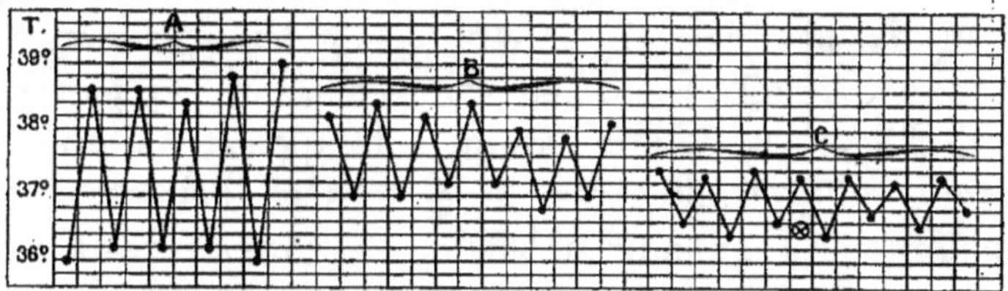

Tracé VI. — Jeune fille, vingt ans. — Grande caverne sous-claviculaire gauche,
en suppuration ; cavernules de toute la fosse sus-épineuse gauche. Induration
du lobe supérieur droit. — A, type de la marche de la température depuis six
mois (début de la maladie). B, type thermique à la fin du premier mois de la
cure d'air et de repos ; C, type thermique à la fin du troisième mois ; ⊕ retour
de la mensutration. — Augmentation de poids en trois mois : 2$^k$,375.

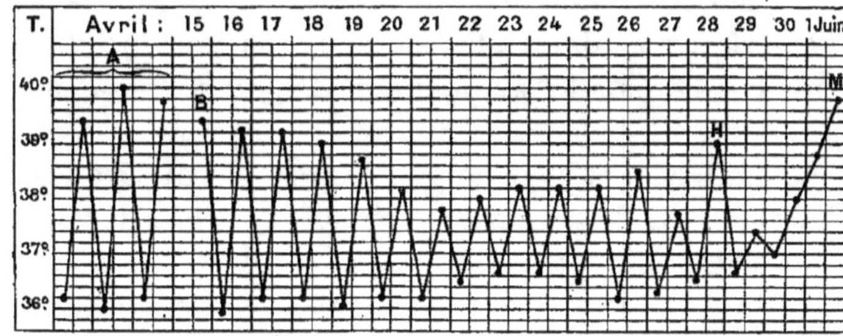


Tracé VII. — Jeune fille, dix-sept ans. — Vaste caverne de tout le poumon
droit, à souffle amphorique, à tintement métallique, etc. Ramollissement ca-

vernuleux du lobe supérieur gauche. Expectoration purulente abondante, sous forme de vomique, lorsque la malade s'incline en avant et sur le côté droit, la tête fortement baissée. Premier séjour de six mois, à Arcachon, avec bénéfice le premier mois et aggravation continue les cinq autres mois. — A, marche de la température pendant les mois de janvier, février, mars, à la campagne, malgré l'aération continue et sans anti-thermiques ; B, retour à Arcachon, *in extremis* le 10 avril ; marche de la température après cinq jours de cure marine et forestière, avec disparition du frisson quotidien, de 10 heures du matin, et atténuation marquée de l'asphyxie unguéale qui l'accompagnait ; H, hémoptysie ulcéreuse ; M, mort.

<h2 style="text-align:center">II</h2>

<h3 style="text-align:center">ANOREXIE.</h3>

L'un des premiers effets de la cure marine, se manifeste sur l'anorexie qui, règle générale, cède vite. Le phtisique reprend goût à l'alimentation, son appétit s'aiguise, et presque toujours les premières pesées hebdomadaires signalent des augmentations de poids, supérieures à celles des pesées ultérieures.

D'ordinaire même, vers la troisième semaine du premier mois, les malades éprouvent un léger embarras gastrique, conséquence de cette stimulation inusitée de l'appétit ; un léger purgatif y remédie.

Cette augmentation de poids, est le signe le plus sensible de l'amélioration des malades. Pour ma part, je n'ai pas encore vu de malade, augmentant de poids, ne pas s'améliorer.

Par contre, lorsque malgré toutes les apparences, le malade maigrit, le pronostic s'aggrave, et la surveillance la plus active doit être mise en jeu.

A propos de la cure de la phtisie, par les voyages sur mer, on cite des malades gagnant 3, 5, 8, 10 kilos pendant une traversée de Londres à Melbourne. Thaon, par exemple, cite le cas d'un malade qui parti de Londres avec de la fièvre et un ramollissement étendu au tiers du poumon gauche, avait augmenté de $7^k,500$ à l'arrivée à Melbourne.

Nous avons nous-même relevé dans nos observations, des augmentations de poids très remarquables, en un laps de temps relativement court. J'en cite un exemple, d'autant plus frappant, qu'il est relatif à un malade de la classe pauvre :

OBSERVATION XIV. — Marie B... est née et habite les bords du bassin d'Arcachon, jusqu'à l'âge de vingt-cinq ans.

Issue de parents sains et robustes, elle jouit d'une bonne santé jusqu'à vingt-cinq ans, date de son mariage.

A cette époque, va habiter Bordeaux où, bien que dans des conditions matérielles, relativement meilleures que dans sa propre famille, elle fait trois fausses couches de deux, quatre, et trois mois, en deux ans, et s'étiole rapidement.

Deux ans après, c'est-à-dire quatre ans après son mariage, Marie B... est prise d'accidents de gastro-entérite chronique, avec toux persistante (rhume négligé, dit-elle), et l'amaigrissement s'accentue rapidement.

Venue dans sa famille, au mois d'*octobre* 1892, six mois après le début des accidents, elle est dans un état lamentable : anorexie absolue, vomissements alimentaires, diarrhée incessante, lientérique, souvent sanguinolente; maigreur extrême. Toux incessante, expectoration purulente, abondante et pleine de bacilles. Règles supprimées depuis deux mois.

A l'auscultation on trouve : une caverne en pleine activité, occupant toute la fosse sus-épineuse gauche ; un ramollissement cavernuleux de tout le poumon droit, du haut en bas.

Le jour de son arrivée, elle se pèse à la bascule de l'usine dont son père est contre-maître ; la balance accuse un poids net de 50 kilos.

Soumise à la cure d'air continue et de repos absolu, elle voit, sous cette influence, l'anorexie disparaître, la toux cesser. L'alimentation (4 litres de lait, 8 œufs, 150 grammes viande crue, pulpée) étant bien tolérée, la diarrhée s'arrête, le poids reprend. En effet, les pesées donnent :

8 *octobre* 1894.      50 kilos.
15 *novembre* 1894.    59 kilos.
Soit en un mois et sept jours, un bénéfice de 9 kilos.

Le retour des fonctions digestives ressortira clairement des pesées de chaque malade, pesées qui figureront avec l'observation de chacun d'eux.


# III

### HÉMOPTYSIE.

Avec la fièvre, l'hémoptysie est l'une des manifestations symptomatiques de la phtisie pulmonaire, sur lesquelles la cure marine exerce la plus heureuse influence, contrairement aux croyances actuelles, tant des médecins que des malades, redoutant le voisinage de la mer, plus particulièrement par crainte de l'hémoptysie.

La doctrine de la mer productrice d'hémoptysie, est en pleine vigueur de nos jours. Les médecins sont peu nombreux, en effet, qui considèrent le climat marin comme bienfaisant aux hémoptysies.

Ils sont cependant dans le vrai.

Pour Benecke, pour Mittermaier, l'hémoptysie n'est pas une contre-indication du séjour à la mer, qui par l'uniformité de température, mais avant tout, par l'humidité de l'air, exerce, au contraire, un effet bienfaisant sur les muqueuses et calme la toux. Lindsay pense de même. Hérard, Cornil et Hanot signalent, comme fait intéressant, la rareté de l'hémoptysie à la mer. H.-L. Petit, qui au Congrès de la tuberculose (1893) recommandait d'éviter le bord de la mer pour les hémoptoïques, mieux informé en 1895 (Congrès d'Ostende), ne rend plus l'air marin responsable des crachements de sang qui surviennent au bord de la mer.

« Ce qui détermine des hémoptysies au bord de la mer, dit-il avec juste raison, ce, sont principalement les coups de vents qui surprennent les malades alors qu'ils ne sont pas suffisamment couverts, et en particulier les vents d'Est sur les bords de la Méditerranée. On en voit aussi lorsque, comme l'a démontré le D$^r$ Chiaïs, de Menton, l'air trop sec, renferme une quantité de vapeur d'eau dont la tension est inférieure à cinq millimètres. »

A ce même Congrès, j'ai soutenu et démontré, je pense, que la cure marine atlantique, bien loin de provoquer l'hémoptysie, en est un puissant facteur de guérison.

La rareté, tout comme la guérison de l'hémoptysie en climat marin, sont liées aux conditions hygrométriques du milieu. J'ai trop insisté sur cette particularité, dans la seconde partie de ce livre, pour y revenir.

Je rappelle simplement que l'air à état hygrométrique sec et variable provoque l'hémoptysie. Tel celui de la Méditerranée (Daremberg, Chiaïs). Tandis que l'air à état hygrométrique élevé et stable, loin de produire, guérit l'hémoptysie. Tel celui du littoral atlantique. Nous en avons exposé les raisons mécaniques et physiologiques.

La clinique confirme ces déductions.

Voici, par exemple, un fait confirmatif de la fâcheuse influence d'un air sec sur l'évolution hémoptoïque de la phtisie. Il émane d'un médecin malade, à la recherche des conditions climathérapiques les meilleures pour son état :

« Au mois de juillet dernier, après des fatigues professionnelles considérables, je fus pris d'hémoptysies qui se sont répétées à deux jours d'intervalle. Il faisait à cette époque une chaleur très grande, une sécheresse inouïe dans notre climat (Maine-et-Loire). Sur les conseils du D$^r$ X.., je fus passer les huit derniers jours d'août au bord de la mer près des Sables-d'Olonne. J'en suis revenu assez bien. Je suis à X... (station de la Méditerranée) depuis le 27 novembre. Le premier mois, tout semblait marcher à souhait. Nous jouissions d'une température douce, et quelques pluies entretenaient une humidité qui me faisait du bien. Mais depuis Noël, la chaleur est devenue forte, l'atmosphère est d'une sécheresse extraordinaire. Je me suis remis à cracher du sang il y a dix jours, et la fièvre a repris. Je suis persuadé que la sécheresse du climat d'X... ne convient pas à mon état facilement congestif. Il faut vous dire qu'il m'est arrivé depuis plusieurs années de cracher un peu de sang ou de saigner du nez ; j'ai remarqué que c'était toujours par un temps chaud et sec, jamais par la pluie. »

Pas plus une hirondelle ne fait le printemps, pas plus d'un fait isolé ne découle une loi. J'ai cependant tenu à citer le fait précédent, confirmatif de ceux de Daremberg et de Chiaïs, à raison de sa valeur d'origine, et de sa netteté d'observation.

Tel cet autre cas, non moins net, et d'autant plus intéressant qu'il se passe dans la même station et à la même époque, par un hiver très sec.

« X... 25 ans. Au commencement de l'année 189., troubles fonctionnels, toux, amaigrissement, crachement de sang qui motivent un examen du poumon, lequel décèle l'existence d'une induration du sommet droit ; l'examen bactériologique des crachats confirme le diagnostic : nombreux bacilles de Koch.

« Le malade, sur mon conseil et celui du D<sup>r</sup> Z..., se rend à Arcachon où son état s'améliore ; le D<sup>r</sup> Lalesque examine à plusieurs reprises les crachats et y trouve toutefois des bacilles. »

*De décembre à fin février*, le malade séjourne dans une station méridionale, sèche, et m'écrit : « Nous avons ici une température excellente, un temps idéal, mais cet air sec, excitant et congestionnant me fait cracher du sang presque tous les jours, et j'ai hâte de partir pour gagner une atmosphère plus humide. »

Aussi bien la clinique confirme-t-elle le second terme de notre proposition : un air à état hygrométrique élevé et stable, non seulement n'est pas producteur d'hémoptysie, mais au contraire la pallie ou la guérit. Les faits suivants en sont la preuve :

| AGE et SEXE | ÉTAT DES LÉSIONS PULMONAIRES | HÉMOPTYSIES | | DURÉE du SÉJOUR | PESÉES | RÉSULTATS |
|---|---|---|---|---|---|---|
| | | Avant la cure marine. | Pendant la cure marine. | | | |
| 1 Homme 17 ans. | Congestion hémoptoïque de tout le lobe supérieur droit. | Hémoptys. du début. Crachats teintés très fréquemment dep. 6 mois. | Expectoration légèrement colorée le premier mois. | 7 mois. | 9 kilogr. | Amélioration. |
| 2 Homme 24 ans. | Râles sous-crépitants fins dans toute la hauteur du poumon gauche, en arrière ; induration du lobe supérieur droit. | Deux hémoptysies en un an. Coloration légère des crachats plusieurs fois par mois. | Nul | 18 mois. | 13 kilogr. | Id. |
| 3 Homme 32 ans. | Congest. pulm. gauche, en arrière, avec râles humides dans la fosse sus-épin., et en avant dans la fosse sous-clav., ainsi qu'au niveau de la rég. mammaire dr. | Trois hémoptysies dans les derniers six mois. | Nul. | 5 mois. | 4 kilogr. | Id. |
| 4 Femme 34 ans. | Cavernules de tout le sommet du poumom gauche en arrière. En avant, dans toute la hauteur, râles sibilants. Sommet droit, en avant et en arrière, indurat. avec pet. foyers de râles congest. | Coloration incessante des crachats s'accentue à la période menstruelle. | Cesse à la fin du 1er mois. Ne réapparaît que 2 fois au moment des règles. | 9 mois. | 7 kilogr. | Id. |
| 5 Homme 33 ans. | Pleurésie ancienne. Congest. sous la clavicule droite et dans la fosse sus-épineuse. | Hémoptysies moyennes répétées (4 en un an). | Nul. | Résid. fixe 2 ans. | ? | Id. |
| 6 Femme 26 ans. | Hémoptysie de début, il y a deux ans. Congestion avec induration au sommet du poumon droit. | Expectorat. sanguinolente à chaque époque menstruelle ou peu s'en faut. | Expect. sanguinolente aux menstrues des trois premiers mois de séjour. | 7 mois. | ? | Id. |
| 7 Homme 21 ans. | Congestion avec induration du sommet gauche, en avant et en arrière. A droite, en arrière dans la fosse sus-épineuse, craquements humides dans les inspirations profondes. | Incessantes et parfois avec abondance les premières années. Dans les six derniers mois 2 hémoptysies, mais expector. colorée tous les matins. | A la fin du premier mois, la coloration n'existe plus. A la fin du second mois une hémopt. abondante sans cause appréciable. | 6 mois. | 7k,500 | Id. |
| 8 Femme 32 ans. | Reliquats pleurétiques à la base gauche. Congestion humide de tout le sommet gauche en arrière. Névropathe. Toux coqueluchoïde. | Trois violentes hémoptysies en 2 ans ; au moment des époques expectorations fréquemment colorées le matin. | Une violente le premier mois. Disparition totale de la coloration. | 8 mois. | ? | Id. |
| 9 Homme 36 ans. | Souffle d'induration avec quelques râles humides dans les fosses sus et sous-épineuses droites. | Expectorat. colorée fréquente, parfois même uniquement sanglante. 1 hémopt. au déb. | Coloration des crachats deux fois dans le premier mois. | 7 mois. | 8 kilogr. | Id. |
| 10 Homme 35 ans. | Ramollissement rapide du sommet droit. Zone de congestion limitées, à gauche, sous la clavicule. | Violente hémopt. en pleine bonne santé apparente, début de la maladie. Chaque jour colorat. rouge des expector. pendant les 4 mois qui précèdent l'arrivée. | Coloration rouge des crachats pendant les deux premiers mois qui suivent l'arrivée. Une petite hémoptysie au 3e mois. Depuis plus rien. | 11 mois. | 12 kilogr. | Id. |
| 11 Homme 22 ans. | Pleurésie avec léger épanchement gauche. Congestion sous-pleurale. | Hémoptysies du début. Pendant les trois derniers mois légères hémoptys. | Cessent à la fin du premier mois du séjour. | 6 mois. | 7 kilogr. | Id. |

| AGE et SEXE | ÉTAT DES LÉSIONS PULMONAIRES | HÉMOPTYSIES | | DURÉE du SÉJOUR | PESÉES | RÉSULTATS |
|---|---|---|---|---|---|---|
| | | Avant la cure marine. | Pendant la cure marine. | | | |
| 12 Femme 26 ans. | Congestion pulmonaire des deux sommets en arrière, avec souffle, frottements et îlots de râles humides. | Pas d'hémoptysie, mais expectoration journalière sanglante depuis deux mois. | Cesse après 15 j. de cure d'air. | 9 mois en deux séjours. | 8 kil. au premier séjour. | Guérison. |
| 13 Femme 24 ans. | Plusieurs hémoptysies supplémentaires. Congestion au sommet droit, depuis trois mois. | Depuis trois mois expectoration rosée presque quotidienne. | Nul. | 2 mois. | 4ᵏ,500 | Amélioration. |
| 14 Homme 28 ans. | Bronchite chron. à produits bacillaires; actuellement tourmenté par de petits crachem. de sang et des pouss. congestives. | Depuis deux mois petites hémoptysies tous les huit à dix jours. | Cessent à la fin de la première quinzaine. | 2 mois et demi. | 5ᵏ,500 | Id. |
| 15 Homme 17 ans. | Induration pulmonaire au sommet droit, en avant et en arrière. | Début par hémoptysie, se répète trois fois en deux mois. | Un seul crachat coloré au 2ᵉ mois de séjour. | 7 mois. | 6 kilogr. | Id. |
| 16 Homme 35 ans. | Tuberc. pulm. à la première période anatomique, sommet droit. Deux foyers de pleurésie sèche, à la partie moyenne gauche, avec congestion. | Deux hémoptys. au début, tous les hivers, dep. deux ans, poussées congestives avec fièvre et expectoration sanglante. | Trois crachats rouillés, une seule fois, au 5ᵉ mois du séjour. à la suite d'une fatigue physique. | 7 mois. | 6 kilogr. | Id. |
| 17 Homme 37 ans. | Caverne limitée sous la clavicule gauche. Induration avec foyers congestifs à droite en arrière. | Deux graves hémoptysies au moment de la fonte de la caverne, il y a deux ans. Expectoration hémoptoïque plusieurs fois par mois depuis trois mois. | Cessent entièrement après deux mois de séjour. | 8 mois. | 7 kilogr. | Id. |
| 18 Homme 31 ans. | Pleurésie droite ancienne. A la suite de grippe, congestion pulmonaire du sommet droit, surtout en arrière. | Au cours de la dernière année, une petite hémoptysie, et depuis lors expectoration sanguin, deux ou trois fois par mois. | Cesse à la fin du 2ᵉ m. Une petite hémopt. au 6ᵉ m., à la suite d'un voy. intempestif. Depuis lors plus rien. | 18 mois. | 8 kilogr. | Guérison. |
| 19 Homme 27 ans. | Lésions congest. en nappe, de toute la moitié supér. du poumon droit, en avant et en arrière; du sommet g. en av. Dyspnéique. | Crachats hémoptoïques incessants. | Persistent malgré une cure d'air de trois mois. | 3 mois. | 2ᵏ,500 | État stationnaire. |
| 20 Homme 30 ans. | Ramoll. du sommet droit, en avant. A gauche lésions congestives en nappe, dyspnées. | Expectorat. sanguinolentes presque journalières. | Persistent. | 4 mois. | Perte 3 kilogr. | Aggravation. |
| 21 Homme 20 ans. | Induration du sommet gauche. | L'hémoptysie est le début de la maladie. Parf. quelques stries sanguines dans les expect. du matin. | Trois violentes hémoptysies en deux mois. | 3 mois. | Perte considérable. | Mort. |
| 22 Homme 42 ans. | Ramollissement du sommet gauche, en avant. En arrière à droite, foyers congestifs. | Violente hémoptysie provenant du côté droit, il y a cinq mois. | 5 viol. hémoptys. en un mois, après 3 mois de séjour. Fonte foudroyante du poumon droit. | 4 mois. | Perte considérable. | Mort. |
| 23 Homme 24 ans. | Première période anatomique des deux sommets. | Hémoptysie du début, se reprod. 3 fois en six mois. | Deux violentes hémoptysies en trois mois. | 3 mois. | Perte de poids. | Aggravation. |

Ici, ce n'est pas un cas que j'invoque, en faveur de l'opinion soutenue, mais bien un lot de 23 observations relatives à des malades atteints de tuberculose pulmonaire, à forme hémoptoïque.

Leur historique, qui précède, succinct mais complet, dressé en tableau, sérié comme suit : État des lésions pulmonaires, historique des hémoptysies avant et pendant la cure atlantique, durée du séjour, pesées, résultats de la cure, nous prouve que dans 23 cas de phtisie, à forme hémoptoïque, la cure marine sur le littoral atlantique a donné :

15 fois, la cessation complète de l'hémoptysie.

   3 — son amélioration.

   1 — son état stationnaire.

   4 — son aggravation avec mort.

Le bénéfice, de chaque malade, en poids, a varié :

De 4 à 13 kilos, au cas de cessation de l'hémoptysie.

De 4 à 7 kilos, au cas d'amélioration.

Les séjours ont oscillé de :

Deux mois à deux ans, au cas de guérison ;

Trois mois à sept mois, au cas d'amélioration.

L'étude de ces faits nous permet de conclure à l'excellent effet de la cure marine atlantique, sur les hémoptysies congestives de la tuberculose pulmonaire.

# CHAPITRE VI

## ACTION CURATIVE



## I

Avant d'aborder l'étude des 184 observations qui font l'objet de ce chapitre, il importe de bien préciser quelques points de méthode.

Et d'abord que doit-on entendre par *guérison*, par *amélioration ?*

« Par le terme *guérison*, nous désignons les cas dans lesquels les phénomènes constitutionnels, la toux, etc., disparaissent pendant une ou plusieurs années, et chez lesquels il ne reste, en fait de phénomènes locaux, que les signes de la cicatrice » (Weber). Lorsqu'en effet depuis un an, deux ans et surtout plus, les lésions se sont cicatrisées, ou lorsqu'un retour *ad integrum* s'est produit, est-on en droit de considérer le malade comme guéri ? Je le pense, sans préjuger d'ailleurs d'un retour offensif encore possible, soit que la reprise dépende d'une nouvelle infection, soit que le réveil de l'ancienne, se produise par le retour à la cause des premiers accidents. Car, et c'est là une loi climathérapique méconnue, trop souvent irréalisable, le malade guéri ou amélioré quitte trop vite la contrée où il a pu jouir sans cesse d'une vie à l'air libre, à l'air pur, facteurs de sa guérison, pour reprendre sa vie sédentaire et cloîtrée, au sein des populations denses, dans un milieu vicié, facteurs de sa maladie.

Par le terme *amélioration*, nous désignons les cas dans lesquels les désordres locaux subissent une régression très appréciable, parallèlement au retour d'un bon état général, s'accusant surtout par une augmentation sensible du poids du corps. Soit que la rubrique amélioration veuille « dire simplement que l'on n'a pas gardé les malades sous sa direction le temps nécessaire pour qu'ils meurent ou qu'ils guérissent » (Sabourin) ; soit qu'elle fasse allusion à un simple temps d'arrêt, à une trêve de la tuberculose ; nous croyons devoir la conserver.

La classification synthétique de ces observations est chose malaisée, j'ai dû la baser sur la division anatomo-pathologique classique : *première période* ou *de conglomération ; deuxième période* ou *de ramollissement ; troisième période* ou *d'excavation*. Je ne me dissimule point, que cliniquement cette division a le tort de ne tenir compte ni de la marche de la maladie, ni de la résistance de l'organisme ; qu'elle schématise en périodes le cours entier de la maladie, qu'elle s'inspire uniquement des effets de l'infection bacillaire sur tout ou partie d'un ou des deux poumons. Il est non moins douteux, que certains cas à la troisième période anatomique, avec lésions circonscrites et stationnaires, sont plus justiciables du traitement marin, que d'autres à la première période, dont les lésions locales s'étendent rapidement, et dont les symptômes d'infection générale sont très marqués.

Toutefois, dans la grande majorité des cas, lésions locales et phénomènes généraux marchent parallèlement, s'influençant, s'enchaînant réciproquement. D'ordinaire, les uns et les autres sont contemporains.

Là, est la raison d'être de la classification adoptée, raison qui se double de l'infinie variabilité clinique de la phtisie, même dans sa forme la plus commune.

Aux critiques récemment adressées à cette méthode de description, nous opposons ce qu'en dit le professeur Grancher : « D'un autre côté, cette division a de réels avantages. Outre qu'elle est entrée depuis longtemps dans les habitudes et la pratique des médecins et qu'elle résume ainsi d'un mot tout un ensemble de signes, elle tend à simplifier, par un classement méthodique, la foule des bruits anormaux ou adventices, qu'on rencontre dans le cours de la tuberculose ; enfin, elle consacre la haute et capitale signification de deux faits, l'apparition des craquements humides pour la deuxième période, et du souffle caverneux pour la troisième. »

Les résultats cliniques et les chiffres qui figurent ici, n'ont aucune prétention à la statistique. Je ne prétends nullement rapprocher et comparer les résultats obtenus par la cure marine, des résultats obtenus par la cure d'altitude, et à l'aide de chiffres faire prévaloir l'une ou l'autre de ces méthodes.

Les bases de ces statistiques, comme le font ressortir Lauth et Sabourin, sont trop variables, trop fragiles et trop vagues pour qu'on en puisse tirer un enseignement absolu et comparatif.

Nos résultats n'ont d'autre but et d'autre prétention, que d'affirmer les heureux effets curatifs de la cure marine ; que d'appuyer cette affirmation sur quelques cas soigneusement observés ; « un seul cas bien observé ayant plus de valeur que les meilleures statistiques » (Lauth).

## II

### PREMIÈRE PÉRIODE OU DE CONGLOMÉRATION.

79 cas. — Caractérisés par les divers signes stéthoscopiques suivants, dissociés ou combinés, et siégeant sur l'un ou les deux sommets pulmonaires : rudesse inspiratoire avec expiration prolongée ou saccadée, affaiblissement du murmure respiratoire, souffle bronchique, craquements secs, etc.

### A. — *Guérison*.

27 cas. — Répartis de la façon suivante :

1° — 6 cas de pleurésie, fonctions de tuberculose pulmonaire circonscrite, dont 5 cas avec épanchement séreux (2 ponctionnés).

*Pesées* : 2 à 5 kilos d'augmentation.

*Durée du séjour* : cinq à douze mois.

*Durée de la guérison* : un à quatre ans.

1 cas avec épanchement purulent et opération d'Estlander.

*Pesées* : 8 kilos d'augmentation.

*Durée du séjour* : huit mois.

*Durée de la guérison* : six ans.

Voici deux observations relatives à cette catégorie de malades. Le diagnostic de pleurésie tuberculeuse, avait été formulé dans les deux cas, par deux professeurs de la Faculté de Paris.

OBSERVATION XV. — *Fièvre muqueuse (?). — Induration du sommet gauche. — Pleurésie avec épanchement. — Plusieurs séjours de cure. — Durée du premier séjour : deux mois et demi. — Augmentation de poids : 1ᵏ,500. — Guérison remonte à deux ans.*

Garçon, huit ans. Antécédents bons. En *décembre* 1893, légère fièvre muqueuse. « Cette maladie a été peu caractérisée mais *nette*. A aucun moment, et malgré mon attention quotidienne, l'enfant n'a eu de phénomènes thoraciques. Aujourd'hui (3 *mars* 1894) l'état général de l'enfant est peu favorable, et l'on constate de la submatité au-dessous de la clavicule gauche avec respiration rude. »

« Les lésions que l'on trouve à la poitrine ne sont donc que récentes et ne datent pas du cours de la maladie. Je crois, en un mot, que son affection aiguë a été la cause déterminante et relativement effective de l'induration du sommet gauche. »

Pendant les premières semaines du séjour, la santé de l'enfant va légèrement en déclinant, ce que traduisent les pesées. Les premiers jours, il se produit un léger réveil de l'appétit, qui ne dure pas. Les pesées successives donnent :

| | | | | | |
|---|---|---|---|---|---|
| 9 *mars*. | 28ᵏ,450 avec habits. | | 24 *mars*. | 27ᵏ,850 avec habits. | |
| 10 — | 28ᵏ,350 | — | 25 — | 27ᵏ,750 | — |
| 14 — | 28ᵏ,400 | — | 28 — | 27ᵏ,350 | — |
| 19 — | 28ᵏ,350 | — | 31 — | 24ᵏ,600 nu. | |

Cette diminution progressive du poids se produit sans aucun phénomène sensible, ni fièvre, ni sueur, ni toux ; lorsque, le 3 *avril*, l'enfant est pris subitement d'un violent frisson qui élève la température à 39°5, et qui marque le début d'une *pleurésie avec épanchement du côté gauche*, c'est-à-dire du *côté de l'induration pulmonaire préexistante*. Cette pleurésie, survenue sans aucune cause appréciable, ni froid, ni fatigue, ni traumatisme, etc., a déterminé un épanchement, évalué à 500 ou 600 grammes, d'après le déplacement du cœur, dont la pointe était trouvée, à la palpation et à l'auscultation, sur le bord gauche du sternum, avec conservation de l'espace de Traube ; a évolué normalement et s'est résorbé sous l'action de la thérapeutique la plus banale. L'enfant faisait sa première sortie, de 1 heure à 4 heures, le 5 *mai, trente-deux jours* après le début de la pleurésie ; l'apyrexie étant complète depuis le quatorzième jour.

Au moment où le malade quitte Arcachon, il n'est plus trace de ses frottements pleuraux, et le retour fonctionnel du poumon gauche est complet. C'est à peine si, dans la ligne axillaire, au niveau du sixième espace intercostal, sur une étendue de la dimension d'une pièce de deux francs, on trouve de très légers frottements. Et, fait intéressant, la submatité et l'induration du sommet n'existent plus, comme l'ont constaté deux médecins des hôpitaux de Paris, réunis en consultation.

L'état général s'est remonté, comme l'indiquent les pesées suivantes. On peut voir qu'après la pleurésie le poids de l'enfant est le même que la veille de l'accident pleural. Toutefois, pendant l'évolution de la pleurésie, l'amaigrissement s'était beaucoup plus accentué ; mais un excellent appétit, ne se démentant pas un seul jour, au cours de la convalescence, avait fait remonter le poids au taux du poids antérieur. Tandis que toutes les pesées avant la pleurésie marquaient une progression descendante, témoignage d'une évolution lente, sourde, de la tuberculose, les pesées après l'accident pleural témoignent une progression ascendante :

8 *mai.* 24$^k$,600 nu.

16 — 25$^k$,300 —

23 — 26$^k$,100 —

Soit un bénéfice de 1$^k$,500 en quinze jours.

15 *décembre* 1894. La guérison se maintient. J'ai vu l'enfant vers le 20 *octobre* 1894 à Paris, il était en parfait état, gros, gras, vigoureux et ne présentant aucun signe anormal à l'auscultation.

A passé les hivers (4 mois) de 1895 et 1896 à Arcachon, et la guérison ne s'est pas démentie depuis.

OBSERVATION XVI. — *Induration pulmonaire, sommet gauche.* — *Pleurésie purulente bacillaire enkystée.* — *Empyème avec opération d'Estlander.* — *Durée du séjour : six mois.* — *Augmentation de poids : 7 kilos.* — *Guérison remonte à six ans.*

Jeune fille, seize ans. Antécédents héréditaires nuls. Tombée malade les premiers jours d'*avril* 1890. En pension à Paris, est prise de fièvre, de fatigue, d'une légère gêne respiratoire, et le 5 *avril* on constate un épanchement pleural, remontant au milieu du scapulum (côté gauche).

*Première ponction*, le 20 *avril*, donne issue à un litre et demi environ de liquide séreux.

*Deuxième ponction*, le 8 *mai*, environ trois quarts de litre de sérosité. A la suite, amélioration progressive dans l'état général et dans l'état local jusque vers la *mi-juillet :* cessation de la fièvre, retour partiel du murmure vésiculaire. Survient alors une fièvre vespérale quotidienne. *Fin juillet*, l'hecticité, la fièvre, l'anémie, la dyspnée, font dire que la suppuration n'est pas seulement vraisemblable, mais vraie : une ponction exploratrice le démontre.

Thoracotomie, avec résection de deux côtes, pratiquée le 13 *août ;* issue d'un verre, environ, de pus bacillaire (pleurésie enkystée). La fièvre vespérale persiste encore pendant une dizaine de jours, puis l'amélioration se prononce et dans l'état local et dans l'état général. La poche va progressivement en diminuant de capacité et de profondeur ; l'appétit devient plus vif, l'embonpoint reparaît et la malade part *fin octobre* dans un état relativement très satisfaisant.

Dès les premiers jours de l'arrivée à Arcachon (*novembre* 1890), se produit un petit incident qui rallume la fièvre ; il s'est formé un petit clapier entre les côtes et la peau. Il est vite remédié à cet incident et tout rentre dans l'ordre. A signaler, au point de vue du diagnostic, dans la fosse sus-épineuse, c'est-à-dire bien au-dessus du foyer purulent enkysté, un défaut très net de perméabilité pulmonaire, avec respiration un peu rude, exagération de résonance de la voix et diminution de sonorité à la percussion.

Après un séjour de six mois la malade part guérie, la guérison se traduisant, dans l'ordre local, par un retour complet, ou *peu s'en faut*, de la perméabilité de tout le poumon gauche, par la cessation complète de la toux quinteuse qui fatigua longtemps la malade ; et dans l'ordre général, par le retour régulier, ininterrompu de la menstruation qui s'est établie à Arcachon à la fin du premier mois de séjour, et par une augmentation de poids de 7 *kilos*.

Six ans plus tard la guérison ne s'est pas démentie.


2° — 19 cas de tuberculose pulmonaire proprement dite.

*Pesées :* 4 cas, inconnues.

      15 cas, augmentation de 3 à 11 kilos.

*Durée du séjour* : 14 cas, de cinq à vingt-quatre mois.

5 cas, résidence de plus de trois ans.

*Durée de la guérison* : 5 cas, inconnues.

14 cas, de un à dix ans.

Les observations suivantes sont justificatives de ce qui précède :

OBSERVATION XVII. — *Congestion tuberculeuse hémoptoïque du sommet droit. — Fièvre typhoïde (?) intercurrente. — Trois séjours :— Durée du premier séjour : sept mois, avec augmentation de poids de* 2ᵏ,850. *— Guérison remonte à un an.*

Jeune homme, dix-sept ans, bons antécédents héréditaires. A l'âge de deux mois, coqueluche sans suites.

En 1883, scarlatine suivie d'albuminuerie, pendant environ deux mois. A cela près, santé parfaite jusqu'à un rhume contracté au mois de mars 1894, nécessitant quinze jours de chambre, dont le malade se remet très bien, grâce à l'huile de foie de morue.

Dans le courant de 1894, donne un effort sérieux en vue d'examens à passer. A partir *de mai*, se couche à 10 heures et demie et se lève à 5 heures. Peut-être aussi abuse-t-il de l'exercice du cheval, et du chant. Néanmoins aucun symptôme de trouble dans la santé, n'est apparu jusqu'en juin.

Le 19 *juin* 1894, a été atteint d'une rougeole, qui a pris, le troisième jour, un caractère très violent, avec fièvre intense, et pendant deux à trois jours, saignements de nez et présence de sang dans les crachats. Puis la maladie a suivi son cours ; le malade s'est levé le vingt-troisième jour, et est sorti le vingt-neuvième par une grande chaleur.

Le 22 *juillet*, à la suite d'une longue promenade en voiture découverte, par un temps très chaud, la toux et la fièvre recommencent, avec transpiration et expectoration muqueuse très abondante. Et, *six jours après*, congestion pulmonaire du sommet droit, avec crachements de sang. Départ pour les Eaux-Bonnes le 8 *août*.

A Eaux-Bonnes, dès le surlendemain, les transpirations et la fièvre cessent ; la toux et les expectorations vont toujours en diminuant. Le traitement paraissait avoir parfaitement réussi, jusqu'à la veille du départ, où le malade contracte un rhume.

A Saint-Jean-de-Luz, où le malade se rendit directement en

quittant les Eaux-Bonnes, la toux ayant reparu, ainsi que les transpirations, un médecin des hôpitaux de Paris constate un commencement d'une nouvelle congestion pulmonaire, et l'envoie de suite à Arcachon.

Arrivée, le 10 *septembre*. Jusqu'au 12, fait chaque soir de la fièvre et des transpirations. Ce jour-là, à 4 heures, hémoptysie, pour laquelle je suis appelé, en hâte, pour la première fois. Le malade a un fort accès de fièvre (39°,1) et tout le sommet du poumon droit, tant en avant qu'en arrière, est le siège d'une congestion massive non douteuse : matité absolue, exagération des vibrations thoraciques, absence du murmure respiratoire, et quelques bouffées de râles humides fins dans la fosse sus-épineuse. L'hémoptysie cède dans la nuit, et les jours suivants la fièvre cède assez vite.

|           | 8 heures. | 1 heure. | 5 heures. | 9 heures. |
|-----------|-----------|----------|-----------|-----------|
| 13 *août*. | 37°,7    | 37°,9    | 39°,0     | 39°,1     |
| 14 —      | 37°,8     | 38°,2    | 38°,4     | 38°,2     |
| 15 —      | 37°,7     | 37°,9    | 38°,0     | 38°,3     |
| 16 —      | 37°,0     | 37°,9    | 39°,1     | 37°,6     |
| 17 —      | 36°,9     | 37°,6    | 37°,9     | 38°,2     |
| 18 —      | 36°,8     | 37°,1    | 37°,5     | 37°,9     |
| 19 —      | 36°,7     | 37°,2    | 37°,8     | 38°,0     |
| 20 —      | 36°,7     | 38°,0    | 37°,5     | 37°,6     |

Le 20 *septembre* a été la dernière journée de fièvre. Le thermomètre marque 38°,0 à 1 heure de l'après-midi, et à 3 heures, en rentrant d'une petite promenade, le malade a quelques crachats rouges jusqu'au soir. Depuis lors, plus un seul crachat sanglant, disparition totale de la fièvre, et dès lors le 21, le malade complète la cure d'air, en laissant la nuit les fenêtres ouvertes qu'il n'a pas fermées une seule fois, malgré le très rigoureux hiver de 1894-1895; dès le 29 *septembre* la toux n'existe plus.

Les profondes modifications en bien, survenues dans l'état général, se caractérisent par les pesées suivantes :

| 6 *octobre*. | 51ᵏ,600. | 5 *décembre*. | 56ᵏ,500. |
|---|---|---|---|
| 23 — | 54ᵏ,350. | 18 — | 57ᵏ,300. |
| 5 *novembre*. | 55ᵏ,600. | 7 *janvier*. | 57ᵏ,800. |
| 19 — | 56ᵏ,300. | | |

Soit, bénéfice dans les quatre premiers mois du séjour : 6ᵏ,200.

Les examens successifs donnent les résultats ci-après :

7 *novembre*. Ne tousse pour ainsi dire plus. Un seul crachat

muco-purulent bacillaire par jour, le matin ordinairement. Le sommet droit est redevenu en grande partie perméable. Plus un seul râle humide. L'expansion pulmonaire est presque complète. A la fin d'une inspiration profonde, on perçoit des frottements pleuraux secs, légers, fins, limités : *en avant* aux deux premiers espaces intercostaux, *en arrière* à la région sus-épineuse.

12 *novembre*. Diarrhée deux à trois fois par vingt-quatre heures. Depuis deux jours, appétit un peu moindre ; langue légèrement saburrale. Pendant les trois derniers jours, pas d'expectoration ; ce matin une petite mucosité. Rien de nouveau dans les voies respiratoires. Purgatif efficace.

2 *décembre*. Depuis trois semaines, expectoration nulle. Ce matin, le malade rend une grosse mucosité bronchique; douze lamelles donnent un résultat négatif, quant à la présence du bacille de Koch. Tous les examens bactériologiques antérieurs ayant été affirmatifs.

14 *décembre*. Mêmes phénomènes à l'auscultation en avant. En arrière la perméabilité est plus grande, et les frôlements secs beaucoup moindres, même dans les inspirations profondes.

23 *janvier*. Toux nulle, expectoration de même. Examen local des plus favorables. EN AVANT, la sonorité est normale, et le murmure respiratoire, exempt de tout bruit anormal, ne présente plus qu'une certaine sécheresse. EN ARRIÈRE, dans la fosse sus-épineuse, pas un seul râle, perméabilité parfaite, à peine quelques rares frôlements à la fin des secousses de la toux. En somme, retour *ad integrum* ou peu s'en faut. Tel qu'il est, le sommet du poumon doit être considéré comme guéri des atteintes subies.

7 *février*. Toux nulle. État général parfait. — *État local :* la sonorité à la percussion est pareille des deux côtés. A l'auscultation l'intensité du murmure respiratoire est le même, mais plus sec à droite. Au temps, de consolider la guérison.

Tout marchait régulièrement, lorsque la pesée du 9 *février* 1895, accuse une diminution de poids d'un kilogramme.

Les 9, 10, 11 *février*, mal de tête vers 5 heures du soir.

Le 12 au matin, température 37°,7 et, le soir, 38°,5. La fièvre s'allume (voir la courbe) et voici jour par jour la marche des événements :

14 *février*. La nuit du 13 au 14 assez bonne. Le matin, pouls à 100, œil très brillant, pas d'épistaxis, langue sale, rouge sur les bords, humide. Légère douleur provoquée, avec gargouillement

dans la fosse iliaque droite. Rate et foie gros, amygdales rouges et grosses; inappétence. Voies respiratoires intactes, pas un seul coup de toux.

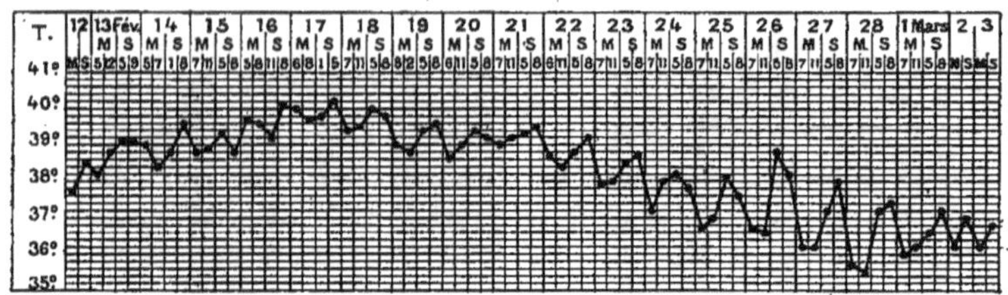

Est-ce une grippe à forme gastro-intestinale, comme celles observées ces temps derniers? Est-ce le début d'une fièvre typhoïde ou bien de la typho-bacillose?

Traitement: purgatif salin, quinine, naphtol, alcool, lait, bouillon, limonade vineuse.

15 *février*. Nuit assez bonne; sommeil de 8 heures à 1 heure, puis de 2 à 6 heures. Pouls légèrement dicrote à 110, œil brillant, langue sale, blanche à pointe rouge, humide. État nauséeux, après chaque prise de lait, peu durable.

Le soir, un vomissement (la potion au quinquina).

16 *février*. Nuit assez bonne, pas de vomissement, lait mieux toléré et plus abondant. Langue meilleure, toujours humide. Gargouillement persiste, pas de tympanisme. Urines assez abondantes (en augmentation). État moral bon. Pouls à 108, moins dicrote.

Légère fatigue pulmonaire : pas de toux, mais légère congestion du sommet droit en arrière, submatité, respiration soufflée, murmure affaibli, résonance de la voix.

17 *février*. Nuit calme. Le soir un vomissement bilieux.

18 *février*. Nuit agitée. Urines assez abondantes, de bonne couleur. Le matin, grande faiblesse, teint pâle, pouls à 110, dicrote. Rate grosse, douloureuse à la pression, trois à quatre taches rosées lenticulaires, léger tympanisme, garde-robe légèrement fétide.

19 *février*. Marche régulière, normale et calme. Vomit eau de Montmirail, urines abondantes.

20 *février*. Nuit assez bonne, pas d'agitation, quelques heures de sommeil. Alimentation liquide satisfaisante, miction assez

abondante, urines claires. Enduit saburral moins épais. État abdominal le même ; rate moins grosse, mais toujours sensible à la pression. Éruption abondante de taches rosées lenticulaires, papuleuses (ventre, thorax, cuisses, lombes.) Cœur net, chaque bruit bien frappé. Poumon gauche intact, poumon droit légèrement moins perméable au sommet en arrière, sans râles humides, avec le minimum de désordres possible. Toux, expectorations nulles. Cerveau et moelle excellents.

21 *février*. Légère épistaxis hier soir. Rien de particulier, sauf quelques taches rosées lenticulaires en plus. Pouls : 90 à 94.

22 *février*. Nuit bonne, sommeil presque continu du soir au matin. Garde-robe spontanée, en purée, sans odeur ; urines bonnes, abondantes. Facies bien meilleur. État des plus satisfaisants. Pouls : 84

23 *février*. Marche de plus en plus nette, régulière, rapide vers la convalescence.

24 *février*. Très bien. Apyrexie.

25, 26, 27 *février*. Tout marche bien. Les phénomènes de congestion pulmonaire sont amendés. Les signes d'auscultation dénotent plutôt de la sécheresse respiratoire avec frôlements secs dans toute la région sus-épineuse, que de la congestion proprement dite. En somme les accidents pulmonaires ont été réduits à un réel minimum, et sont en voie d'amélioration. Pouls : 64.

14 *mars*. Première sortie dans le jardin.

15 *mars*. Pesée : $53^k,500$, soit une diminution de $3^k,300$ sur la pesée du 8 *février*, et le malade a très sensiblement repris depuis une dizaine de jours !

Depuis lors, le bon état ne s'est pas démenti : à peine deux à trois coups de toux, le matin, avec une seule expectoration. Les résultats de l'auscultation sont des plus satisfaisants (voir état au 27 février), et l'augmentation du poids a été croissante :

17 *mars*. $53^k,500$ ;

30  —  $53^k,850$ ; bénéfice, $0^k,350$.

13 *avril*. $55^k,500$ ; —  $1^k,650$.

25  —  $56^k,350$ ; —  $0^k,850$.

Reprise depuis la fin de la fièvre typhoïde : $2^k,850$ (poids brut).

L'expectoration du matin contient encore quelques bacilles rectilignes, superficiels.

Quitte Arcachon le 28 *avril* 1895.

Retour à Arcachon, en *septembre* 1895, et séjour jusqu'en *juillet*

1896, en excellent état. Le dernier examen bactériologique pratiqué (*septembre* 1895), avait donné : crachat presque exclusivement muqueux. Au microscope, quelques cellules épithéliales, quelques leucocytes, et de nombreux cristaux. Pas de bacilles tuberculeux.

Ausculté avant son retour, par un jeune professeur de la Faculté de Paris, l'examen donnait : une légère submatité dans le creux sous-claviculaire ; expiration un peu prolongée, aucune espèce de râles. *En arrière :* peut-être une légère submatité dans la fosse sus-épineuse, rien à l'auscultation.

Pendant le second séjour, le malade a mené une vie active, quoique prudente, montant beaucoup à cheval et passant de longues heures sur le bassin, ramant modérément par les belles journées calmes.

La guérison persiste entière (*janvier* 1897).

OBSERVATION XVIII. — *Congestion tuberculeuse du sommet droit en arrière. — Pleurésie sèche, au neuvième espace intercostal gauche (ligne axillaire). — Deux séjours. — Durée du premier séjour : quatre mois. — Augmentation de poids : 11ᵏ,400. — Guérison remonte à dix ans.*

Homme, trente-six ans. Bonne santé antérieure, sans antécédents héréditaires ; toutefois une sœur est atteinte de tuberculose pulmonaire.

Du mois d'*octobre* 1883 à la fin *janvier* 1884, traîne des accidents fébriles, presque quotidiens, attribués d'abord à l'impaludisme, le malade s'étant fixé, depuis quelques mois, dans un domaine où il fait procéder à de grands défrichements. Ces accidents résistent à la quinine, systématiquement prescrite. Perte de l'appétit, amaigrissement, transpirations nocturnes ; lorsque le 15 *janvier* 1884, à la suite d'une journée de fatigue, surviennent quelques quintes de toux nocturne avec expectoration sanguinolente. Le médecin traitant constate une légère congestion pulmonaire du sommet droit en arrière.

Le malade arrive à Arcachon le 1ᵉʳ *mars* 1884 ; voici quel est son état :

Grand, robuste, pâle et amaigri, conserve encore sa fièvre vespérale, qui au thermomètre donne 36°,5 le matin, et le soir oscille entre 38°,2 et 38°,8, avec légère transpiration nocturne. Dyspnée légère, facile et, le matin, petite expectoration muqueuse à rares bacilles.

A l'auscultation, je trouve : Poumon droit, *en arrière*, dans toute la fosse sus-épineuse, une matité complète avec résistance marquée au doigt, exagération des vibrations thoraciques ; à l'auscultation, râles sous-crépitants fins très abondants, perceptibles même dans les inspirations faibles ; *en avant*, dans tout le creux sous-claviculaire, respiration sèche, rude, avec expiration prolongée et saccadée.

. Poids à l'arrivée : 67$^k$,100, ce qui représente une très grosse perte sur le poids normal habituel de 76 kilos.

25 *mars*. L'amélioration est des plus sensibles. Elle se traduit par la cessation de la fièvre depuis huit jours, par la disparition des sueurs nocturnes ; par un meilleur moral, par un retour marqué de l'appétit, si bien que le malade a très sensiblement augmenté de poids et pèse aujourd'hui 69$^k$,200. État local, n'a pas varié.

1$^{er}$ *avril*. Un incident vient enrayer les progrès obtenus. Le malade, sans aucune cause appréciable, est pris, pendant la nuit, d'un léger point de côté à gauche, dans le neuvième espace intercostal, sur la ligne axillaire, avec léger frisson et retour de la fièvre à 38°,8. A l'auscultation, je trouve un foyer très circonscrit (environ la largeur d'une pièce de cinq francs), mais très net, de *pleurésie sèche tuberculeuse*, se traduisant par des frottements rugueux.

18 *avril*. Les accidents pleuraux sont finis. On n'entend plus que quelques très légers frôlements, et seulement dans les inspirations profondes, sans douleur. La fièvre a cessé depuis huit jours, mais le poids a légèrement reculé, il n'est plus que de 69 kilos.

Le malade quitte Arcachon à *la fin* du mois de *juin*, pour aller faire, sur mes conseils, une cure à Eaux-Bonnes. Il est dans un état d'amélioration profonde, comme en témoignent ses pesées successives.

| | |
|---|---|
| 1$^{er}$ *mars*. 67$^k$,100. | 7 *mai*. 72$^k$,100. |
| 27 — 69$^k$,200. | 20 — 73$^k$,500. |
| 18 *avril*. 69$^k$,000. | 23 *juin*. 78$^k$,500. |

Soit un bénéfice énorme de 11$^k$,400, et une augmentation de 2$^k$,500 sur le poids normal habituel.

Les progrès de l'état local ne sont pas moindres. Depuis plus d'un mois, l'expectoration et la toux ont été absolument nulles. La fosse sus-épineuse est simplement submate, près de la colonne vertébrale ; on ne retrouve plus un seul râle humide, même dans les efforts de toux, et l'ancien foyer pleural n'est pas retrouvable.

En 1885, de *janvier à fin avril,* nouveau séjour.

A l'arrivée, je constate que l'amélioration obtenue ne s'est pas démentie, mais s'est encore accentuée pour l'état local; l'état général restant le même comme appétit et comme poids. Quant à l'état local, il est impossible de retrouver dans la fosse sus-épineuse autre chose qu'un murmure respiratoire manquant de moelleux.

Depuis lors, la guérison ne s'est pas démentie, et le malade a pu reprendre sa profession, sujette à des fatigues physiques réelles, mais en pleine campagne, et à des préoccupations morales presque journalières (*janvier* 1896).

OBSERVATION XIX. — *Tuberculose péritonéo-pulmonaire ascitique.* — *Durée du séjour : sept mois.* — *Augmentation de poids :* 7$^k$,300. — *Guérison remonte à huit ans.*

Petite fille, dix ans, père et mère bien portants ; quatre frères ou sœurs, tous bien portants et plus jeunes. Grand-père paternel atteint de tuberculose pulmonaire, non héréditaire, depuis deux ans.

Arrive *fin octobre* 1888, est malade depuis deux mois, mais depuis quatre mois au moins, dépérit, maigrit, pâlit, perd ses forces, le sommeil, la gaieté, et tousse assez fréquemment, d'une petite toux sèche.

État à l'arrivée : ventre volumineux (l'enfant a toujours eu le ventre fort), la peau en est blanche, luisante, avec réseau veineux sous-cutané très apparent, tendue, dans la moitié inférieure jusqu'à l'ombilic, par un épanchement liquide, et au-dessus de l'ombilic par des gaz et le refoulement des anses intestinales. Signes de l'ascite non douteux : matité, transmission des chocs, déplacement de la courbure de matité et de la forme du ventre par les changements de décubitus. Palpation profonde, impossible à raison de l'épanchement. Ni troubles vésicaux, ni constipation. Foie normal. Pas la moindre teinte même subictérique. L'estomac est refoulé dans la cage thoracique.

Légère dyspnée, par diminution dans l'amplitude inspiratoire et aussi par l'existence de lésions pulmonaires qui sont : AU SOMMET DROIT, *en arrière,* râles de bronchite localisés et permanents, râles sibilants, et sous-crépitants fins, abondants, coïncidant avec une submatité très nette. A GAUCHE, *en arrière,* submatité plus nette, plus profonde, avec souffle et silence respiratoire absolu, dans toute la fosse sus-épineuse. Des deux côtés, dans toute l'étendue des deux poumons, la respiration est silencieuse, mal entendue, en conséquence du défaut mécanique de l'ampliation respiratoire.

Rien aux jambes, rien aux autres organes.

L'appétit est à peu près nul, les garde-robes assez régulières, les urines peu abondantes.

Fièvre vespérale quotidienne, oscillant entre 38°,0, 38°,6 et 38°,8, avec petite transpiration dans les premières heures de la nuit. Sommeil médiocre.

Rare expectoration, avec quelques bacilles très peu abondants, mal développés.

Douleurs nulles. L'enfant peut marcher pendant plusieurs heures, sans éprouver la moindre douleur.

1er *janvier* 1889. Rien n'arrête la marche lente et progressive des troubles péritonéaux; l'épanchement augmente de jour en jour, et cependant il y a, par certains côtés, des signes non douteux d'amélioration. La toux a cessé, le sommeil est meilleur, la fièvre combattue par de petites doses de bromhydrate de quinine, cède manifestement. La bronchite du sommet droit est très atténuée, les râles sibilants n'existent plus, et les râles sous-crépitants diminuent.

24 *février*. L'épanchement ascitique remplit tout l'abdomen qui est fortement distendu, et donne à cette pauvre enfant, quand elle marche, l'aspect et l'allure d'une femme enceinte. Mesure de l'abdomen en circonférence, inconnue. Le réseau veineux sous-cutané abdominal est très développé, gorgé. Le foie confond sa matité avec celle du liquide, et remonte jusqu'au niveau du mamelon droit. La respiration est plus difficile, la fièvre rallumée. Les fonctions intestinales se font encore assez régulièrement. Nulle fatigue après les petits repas que prend la malade, pas de diarrhée, pas de constipation.

Je pratique la paracentèse abdominale, et j'extrais quatre litres d'un liquide louche, verdâtre. Tout se passe très bien, et rien à signaler ni pendant l'opération, ni pendant les jours qui suivirent, si ce n'est que la circonférence abdominale se réduit à 62 centimètres.

1er *avril*. A la suite de la ponction l'état s'améliore, la fièvre disparaît entièrement, l'appétit renaît, l'urine augmente.

Au bout de trois semaines, survient un léger embarras gastrique avec fièvre qui dure huit jours. Depuis, l'amélioration ne s'est pas démentie, se traduisant par : appétit satisfaisant, retour des forces, du sommeil, disparition complète de la fièvre.

29 *mai*. Le liquide ne s'est pas reproduit, et, depuis la ponction, la circonférence abdominale varie entre 57 et 59 centimètres, jamais plus (variations résultant surtout de la plus ou moins grande quantité de gaz intestinaux). Le foie, qu'après la ponction on pouvait trouver un peu gros, par congestion passive probablement, a repris son volume normal.

A la palpation on constate, et ce depuis l'évacuation du liquide, un empâtement en plaque, très exactement placé dans le flanc gauche et remontant jusqu'à l'ombilic; la fosse iliaque restant libre. Cette plaque est assez dure, donne aux doigts la sensation très nette d'empâtement rénitent, correspond à une matité très nette et très circonscrite, ne variant point sous l'influence des changements d'attitude, n'adhère pas à la peau. Les limites profondes n'en sont point très précises. La ligne blanche sous-ombilicale est élargie; la sonorité du flanc droit exagérée.

L'état des voies respiratoires est des plus satisfaisants: *Au sommet droit*, il ne paraît plus rien exister. *Au sommet gauche*, en arrière, il y a toujours un affaiblissement sensible du murmure respiratoire, mais sans bruits anormaux.

Noter que pendant toute la durée de son séjour, la malade est restée à peine quelques jours sans sortir : à l'époque de son embarras gastrique (neuf jours), et pendant trois jours après l'opération. La cure d'air n'a pas été cessée un seul jour, sauf les nuits.

Le poids au départ est de 28$^k$,300, ce qui constitue un bénéfice très sensible, car à l'arrivée la malade pesait 23 kilos, dont il faut défalquer les quatre litres retirés par la ponction. De telle sorte que le bénéfice est la différence de 21 kilos à 28$^k$,300, soit 7$^k$,300.

Sur mes conseils, la malade est allée faire une cure à Salies-de-Béarn pendant le mois de juin. « Elle en est partie en parfait état de santé, » m'écrivait le médecin qui l'a soignée et, en *août* 1889, son médecin traitant « manifestait son étonnement, et trouvait merveilleux le résultat obtenu ; l'abdomen avait encore diminué de 13 centimètres, ne mesurant plus que 49 de circonférence ».

Depuis lors la guérison ne s'est pas démentie (1894).

OBSERVATION XX. — *Induration tuberculeuse des deux sommets. — Trois séjours. — Durée du premier séjour: cinq mois. — Augmentation de poids: 7$^k$,700. — Guérison remonte à deux ans.*

Garçon, seize ans. Antécédents douteux, père et mère bien portants; une bisaïeule est morte tuberculeuse.

L'affection de cet enfant a paru se développer au début avec une grande rapidité, quoique d'une manière insidieuse.

« Je l'ai soigné, m'écrit son médecin, au commencement de *mars* 1894, pour une grippe. A ce moment j'ai examiné la poitrine avec beaucoup de soin, et n'ai pu rien découvrir d'anormal. Il rentra en pension, après les vacances de Pâques, toussant un peu et paraissant fatigué. Je ne l'ai point vu à ce moment-là, un de mes confrères étant le médecin de l'établissement dans lequel il se trouvait, et je fus très étonné le 23 *avril* de trouver des lésions, au sommet du poumon gauche, lésions caractérisées par des râles sous-crépitants, dans la fosse sus-épineuse, et du souffle très prononcé et de gros râles dans toute la fosse sous-épineuse, et cela pour ainsi dire sans réaction fébrile.

« L'état général était mauvais, l'appétit avait beaucoup diminué, et tout dénotait un organisme profondément atteint. Quelques jours après, je constatais de légères lésions du côté droit. »

Le jour de l'arrivée à Arcachon, 26 *mai* 1894, bien qu'il se soit produit une amélioration marquée de l'état général, l'état local reste encore dans des conditions mauvaises. POUMON GAUCHE : matité absolue dans toute la hauteur des fosses sus et sous-épineuses, augmentation notable des vibrations thoraciques, résonance de la voix ; souffle tubaire très marqué dans la fosse sus-épineuse, avec râles humides dans les inspirations profondes ; expiration soufflante, prolongée et saccadée. Donc, induration du sommet gauche en arrière et en avant, car sous la clavicule, dans toute la largeur de la fosse sous-claviculaire, et sur la hauteur des trois premiers espaces intercostaux, on retrouve les mêmes signes stéthoscopiques, mais exagérés encore si possible, et plus particulièrement la matité. POUMON DROIT : dans la fosse sus-épineuse et dans le creux sous-clavier, bouffées de râles sous-crépitants fins.

Expectoration muco-purulente, surtout le matin, fourmille de bacilles très développés.

31 *juillet*. Sous l'action du climat, de la suralimentation et d'une hygiène sévère, cure d'air, etc., l'état s'est amélioré dans des proportions inespérées. On en peut juger par les pesées, qui accusent un bénéfice de 7$^k$,700 :

| | |
|---|---|
| 26 *mai*. 49$^k$,150. | 10 *juin*. 51$^k$,000. |
| 2 *juin*. 50$^k$,450. | 18 — 52$^k$,900. |

25 *juin.*    53$^k$,800.              17 *juillet.* 56$^k$,300.
3 *juillet.* 54$^k$,300.              24   —    56$^k$,850.
10   —    55$^k$,000.

Soit 7$^k$,700 de bénéfice.

L'amélioration de l'état local est non moins remarquable. L'expectoration très diminuée, parfois nulle pendant deux ou trois jours, ne renferme plus qu'un très petit nombre de bacilles, trois à cinq par lamelle, et peu développés.

L'auscultation montre que la perméabilité du *sommet gauche* est presque complète, le souffle a disparu, les râles humides n'existent absolument plus, la matité a fait place à de la submatité ; seul un affaiblissement du murmure respiratoire témoigne des anciennes lésions. Au *sommet droit*, les râles sous-crépitants se sont évanouis, la respiration a repris son amplitude normale, le timbre en est seul modifié : légèrement granuleux.

Sur mon conseil, le malade fait une cure à Bagnères-de-Bigorre, et passe le mois de *septembre* à la campagne.

Revient à Arcachon le 1$^{er}$ *octobre.*

Voici son état au 22 *novembre :* Ne tousse absolument plus, même par ces derniers jours de brouillard ; couche la fenêtre ouverte, dort bien, mange de bon appétit, et peut régulièrement suivre les cours du collège Saint-Elme, où il a été admis malgré la rigueur du règlement relatif a la tuberculose pulmonaire. A peine existe-t-il de la submatité dans la fosse sus-épineuse gauche, près de la colonne vertébrale. En avant, *sur* la clavicule, sonorité *à peine* un peu moindre. Perméabilité pulmonaire revenue : respiration un peu sèche, et c'est tout !

Ce malade a passé les deux années scolaires 1895 et 1896 au collège Saint-Elme. Sa guérison ne s'est pas démentie un seul instant. Aujourd'hui il a terminé ses études classiques, et fort d'une guérison si complète, de deux années, a commencé l'étude du droit (*janvier* 1897).


B. — *Amélioration.*


40 cas. — Qui ont donné les résultats suivants :
*Pesées :*  13 cas, inconnues.
            27 cas, 2 à 8 kilos d'augmentation.

*Durée du séjour* : deux à onze mois.
*Durée de l'amélioration* : 16 cas, inconnue.

                                22 cas, huit mois à onze ans.

Bien que n'ayant pas eu l'occasion de revoir les malades de cette dernière catégorie, je sais que la plupart vivent encore, quelques-uns ont pu reprendre leurs occupations, et sont guéris. L'observation XXII en est un exemple. De même l'amélioration ne s'est pas maintenue chez certains autres, par la cessation trop hâtive de la cure, et le retour trop hâtif aux conditions efficientes de la maladie.

Les deux observations suivantes sont démonstratives de ce fait :

OBSERVATION XXI. — *Congestion tuberculeuse du sommet droit.* — *Ulcération laryngée.* — *Pleurésie sèche au-dessus de la région mammaire droite.* — *Durée du séjour: trois mois.* — *Augmentation de poids : 5ᵏ,300.* — *Amélioration marquée, dure quinze mois.*

Homme, vingt-six ans. Antécédents héréditaires nuls. Antécédents personnels bons.

Surmenage intellectuel et physique considérable, pendant toute l'*année* 1892, qui l'amaigrit et l'affaiblit. Au cours de l'*hiver* 1892-1893, très rigoureux, il maigrit davantage, pâlit, et commence à tousser d'une toux quinteuse, sèche, extrêmement pénible. Les médecins qui le soignent ont espéré tout d'abord que cette toux était purement laryngo-trachéale et de nature simplement inflammatoire. Mais, outre que l'amaigrissement, l'anorexie, la fièvre avec exacerbation vespérale faisaient déjà redouter la tuberculose, un examen laryngoscopique ne laisse aucun doute sur l'existence d'une tuberculose laryngée.

L'expectoration, à peu près nulle, n'est pas examinée.

A cette époque (*fin janvier* 1893) on « constate aux deux sommets, surtout à droite, des signes non douteux d'infiltration tuberculeuse au premier degré ». La fièvre est quotidienne, à accès vespéral, sans tuméfaction de la rate, et sans subordination à la quinine. « Je ne vous cache pas, m'écrit le médecin traitant, que le pronostic me paraît grave et peut-être fatal à bref délai ; cela paraît être une forme galopante. »

Telle est la situation du malade, et l'impression pénible qu'il laisse à ses médecins avant d'arriver à Arcachon (8 *mars* 1893).

Au début du séjour, l'examen local révèle les signes positifs suivants : POUMON DROIT, *en avant*, au tiers supérieur, résistance au doigt, sans modification de la sonorité, avec respiration sèche, très rugueuse ; *en arrière*, dans toute la fosse sus-épineuse, submatité très prononcée avec résistance au doigt très marquée, exagération des vibrations thoraciques, murmure respiratoire presque complètement éteint, résonance marquée de la voix, expiration saccadée et prolongée, pas de râles ; à la partie moyenne et à la base, le murmure respiratoire est nettement affaibli. POUMON GAUCHE : la perméabilité en est diminuée dans le tiers supérieur, tant en avant qu'en arrière.

L'état du malade reste stationnaire jusqu'au 20 *mars*. A cette date, pendant la nuit, le malade est réveillé par une douleur presque subite, d'une violence extrême, angoissante, ayant tous les caractères de la douleur du début d'un pneumothorax, et localisée en avant, à droite, au niveau et à la partie moyenne du troisième espace intercostal. Elle s'accompagne d'une dyspnée très prononcée, et d'un bruit rugueux perçu par le malade lui-même. L'examen présente quelques difficultés, tant la douleur est vive. De la clavicule au point douloureux, la matité est absolue, la paroi thoracique immobilisée, et à distance on perçoit un bruit rugueux, de frottement de cuir neuf, dont l'intensité est extrême quand l'oreille est appliquée sur la poitrine. C'est là un bruit de frottement pleural tel que je n'en ai jamais entendu. On ne perçoit aucun bruit pulmonaire proprement dit, mais s'il en existe, il est masqué par le frottement pleural. La fièvre est très vive, le thermomètre marquant 39°.

Cette *pleurésie sèche* (?) a disparu avec une grande rapidité, et quatre jours après son début, le frottement était réduit à un frôlement léger, et la douleur nulle, en même temps que la fièvre tombait.

5 *avril*, c'est-à-dire à peine un mois après l'arrivée, l'amélioration est des plus sensibles : la fièvre n'existe plus, la toux est très atténuée, le sommeil excellent, et l'appétit ne laisse rien à désirer. L'auscultation est elle-même bien meilleure, car la perméabilité pulmonaire est entière à la partie moyenne et inférieure du poumon droit ; seuls les signes du sommet persistent tels qu'à l'arrivée.

Cette amélioration ne s'est pas démentie jusqu'au moment du

départ (*premiers jours de juin*); et la fièvre n'ayant pas reparu, le sommeil, l'appétit étant restés excellents, la progression du poids a été la suivante :

|  |  |  |  |
|---|---|---|---|
| 5 *avril.* | 55$^k$,200. | 25 *avril.* | 56$^k$,900. |
| 10 — | 55$^k$,500. | 14 *mai.* | 59$^k$,700. |
| 19 — | 55$^k$,800. | 30 — | 60$^k$,500. |

Soit un bénéfice de 5$^k$,300.

La toux à peu près nulle, n'existe plus qu'au réveil, presque insignifiante. Les phénomènes d'auscultation sont les suivants : POUMON DROIT, *en avant*, dans la région qui a été le siège de cette pleurésie à frottements intensifs, la respiration donne à peine quelques frottements légers, elle est sèche; *en arrière*, encore de la submatité, avec moins de résistance au doigt ; la respiration s'entend très nettement, le déplissement vésiculaire s'y opère avec toute l'ampleur désirable, mais encore avec un léger timbre sec.

J'ai revu ce malade, une seule fois, quinze mois après, et dans les circonstances suivantes :

Après avoir passé toute l'année dans un chef-lieu du Midi où sa santé s'était maintenue satisfaisante, il fut pris, dans une station des Pyrénées, les premiers jours de *septembre* 1894, d'un abcès dentaire à répétition, qui finit par déterminer un phlegmon de la joue. Il vint à Bordeaux se faire opérer : incision, curettage, cautérisation au chlorure de zinc.

A peine remis de cette intervention, il vint me consulter, car outre l'incident aigu ayant nécessité l'opération, il avait éprouvé, depuis deux à trois mois, de très vives douleurs intercostales, à la base du côté droit, qui s'étaient réveillées depuis la suppuration dentaire, et plus particulièrement depuis une quinzaine de jours.

Je retrouve le malade très amaigri ; il a une toux sèche, quinteuse, accompagnée, il y a quelques jours, d'une expectoration légèrement gommeuse, bacillaire.

Résultats de l'auscultation : POUMON DROIT, au sommet, *en avant* et *en arrière*, résistance au doigt, sonorité normale, respiration sèche ; en somme, presque le même état qu'il y a quinze mois. Mais la base de ce même poumon, ou plus exactement tout le lobe inférieur du poumon droit, en arrière, en avant, dans la ligne axillaire, présente une matité absolue, avec vibrations thoraciques affaiblies, et nulles en arrière ; respiration soufflante en avant et très affaiblie, très lointaine en arrière ; frottements par places ; voix aigre : Pleurésie sèche en avant, avec mince couche de liquide en arrière, et congestion pulmonaire massive sous-jacente.

Poumon gauche, un peu en avant de la ligne axillaire, dans le huitième espace intercostal, on constate un foyer de pleurésie sèche, très net, de la dimension d'une pièce de cinq francs ; cette région est douloureuse à la pression, mais pas spontanément.

J'ai appris (20 *janvier* 1895) que tous ces phénomènes s'étaient rapidement aggravés.

Le malade a succombé chez lui, dans le courant de l'*année* 1895.

Observation XXII. — *Infiltration des deux sommets. — Durée du séjour : huit mois. — Augmentation de poids : 5 kilos. — Amélioration, puis guérison de six ans.*

Homme, trente ans ; malade depuis un an.

Présente, au moment de l'arrivée à Arcachon (*novembre* 1883), les signes suivants : Poumon droit, en *avant*, sous la clavicule, un foyer d'induration très net ; en *arrière*, dans toute la fosse sus-épineuse, craquements humides, et îlots de râles congestifs, vestiges d'une hémoptysie bénigne, survenue un mois avant l'arrivée. Poumon gauche, *en avant*, rien d'appréciable, si ce n'est de la respiration puérile ; *en arrière*, légère imperméabilité, avec rudesse du murmure respiratoire, en haut. La toux est fréquente, surtout la nuit et le matin. L'expectoration abondante, surtout muqueuse.

État général assez mauvais : anorexie ayant entraîné une diminution de poids de 3 kilos en deux mois. Fièvre rare. Insomnie facile. Parfois, sueurs nocturnes. Dyspnée facile. Moral déplorable (médecin).

Pendant toute la durée du séjour (8 mois) l'amélioration a toujours été progressive. Dès le premier mois, l'appétit s'est réveillé et ne s'est pas démenti un seul jour, si bien qu'au départ, le malade avait bénéficié très exactement de 5 *kilos*. Le sommeil, redevenu bon dès la première semaine, a persisté.

La toux est à peu près nulle, et c'est à peine si une à deux fois par semaine, le matin au réveil, le malade donne trois à quatre coups de toux sans expectorations. La dyspnée n'existe plus, et toutes les surfaces pulmonaires sont intactes, sauf la fosse sus-épineuse droite. Là, près de la colonne vertébrale, dans les inspirations profondes, on perçoit quelques craquements secs. En avant, sous la clavicule, l'induration a disparu, et la perméabilité pulmonaire y est parfaite.

L'hiver suivant (*décembre* 1884), le malade s'installait dans une grande ville du Midi qui lui fournissait les moyens de reprendre sa profession. L'amélioration obtenue ne s'était pas démentie, elle s'est maintenue, et deux ans après, le malade m'écrivait qu'il était guéri et que depuis son départ il avait encore gagné 16 kilos.

Six ans plus tard, la guérison ne s'était pas démentie.

## C. — *Aggravation.*

12 cas. — Tous, sauf un, sont relatifs à des adolescents chez lesquels les accidents généraux : fièvre, amaigrissement, prenaient, dès le début, une intensité invincible, et devançaient, d'un laps de temps plus ou moins long, les signes locaux.

Parmi ces douze malades, je relève plus particulièrement :

7 cas. — La maladie prenait la forme galopante et, malgré toute cure d'air, tout séjour variant de trois à huit mois, se terminait par la mort, soit dans la station, soit peu de temps après le départ.

2 cas. — L'aggravation s'arrête par un séjour à Cannes.

1 cas. — L'aggravation s'arrête, et la guérison définitive survient après plusieurs cures à Madère, comme l'indique l'observation XXIV ci-après.

Les pesées sont rarement pratiquées lorsque l'état du malade s'aggrave. La perte de poids n'est que trop évidente, mais la donnée précise me manque. Cette lacune regrettable me paraît difficile à combler avec la clientèle des stations d'hiver.

OBSERVATION XXIII. —*Tuberculose pulmonaire double des sommets.— Conglomération. — Durée du séjour : six mois. — Perte de poids :* 1ᵏ,350. *— Aggravation.*

Petit garçon, sept ans. Malade depuis un an, par la répétition de bronchites, se localisant aux sommets.

A la *fin de* 1889, contracte l'influenza qui détermine une double poussée congestive aux deux sommets, surtout en arrière, dont il n'est pas encore guéri. En outre, un léger mouvement fébrile, vespéral quotidien, suivi de transpirations nocturnes, avec amaigrissement, décident l'envoi de l'enfant à Arcachon.

A l'arrivée, le 7 *février* 1890, il présente les signes physiques suivants : les deux fosses sus-épineuses, surtout la DROITE, sont le siège d'une matité nette, avec résistance au doigt et percussion douloureuse ; la respiration obscurcie, présente, comme caractères anormaux, des bouffées de râles secs.

L'enfant quitte Arcachon à la *fin de juin.* Chez lui, les résultats habituels de la cure forestière ne se sont pas fait sentir ; on constate que le mal s'est aggravé. C'est surtout dans le dernier mois du séjour, que l'amélioration a cessé de se produire, comme le traduit le résultat des pesées :

| | | |
|---|---|---|
| *Février.* 27$^k$,700. | | *Mai.* 28$^k$,000. |
| *Mars.* 28$^k$,200. | | 5 *juin.* 26$^k$,650. |
| *Avril.* 28$^k$,400. | 25 — | 26$^k$,350. |

Depuis les *premiers jours de mai*, l'appétit a fléchi, la toux est plus fréquente, la fatigue générale plus prononcée. De temps en temps le soir, petite poussée fébrile (38°,2 à 38°,4), avec moiteur appréciable. L'enfant souffre du côté droit, au sommet en arrière. Dyspnée facile quand il court.

L'auscultation est moins satisfaisante, et les deux sommets pulmonaires, surtout le DROIT, *en arrière*, sont le siège de craquements secs, et de quelques craquements humides, vers la partie externe de la fosse sus-épineuse. Facies pâle, anémié.

En somme, après une légère amélioration, lente, pénible, l'enfant se trouve, depuis un mois, sous le coup d'une nouvelle poussée tuberculeuse.

Perdu de vue depuis son départ.

OBSERVATION XXIV. — *Induration pulmonaire, circonscrite, sousclaviculaire droite. — Poussées congestives successives dans les deux poumons. — Durée du séjour : six mois. —Perte de poids: 2 kilos. — Aggravation. — Guérison ultérieure, remonte à dix ans.*

Jeune homme de dix-sept ans. Mère morte accidentellement, mais de santé délicate. Père bien portant et robuste.

Au moment de l'arrivée (*décembre* 1885), présentait les signes physiques suivants : submatité très circonscrite sous la clavicule DROITE, dans une étendue équivalente environ à celle d'une pièce de cinq francs. En ce point, l'auscultation révèle, au moment des inspirations profondes, quelques râles humides à bulles moyennes. Dans tous les autres points des surfaces pulmonaires, le murmure vésiculaire se perçoit pur de tout mélange, si ce n'est au SOMMET GAUCHE, *en arrière*, où, dans la région interscapulo-vertébrale, on perçoit un peu de rudesse avec respiration soufflée. Toux peu fréquente.

État général satisfaisant : absence de fièvre, de transpiration, bon sommeil, bon appétit.

15 *janvier*. Recrudescence de la toux, légère oppression le soir, coïncidant avec quelques malaises généraux mal définis.

Le 22 *janvier*, nécessité d'appliquer un grand vésicatoire au sommet DROIT, *en arrière*, l'auscultation ne laissant aucun doute sur l'envahissement de ce sommet par une poussée congestive, entrée rapidement en résolution, mais laissant des reliquats perceptibles plusieurs mois après.

10 *février*. Douleur vers la base du côté droit, en arrière, d'abord peu intense, augmente sensiblement jusqu'au 23. Ce jour-là, elle est assez vive pour arrêter l'amplitude respiratoire.

A l'auscultation, en ce point, frottements pleurétiques légers, pleurésie sèche. Cette poussée, quoique circonscrite et lentement survenue, s'accompagne d'une réaction générale peu vive, mais dessinée : fièvre vespérale légère se traduisant par quelques frissons erratiques, une légère céphalalgie, de la courbature, sentiment de chaleur, avec de petites transpirations, et une élévation thermométrique à 38°. La toux est plus fréquente.

4 *avril*. Hémoptysie, survenue le soir, après le repas, au moment où le malade montait se coucher. Rien ne pouvait faire prévoir cet accident : le malade allait très sensiblement mieux depuis quelque temps. L'expectoration a été brusque, d'un sang vermeil, spumeux, dont la quantité rendue est évaluée à un verre. A l'auscultation, je trouve un foyer de congestion pulmonaire, situé dans la fosse *sous-épineuse* DROITE, sur une étendue équivalente à la surface de la paume de la main. Pas de phénomènes réactionnels : congestion passive.

Peu de jours suffisent pour réparer, en grande partie, ces désordres, mais la région pulmonaire lésée par cette nouvelle

poussée ne retourne pas absolument à l'état normal ; certaines
nuances, certaines modifications, délicates mais appréciables, du
murmure vésiculaire, témoignent de la poussée congestive. A la
suite de cet envahissement, un fait à noter est la recrudescence et
la persistance d'une toux forte, déchirante, laryngée, spasmodique.

27 *mai*. Dans la nuit du 26 au 27, le malade est subitement
pris d'un point de côté, au-dessous et en dedans du mamelon
droit, avec dyspnée intense, toux sèche, quinteuse, surtout provoquée par les déplacements. Matité dans toute la moitié
inférieure du poumon, tant en avant qu'en arrière, avec absence
du murmure respiratoire, et conservation des vibrations thoraciques.

Le 27, au soir, fièvre intense, à 41°, somnolence, subdélirium,
dyspnée encore plus marquée, matité absolue, souffle doux, pas
de râles. Je porte le diagnostic de *pneumonie lobaire tuberculeuse*.

Le 28, au matin, l'auscultation fait percevoir des râles sous-
crépitants à grosses bulles, la disparition du souffle, du point de
côté, l'atténuation marquée de la dyspnée ; le thermomètre
marque 38°, tous signes qui font abandonner le diagnostic de
*pneumonie lobaire* pour celui de *congestion massive* et active,
donnant lieu d'ailleurs à une légère irritation pleurale, indiquée
par la présence d'une très mince lame de liquide.

31 *mai*. La résolution commence à se faire. Puis ensuite marche
avec rapidité. Chaque jour, l'air pénètre plus avant dans les
alvéoles pulmonaires, et les râles, les frottements-râles disparaissent.

9 *juin*. Les râles humides ont presque entièrement disparu. La fièvre, qui a persisté jusqu'à ce jour, a une tendance
très marquée à la délitescence matinale. Le matin, le thermomètre marque 37°,5, mais le soir, oscille encore aux environs
de 39°. Appétit bon, digestion facile, retour des forces, sommeil,
diminution marquée de la toux.

Voici l'état actuel du malade, quinze jours, avant son départ, et
après un séjour de six mois : POUMON DROIT, *en avant*, submatité,
respiration rude, craquements humides et craquements secs
dans toute la région sous-clavière ; en *arrière*, dans la fosse sus-
épineuse : souffle marqué, près du rachis, absence du murmure
respiratoire ; dans la fosse sous-épineuse, murmure respiratoire
très affaibli, très lointain, avec des frottements et des râles
humides à bulles fines disséminées. POUMON GAUCHE : *en avant*,
sous la clavicule, submatité, avec respiration puérile et rude ; *en*

*arrière*, dans la fosse sus-épineuse : submatité, souffle expiratoire fort, avec résonance marquée de la voix et légère augmentation des vibrations thoraciques; dans la fosse sous-épineuse, quelques îlots de râles fins.

Le malade n'a maigri que de 2 kilos.

En résumé, nous voyons que la maladie a marché par poussées successives, que chaque poussée a été plus violente que la précédente, mais aussi, que toutes ont rapidement rétrogradé. Toutefois, après chaque accident, il s'est fait dans chaque point frappé, une lésion permanente, peu profonde pourtant, mais assez étendue en certaines places. Le poumon gauche, sain au début, n'est pas resté indemne de toute atteinte.

Les crachats sont bacillaires.

Depuis lors, ce malade après plusieurs cures à Madère, a parfaitement guéri.


## III


### DEUXIÈME PÉRIODE OU DE RAMOLLISSEMENT.


45 cas. — Caractérisés par le signe stéthoscopique, en quelque sorte caractéristique de cette période : le râle sous-crépitant ou muqueux, allant jusqu'au craquement humide, accompagné, dans des proportions variables, de respiration soufflante ou affaiblie, d'une matité marquée, de toux retentissante, etc.


### A. — *Guérison.*


9 cas. — Ayant donné les résultats suivants :

*Pesées :* 2 cas, inconnues.

5 cas, de 6 à 11$^k$,400 d'augmentation.

*Durée de séjour :* un à quatre ans.

*Durée de la guérison :* seize mois à cinq ans.

Voici trois observations de ces malades guéris :

Observation XXV. — *Ramollissement du sommet droit. — Induration du sommet gauche. — Trois séjours. — Durée du premier séjour : sept mois. — Augmentation de poids : 8 kilos. — Amélioration, puis guérison remontant à trois ans.*

Homme, né en 1863, taille : 1ᵐ,81. Système pileux, blond roux, très abondant, système musculaire très peu développé. Père mort d'une dyspepsie (?) à l'âge de quarante ans; mère délicate, névropathe et rhumatisante. Aïeuls de souche paternelle (ruraux) vigoureux. Aïeuls maternels (urbains) : grand-père délicat, mort vieux d'un cancer de l'estomac ; grand'mère vigoureuse, enlevée très vieille par des accidents diabétiques. Une tante maternelle, qui a des ressemblances physiques et morales avec le malade, a eu, étant jeune, des accidents hémoptoïques graves ; vit encore.

Enfance passée à Paris. Appétit faible, croissance très rapide avec études fréquemment interrompues et complètement arrêtées en 1879, époque à laquelle un médecin des hôpitaux de Paris, constate de la respiration rude des deux sommets pulmonaires et conseille le Midi (impossibilité).

*Juin* 1887. Toux sèche, petit mouvement de fièvre tous les soirs, sueur la nuit, Le 15, première hémoptysie surabondante. A la suite, petite toux sèche, fréquente, avec dyspnée; douleur sur le devant de la poitrine. Poids : 58ᵏ,500, crachats teintés pendant un mois.

Un séjour à Cannes, du 14 *novembre* 1887 à la *fin mars* 1888, améliore le malade qui, à la fin de sa cure, pèse 61 kilos.

1888. En *mai*, pendant un séjour à Paris, deuxième hémoptysie abondante, pendant trois jours, entraînant une grande faiblesse. Grande sensibilité au froid. Transpirations nocturnes régulières, toux, expectoration bacillaire, dyspnée intense. Sensation de pesanteur à droite, vers la base.

En *juillet*, séjour à la campagne. Continuation des moiteurs, de la toux, et de l'expectoration jaune verdâtre; difficulté extrême pour parler et pour marcher, surtout pour monter. L'état ne s'améliore qu'en *septembre :* diminution de la moiteur, mais toux toujours intense, tantôt grasse, tantôt sèche, nerveuse, laryngée. L'état général s'améliore très lentement.

A la *fin septembre* et jusqu'au *mois de mai*, le malade ne quitte pas la chambre.

En *novembre*, poids : 64 kilos, et depuis lors le poids augmente régulièrement de 120 à 130 grammes par jour, jusqu'à arriver, à la *fin* de 1889, à 79 kilos, soit une augmentation de 20 kilos sur le poids de *juillet* 1887.

1889. En *janvier*, troisième hémoptysie peu importante; et quatrième hémoptysie à la *fin de juillet*. Le malade a perdu 2 kilos.

*Fin octobre*, arrivée à Arcachon.

Fièvre quotidienne vespérale oscillant de 38° à 38°,2. Peu d'appétit, sueurs nocturnes appréciables, expectoration muco-purulente abondante, bacillaire, dyspnée très facile.

Sommets mauvais. A l'auscultation on perçoit : POUMON DROIT, *sous la clavicule*, un foyer de râles sous-crépitants fins qui s'étend vers l'aisselle, contourne la ligne axillaire et arrive, en continuité directe, jusque dans la fosse sous-épineuse et à la base du poumon, qui sont le siège de râles sibilants et de craquements humides, à grosses bulles. POUMON GAUCHE, la fosse sous-clavière et la fosse sus-épineuse sont légèrement indurées.

Sous l'influence de la cure d'air, mise rigoureusement en pratique jour et nuit, l'amélioration ne tarde pas à se produire. C'est ainsi (c'est le malade qui parle) qu'au bout de trois semaines, et presque subitement, l'expectoration diminue dans des proportions d'au moins $^9/_{10}$, et devient presque nulle.

L'appétit, qui ne s'est pas démenti une seule minute, a produit un tel retour des forces et de l'embonpoint que l'augmentation de poids est de $5^k,500$. Et lorsque à la *fin de mai*, le malade quitte Arcachon, le bénéfice total est de 8 kilos.

Les surfaces respiratoires se sont non moins notablement améliorées, le sommet du POUMON GAUCHE a repris presque en entier sa perméabilité, tant en avant qu'en arrière. Quant au POUMON DROIT, les trois zones autrefois sièges de craquements humides, ne sont plus envahies que par des craquements secs, et les râles sibilants n'existent plus. De longues marches sont possibles sans aucune dyspnée, comme sans fatigue, l'expectoration est absolument nulle depuis plus de deux mois.

1891. L'hiver de 1890-91, nouveau séjour dans la forêt d'Arcachon, de *fin novembre* à *fin mai*.

1892. De même pour l'hiver de 1892-93.

Pendant tout ce laps de temps, le malade a vu son amélioration se maintenir, s'accentuer, et cela presque sans aucun accident notable. Les étés se passent à la campagne.

A la fin du dernier séjour, l'état général ne laissait absolument rien à désirer. L'augmentation de poids ne s'était pas démentie.

Quant à l'état local, il est encore possible de percevoir dans les fortes inspirations quelques craquements secs, très légers, disséminés, rares, et les anciens foyers de ramollissement sont simplement le siège d'une respiration sèche.

Depuis lors, l'amélioration ne s'est pas démentie, et le malade *paraît guéri*, car depuis trois ans, il n'a jamais plus ni toussé, ni craché, et n'a jamais arrêté son travail assez pénible, mais accompli en plein air (agriculteur) ; et depuis sa première cure, M. X... n'a pas cessé l'aération continue de jour et de nuit.

OBSERVATION XXVI. — *Congestion et ramollissement de la fosse sus-épineuse droite. — Deux foyers de pleurésie sèche. — Cinq séjours successifs. — Amélioration, puis guérison, remonte à six ans.*

Homme, trente et un ans, sans antécédents tuberculeux. Tempérament arthritique et nerveux.

A l'âge de douze ans, pleurésie *du côté droit*, dont il se remet complètement.

Bien portant jusqu'à l'âge de vingt-cinq ans, se marie et prend une occupation très chargée, qui l'oblige à changer complètement d'existence, et, pendant quatre ans, à mener une vie aussi occupée que sédentaire.

Dès la première année de cette vie, M. X... est atteint de dilatation de l'estomac, bientôt compliquée de dyspepsie intestinale, qui va toujours augmentant, sauf quelques rares répits, concordant avec le repos des vacances et une vie en plein air.

En *décembre* 1889, à vingt-neuf ans, l'état s'aggrave. Dénutrition très prononcée, au point que le malade se voit dans la nécessité de renoncer à ses affaires.

A cette époque régnait (notamment dans la région habitée par M. X...) une forte épidémie d'influenza. Très débilité, très moralement déprimé par la cessation de ses affaires, le malade prend la grippe, et peu de temps après on constate de la *congestion pulmonaire, limitée au sommet droit.*

Aussitôt l'état aigu disparu (*fin janvier* 1890), départ pour Cannes où « un mois après mon arrivée, probablement sous l'influence du vent violent qui ne cessait de souffler à cette époque, j'ai une nouvelle poussée congestive », occupant toujours le *sommet droit*, et se traduisant par les signes classiques : matité, affaiblissement du murmure respiratoire, râles humides, fins, légère expectoration sanguinolente. Des bacilles sont constatés à l'analyse bactériologique des crachats.

1890. En *mai*, le malade toujours très faible, amaigri, toujours toussant, quitte Cannes pour Montreux, où il passe près de deux mois, par un temps splendide, y reprend rapidement des forces, et quand les chaleurs viennent, gagne la montagne où il peut faire les mêmes excursions que les plus valides.

En *août*, regagne le Nord de la France, en excellente apparence de santé.

En *octobre*, sous l'influence des premiers brouillards et des premières pluies d'automne, nouvelle poussée congestive tuberculeuse.

En *décembre*, dès que la crise aiguë est terminée, « et sur les conseils de deux professeurs de la Faculté de Paris, je pars pour Arcachon, où j'ai retrouvé la santé », m'écrit le malade, à la fin de 1896, six ans après sa première cure, alors qu'il arriva porteur, non seulement d'un foyer congestif, mais de signes non douteux du passage de la première à la seconde période anatomique, comme en témoignaient, dans la fosse sus-épineuse, à la fin des inspirations profondes, des craquements secs, et des bouffées de râles sous-crépitants à grosses bulles.

De *décembre* 1890 à *décembre* 1896, a fait cinq longs séjours, dans la ville d'hiver d'Arcachon, y vivant, à ses deux derniers séjours, de la vie commune, se livrant à une dépense physique très active, montant à cheval et chassant, avec ardeur, sans que jamais la guérison se soit démentie. Ni toux, ni expectoration, ni manifestation morbide quelconque, sauf une seule fois en *janvier* 1892.

A cette date, alors que l'amélioration était des plus marquées, le malade subit un refroidissement manifeste, la nuit, dans une mauvaise auberge du département des Landes, où il était en excursion, refroidissement qui provoqua l'apparition d'une nouvelle petite hémoptysie, réveillant l'acuité du foyer primitif, et coïncidant avec une double poussée de pleurésie sèche, d'un diagnostic facile, siégeant, l'une à la base DROITE, *en avant*, l'autre à la base GAUCHE, *en arrière*, toutes deux sur une surface comparable à celle de la paume de la main.

La fièvre persista quinze jours, avec quelques légères sueurs nocturnes. Les crachats examinés contenaient quelques bacilles de Koch, rares, mais bien développés.

Depuis lors, plus rien. La guérison dure depuis six années entières.

OBSERVATION XXVII. — *Ramollissement après congestion du sommet gauche. — Congestion du sommet droit. — Durée du séjour : dix mois en deux fois. — A la fin du premier séjour (deux mois), augmentation de poids : 4ᵏ,500. — Durée connue de la guérison : un an.*

Jeune homme, vingt et un ans. Père et mère bien portants. Un frère atteint de tuberculose anale. Une sœur atteinte de bacillose pulmonaire à forme galopante.

Début insidieux, en *janvier* 1888, par petite toux, fréquente, en pleine santé apparente. L'auscultation a pour résultat la découverte, au sommet du POUMON GAUCHE (fosse sus-épineuse et région sous-claviculaire), d'un foyer de catarrhe congestif. Pas de fièvre, bon appétit. Vésicatoires, arsenic, alimentation abondante, repos relatif en plein Paris. Nouvelle poussée, constatée le 25 *février*, sur le POUMON DROIT, congestion de la fosse sus-épineuse, avec dépérissement marqué, sans fièvre.

3 *mars*. Apparition de quelques malaises, un peu de fièvre, avec phénomènes de bronchite généralisée. La fièvre va en augmentant et les deux sommets, surtout en arrière, sont le siège d'une congestion manifeste, avec quelques expectorations sanguinolentes, bacillaires, et toux fréquente, courte, pénible, très souvent sèche. Amaigrissement marqué.

15 *mars*. Jour de l'arrivée à Arcachon, on constate : POUMON GAUCHE, *en avant :* matité sur une hauteur de trois travers de doigt; bouffées de râles muqueux, avec sibilances et crépitations fines, humides, dans les inspirations profondes ; *en arrière*, mêmes signes, dans la fosse sus-épineuse. POUMON DROIT, *en avant :* respiration puérile ; *en arrière*, dans la fosse sus-épineuse, signes de condensation : sonorité (—), vibrations thoraciques +, résonance vocale +, respiration 0, avec de très nombreux craquements fins, à la respiration suivant la toux.

L'amélioration s'accentue du jour au lendemain, avec une rapidité peu commune, sous l'influence de l'aération continue et du repos.

La toux cesse et disparaît en moins de cinq jours, la fièvre tombe, pour toujours, au dixième jour de la cure, et les pesées donnent les résultats suivants :

19 *mars*. 67ᵏ,200.          29 *avril*. 71ᵏ,550.
1ᵉʳ *avril*. 70ᵏ,150.          17 *mai*. 71ᵏ,400.
15 *avril*. 71ᵏ,200.          29 *mai*. 71ᵏ,700.

Bénéfice : 4ᵏ,500.

Le 5 *juin*, au départ, les signes physiques sont ceux de *condensation* du lobe *supérieur* GAUCHE, avec tendance scléreuse, obscurité respiratoire, et rudesse, tant en avant qu'en arrière.

Retour à Arcachon, le 10 *octobre* 1889, et séjour jusqu'au 1er *juin* 1890. L'amélioration s'y maintient, et s'y transforme en guérison. Le malade ne tousse pas une seule fois, ne crache jamais, et peut mener une vie physique assez active.

Le jour de son retour à Paris, il est examiné par un professeur de la Faculté, qui formule par écrit les résultats de son examen : « Disparition absolue de tout signe particulier aux deux sommets. Absolument aucun râle, ni dans la respiration tranquille, ni dans la respiration forcée. Il ne reste que la diminution de son et de respiration, en rapport avec l'organisation scléreuse du sommet. »

Bien que j'aie perdu de vue ce malade, un an après sa guérison, cette guérison est trop réelle, pour qu'on puisse objecter contre elle, sa trop courte durée connue.

## B. — *Amélioration*.

24 cas — dont les résultats sont :
*Pesées :* 5 cas, inconnues.
       19 cas, augmentation de 2 à 12 kilos.
*Durée du séjour :* 3 à 14 mois — 1 cas, 4 ans.
*Durée de l'amélioration :* 6 cas, inconnue.
       18 cas, de 3 mois à 5 ans.

Les observations suivantes pourront donner l'idée de ce que nous entendons par amélioration :

OBSERVATION XXVIII. — *Ramollissement hémoptoïque des deux sommets. — Plusieurs séjours prolongés. — Augmentation de poids : 12 kilos. — Amélioration dure depuis deux ans.*

Homme, trente-cinq ans, grand, fort, à large poitrine.

Père et mère en excellente santé. Du côté paternel, famille très nombreuse, pas un seul tuberculeux, quelques cancéreux. Le père, âgé de soixante-dix ans, jouit d'une excellente santé. Du côté maternel, famille également très nombreuse, oncles cardiaques et migraineux ; un seul cousin est mort tuberculeux, avec une forme congestive et hémoptoïque contractée peut-être dans les hôpitaux après un labeur prolongé.

Personnellement le malade, l'hiver précédent, s'est beaucoup fatigué, et par fatigues professionnelles et par une certaine assiduité à des bals et des dîners fréquents, qui l'obligeaient à travailler, toujours très tard, afin de trouver le temps nécessaire à la direction d'une importante administration. Fait important à signaler, le malade a été très longtemps en rapport de voisinage, avec un employé tuberculeux, crachant sur le plancher depuis de longs mois, lorsqu'une désinfection bien tardive et bien insuffisante fut pratiquée.

Au mois d'*août* 1893, première hémoptysie, véritable surprise pour tout le monde, bien que, depuis *trois mois*, le malade fût sujet de temps en temps à quelques accès de fièvre, passés inaperçus de l'entourage, et dont le malade ne disait mot. L'accident s'est prolongé pendant huit à dix jours, sans fièvre.

A ce moment l'auscultation indiquait : *en avant*, A DROITE, et *au sommet*, une pluie de râles humides, formant une tache de quelques centimètres carrés, entourée d'une zone périphérique, d'étendue variable, à râles beaucoup plus fins et attribuables surtout à de la congestion ; rudesse respiratoire, pas de souffle. A GAUCHE, *en avant* seulement : légère zone congestive avec rudesse respiratoire, expiration prolongée et submatité, résonance vocale.

Le diagnostic formulé est : tuberculose pulmonaire à forme hémoptoïque, chez un arthritique, avec, à droite, ramollissement au début et, à gauche, induration.

Le malade arrive dans les *premiers jours du mois de janvier* 1894. Il a de la fièvre depuis plus d'un mois, et ne cesse d'expectorer, chaque jour, des crachats teintés de sang, parfois même complètement rouges. L'amaigrissement est prononcé. Tout le *lobe supérieur droit*, tant en avant qu'en arrière, est en voie de ramollissement. A *gauche*, dans la hauteur des deux premiers espaces intercostaux, râles de congestion, et du même côté, dans la ligne axillaire, au niveau du sixième espace intercostal, zone de pleurésie sèche, sur une étendue de quatre centimètres carrés, avec râles congestifs sous-pleuraux, entendus dans les fortes inspirations.

Expectoration bacillaire dès le début.

Le malade fait un premier séjour jusqu'au 25 *juin*, pendant lequel ses tendances hémoptoïques se manifestent aux époques suivantes :

**24** *janvier*. Crachats hémoptoïques pendant deux jours, sans fièvre.

**3** *février*. Crachats hémoptoïques pendant deux jours, sans fièvre.

Du 26 *mars* au 11 *avril*, le malade rend chaque matin, deux ou trois crachats à peine colorés, sans fièvre.

**23** *mai*. Dans la matinée, rend quatre crachats sanguinolents, sans fièvre.

**15** *juin*. Légère coloration des crachats dans la matinée.

Pendant tout ce premier séjour, ce qui a caractérisé l'amélioration, c'est la cessation de la fièvre. Elle s'est manifestée à trois époques différentes cependant, mais pour les raisons que voici :

Le 26 *février*, le malade est pris d'un accès de fièvre (38°,8) qui coïncide avec une douleur péri-anale vive. Je constate le début d'un abcès sous-sphinctérien dont l'induration remonte, à droite, jusqu'au-dessus du sphincter. Dès que l'abcès bombe à l'anus, j'incise : issue d'un pus louable et sans odeur. Le stylet et le doigt indiquent que la muqueuse rectale a conservé son épaisseur, et toute probabilité de fistule anale est écartée. Guérison parfaite et définitive depuis lors.

La 3 *mars*, fièvre à 39°, et le 5 *avril*, fièvre à 39°,2. Ces deux accès témoignaient d'un embarras gastrique, conséquence de la suralimentation. Un purgatif, la diète lactée, font tout rentrer dans l'ordre.

A la fin du premier séjour, l'état local s'était amendé. Les signes de ramollissement à droite sont moins étendus, et les phénomènes congestifs à gauche moins intenses et plus circonscrits. Les tendances hémoptoïques se sont améliorées.

Les pesées successives ont donné les résultats suivants, qui témoignent d'un bénéfice à peine marqué :

| | | | |
|---|---|---|---|
| 3 *février*. | 71ᵏ,000. | 28 *avril*. | 71ᵏ,300. |
| 17 — | 72ᵏ,600. | 30 — | 71ᵏ,600. |
| 2 *mars*. | 72ᵏ,250. | 5 *mai*. | 72ᵏ,300. |
| 4 *avril*. | 72ᵏ,250. | 12 — | 72ᵏ,600. |
| 14 — | 72ᵏ,800. | 26 — | 72ᵏ,400. |
| 20 — | 72ᵏ,600. | 2 *juillet*. | 72ᵏ,800. |

Le malade reste absent d'Arcachon, du 20 *juillet* au 10 *octobre*.

Dans cet intervalle de temps, nouvelles hémoptysies : « Le 25 *août*, j'avais un peu de sang dans mes crachats, et dans la nuit du *lundi* 27 au *mardi* 28, j'ai eu une assez forte hémoptysie, plus forte qu'aucune de celles que j'ai eues à Arcachon, » m'écrivait le malade. Enfin, à la date du 10 *septembre*, le médecin traitant m'écrit : « La forme congestive domine toujours, et depuis quinze jours, malgré les soins continus et les précautions les plus grandes, notre malade a encore eu deux hémoptysies, sans élévation de température, plus abondantes et plus prolongées qu'à Arcachon. »

Ce qui précède, démontre qu'un premier séjour dans la forêt d'Arcachon, sans avoir amené une très notable amélioration, avait du moins produit une atténuation marquée dans les tendances hémoptoïques, dont les manifestations s'éloignaient de plus en plus. Un second séjour a produit un résultat des plus favorables.

Le malade arrive le 11 *octobre* 1894, et le 14, à la suite d'une trop longue et intempestive promenade en forêt, il est pris d'une hémoptysie assez forte, mais bien moindre que les deux précédentes, car le 15, il n'y a plus de trace de sang dans les crachats. L'état local donne, à l'examen, les résultats suivants : POUMON DROIT, *en avant*, dans la hauteur des quatre premiers espaces intercostaux, matité, résistance au doigt, et râles humides, véritables craquements. Les signes de ramollissement sont les mêmes, *en arrière*, dans toute la fosse sus-épineuse. POUMON GAUCHE, *en avant*, dans la fosse sous-clavière, dans toute sa largeur et sur une hauteur de deux travers de doigt, infiltration tuberculeuse, également en voie de fonte. *En arrière*, dans la fosse sus-épineuse, phénomènes congestifs. Dans la ligne axillaire, vers la région mammaire, plaque de pleurésie sèche, à frottements rugueux.

L'amélioration obtenue après deux mois de séjour est des plus appréciables. Dans l'état général, les pesées successives témoignent de cette amélioration marquée :

| | | | | |
|---|---|---|---|---|
| 12 *octobre*. | 72$^k$,700. | | 13 *décembre*. | 76$^k$,000. |
| 19 — | 73$^k$,700. | | 20 — | 76$^k$.800. |
| 25 — | 74$^k$,100. | | 28 — | 77$^k$,700. |
| 3 *novembre*. | 74$^k$,800. | | 5 *janvier*. | 78$^k$,095. |
| 13 — | 75$^k$,000. | | 13 — | 77$^k$,700. |
| 21 — | 75$^k$,800. | | 19 — | 77$^k$,745. |
| 27 — | 75$^k$,600. | | 26 — | 79$^k$,000. |
| 5 *décembre*. | 76$^k$,200. | | | |

Soit bénéfice : 6$^k$,300.

A noter que depuis le 13 *décembre*, le malade n'a cessé de dormir les fenêtres ouvertes, et ce, malgré l'hiver exceptionnellement rigoureux de 1894-1895.

Quant à l'état local, l'amélioration est non moins notable.

Après deux mois et demi de séjour, les résultats de l'examen sont les suivants (15 *janvier*) : Poumon droit, *en avant*, la matité très atténuée n'est plus que de la submatité ; les craquements humides n'existent plus, et l'oreille ne perçoit que des râles de congestion, entendus seulement dans la hauteur des deux premiers espaces intercostaux ; au-dessous, la perméabilité pulmonaire est revenue, le murmure respiratoire ayant là cependant un timbre sec ; *en arrière*, amélioration de même ordre et dans les mêmes proportions. Poumon gauche *en avant*, la congestion n'existe plus, c'est à peine si, à la suite des efforts de toux, éclatent quelques bouffées de râles humides, rares et disséminés. Les frottements pleuraux n'existent plus.

Expectoration diminuée de plus des deux tiers, toujours bacillaire. La guérison de l'abcès de la marge de l'anus ne s'est pas démentie.

Départ d'Arcachon, le 10 *juin*, avec un bénéfice net en poids de 12 kilos.

L'amélioration ne s'est pas démentie depuis lors, sans que le malade ait pu encore arriver à la guérison.

Observation XXIX. — *Ramollissement tuberculeux, plus particulièrement du sommet droit. — Durée du séjour : deux ans. — Augmentation de poids, après les sept premiers mois : 6ᵏ,600 — Amélioration remonte à seize mois.*

Homme. Sans antécédents héréditaires précis.

Agé de trente-cinq ans. Bien portant jusqu'à vingt-deux ans, « malgré les excentricités que j'ai pu faire tant en France qu'à l'étranger ». A vingt-deux ans, pris d'hépatite avec menaces d'abcès du foie. Est envoyé en France aussitôt que possible, où la guérison complète est obtenue, au bout de deux ans de séjour continu, y compris deux cures à Vichy.

En 1889, à la suite d'imprudences graves, aurait eu, dans les colonies, une *pneumonie double*, considérée comme des plus graves, par les médecins traitants. Au bout de trois mois, à la surprise des médecins, le malade était guéri, et recommençait la vie de fatigue, de surmenage qu'il menait toujours.

En 1892, au *mois de juillet*, influenza, que le malade soigne peu, gardant le lit, à peine quelques jours, recommençant au bout de quinze jours sa vie active, mais constatant qu'il avait perdu sa vigueur, jamais retrouvée depuis.

En 1893 au *mois de février*, après une nouvelle petite poussée d'hépatite, sentant son état général mauvais, vient en France selon les conseils de son médecin, qui n'avait trouvé rien d'anormal à ses poumons. Arrivé à Paris, en *avril*, on constate quelque chose au *sommet gauche*. Le malade est invité à se défier. « Je ne voulus pas croire, et partis pour Royat, où je fis une saison de vingt et un jours, après laquelle je rentrai à Paris, assez bien, ayant engraissé et sentant un peu mes forces revenues. Mais cela ne devait pas durer. Des contrariétés jointes à la vie de restaurant, aux couchers à minuit, après des soirées passées dans des atmosphères de tabac, etc., me firent perdre l'appétit, et le 22 *septembre*, après quelques accès de fièvre avec frisson, supportés debout, je m'alitais, sans forces et *crachant du sang.* »

Le 25, malgré la fièvre, malgré la faiblesse, malgré son hémoptysie, le malade quitte Paris et s'embarque pour l'étranger le 26. L'hémoptysie cesse après trois jours de mer, et le sixième jour de la traversée, le malade reprenait la vie commune du bord.

Le 9 *octobre* à l'arrivée, « on avait peine à croire que je venais d'être malade ». Au lieu de continuer à se soigner, M. X... met tout traitement de côté et veut mener l'existence d'un homme en bonne santé. Cela ne dura pas longtemps et le 10 *décembre*, il se couche avec fièvre et bronchite.

Un mois après (10 *janvier* 1894), la situation se complique d'accidents dysentériques intenses qui durèrent une vingtaine de jours. « J'estime n'avoir jamais été plus malade qu'à cette époque. Peu à peu, je sortis de là cependant, mais ayant conscience que j'étais éreinté et démoli. »

Retour en France le 1er *juin* 1894, arrivée à Arcachon le 18.

C'est le 3 *juillet* que je vois le malade pour la première fois. L'examen local, l'étude bactériologique des crachats, devaient confirmer, ce que l'historique indiquait trop clairement, l'existence d'une tuberculose pulmonaire.

Mais l'état général n'est pas détérioré que par la tuberculose ; en effet, le malade est morphinomane, et depuis le mois de *décembre* 1893, use de la morphine tous les soirs. Dès la première consultation, j'impose la nécessité de cesser, à bref délai, la morphine, faute de quoi rien ne serait possible contre la tuberculose pulmonaire, dont je révèle l'existence au malade. Doué d'une énergie remarquable, dès les *premiers jours d'août*, le malade avait cessé l'usage de la morphine.

*Examen local.* Se résume en deux mots : infiltration tuberculeuse des deux sommets, beaucoup plus avancée à droite qu'à gauche. POUMON DROIT : craquements humides, dans toute la hauteur et la largeur de la fosse sus-épineuse, et dans le creux sous-claviculaire. POUMON GAUCHE, induration en avant, quelques îlots de craquements humides en arrière. Expectoration muco-purulente, le matin, peu abondante, mais bacillaire. Le malade croit avoir de la fièvre, mais les recherches thermométriques strictement pour-suivies pendant deux mois sont restées négatives, la température oscillant entre 36°,3 et 36°,5, le matin, 36°,5 et 36°,6 le soir.

Sous l'influence de la cure d'air (le malade n'a cessé de dormir la fenêtre ouverte), de la cure de repos (pendant les deux premiers mois), l'amélioration n'a pas tardé de se produire.

| | | | | |
|---|---|---|---|---|
| 11 *juillet.* | 55ᵏ,900. | | 3 *novembre.* | 62ᵏ,150. |
| 24 — | 57ᵏ,200. | | 4 *décembre.* | 62ᵏ,300. |
| 11 *août.* | 58ᵏ,400. | | 15 — | 61ᵏ,500. |
| 28 — | 60ᵏ,000. | | 21 — | 62ᵏ,200. |
| 11 *septembre.* | 60ᵏ,800. | | 11 *janvier.* | 62ᵏ,050. |
| 24 — | 60ᵏ,900. | | 9 *février.* | 62ᵏ,500. |
| 15 *octobre.* | 62ᵏ,100. | | | |

Bénéfice : 6ᵏ, 600.

L'examen des pesées, démontre que depuis deux mois environ les bénéfices d'augmentation sont moins marqués qu'au début. Cela tient à ce que le malade mène une vie très active, plus active que je ne le désirerais : mais vie active de plein air.

Quant à la transformation de l'état pulmonaire, elle est non moins saisissable. Voici les résultats de l'examen (15 *février* 1895) : POUMON DROIT, *en avant :* submatité légère jusqu'au troisième espace intercostal, aucun bruit anormal même dans les inspirations pro-fondes, murmure respiratoire rugueux, expiration prolongée et saccadée, résonance de la voix, nulle ; *en arrière :* submatité légère dans la fosse sus-épineuse, avec quelques craquements secs, mais sans aucune bouffée de râles humides. POUMON GAUCHE, *en avant,* so-norité presque normale, avec murmure respiratoire sec ; *en arrière :* submatité à peine appréciable, avec affaiblissement du murmure respiratoire, sans râles humides, quelques légers frottements.

*Janvier* 1897. Le malade est encore en séjour, après une courte absence de deux mois, en pays étranger, chaud. Là, perte rapide de l'appétit, amaigrissement, et légère hémoptysie.

Les lésions pulmonaires se limitent au sommet droit, et se traduisent par de la submatité, des craquements, et parfois quelques
bouffées de râles humides, fins, espacés en îlots.

L'expectoration est nulle ou peu s'en faut. A peine si tous les
deux ou trois jours, le malade rend un crachat épais, muqueux ;
le plus souvent, n'expectore que quelques mucosités pharyngées
mélangées de salive, et non bacillaires.

En effet, l'examen d'un des rares crachats, épais, vraiment bronchique, a donné (10 *janvier* 1897) : quelques rares leucocytes, rares
cellules plates à petits noyaux ; pas d'hématies, pas de fibres élas-
tiques, quelques rares microcoques, *pas de bacilles de Koch.*

Malgré ce résultat, le malade ne saurait être considéré comme
guéri.

OBSERVATION XXX. — *Ramollissement hémoptoïque du sommet
droit. — Durée du séjour : deux mois et demi. — Augmentation :
4 kilos. —Amélioration dure six mois.*

Jeune homme, vingt et un ans.

Les antécédents ne sont pas irréprochables ; rien du côté du père,
rien du côté de la mère, si ce n'est une tendance arthritique des
plus certaines ; mais le grand-père paternel est mort à quarante-
trois ans d'une phtisie galopante, acquise, prétend-on.

Entré à une de nos écoles militaires au mois de *novembre* 1887,
tout s'est bien passé pendant la première année.

Au mois de *septembre* 1888, pleurésie gauche insidieuse, qui a été
guérie assez à temps pour que la rentrée à l'École pût avoir lieu au
mois de *novembre* suivant.

En *décembre* de la même année, impression de froid très vive,
dont le jeune homme n'a pas tenu compte, et qui a produit une
fatigue marquée, non accusée par le malade, qui continuait, sans se
plaindre, à vivre de la vie commune et particulièrement dure de
l'École.

En *janvier* 1889, le médecin appelé à le voir, constate une poussée
granuleuse au SOMMET DROIT. Un congé est accordé, et la fin de
l'hiver et le printemps sont passés à Cannes, en Algérie et même
en Tunisie. Au *mois d'août,* cure à Eaux-Bonnes. Tout cela amène
une suspension complète de la poussée, et une amélioration considérable de la lésion du sommet.

La situation était assez bonne et on allait autoriser la rentrée à
l'École, en *novembre* 1889, sans l'apparition de quelques crachats

sanguinolents, qui ont été rendus après une soirée mondaine, au cours de laquelle le malade avait beaucoup fumé, dans une chambre encombrée et surchauffée.

En *mars* 1890, après l'hiver passé à la campagne, un soir, en rentrant à l'École, après avoir fumé dans le wagon, et par une température extrêmement rigoureuse, survient une hémoptysie abondante, qui a duré huit jours, et qui s'est renouvelée après quinze jours d'arrêt. En même temps, une diarrhée séreuse s'établissait et affaiblissait beaucoup le malade.

A l'auscultation, respiration rude et même un peu soufflante du SOMMET DROIT; râles humides dans toute l'étendue des lobes moyen et inférieur de ce même côté, avec propagation vers l'aisselle. Rien à GAUCHE.

Évidemment, il s'était fait une deuxième poussée tuberculeuse, plus étendue que la première. Son médecin fait réformer le malade, toute carrière militaire étant désormais devenue impossible, et le malade est envoyé à Arcachon pour trois mois (*avril-juin*).

Le malade n'a séjourné que deux mois et demi. Voici, le jour de son départ, la note envoyée à son médecin :

Le bénéfice obtenu par M. X... est des plus sensibles, et se traduit, à la balance, par une forte augmentation de poids :

| 21 *avril*. | 64$^k$,000. | | 5 *juin*. | 66$^k$,300. |
|---|---|---|---|---|
| 3 *mai*. | 65$^k$,200. | | 13 — | 67$^k$,750. |
| 16 — | 65$^k$,800. | | 28 — | 68$^k$,100. |

Soit 4 kilos de gain.

Le retour à l'appétit, le bon état des voies digestives ont été assez rapides à obtenir, sauf cependant un léger embarras gastrique qui a duré cinq jours, conséquence de la suralimentation, et dont la diarrhée a été le symptôme prédominant.

L'état général s'est donc amélioré ; retour des forces, sommeil excellent. L'état local a marché parallèlement. La toux a beaucoup diminué, l'expectoration est à peu près nulle, la dyspnée négligeable; et, à l'auscultation, il est aisé de constater que les phénomènes de ramollissement du poumon droit se sont amendés : les râles sont infiniment moins nombreux, moins humides. Le seul incident à noter, est l'apparition de cinq ou six crachats sanglants, au début du séjour, après un exercice trop prolongé et trop violent. L'incident s'est borné là.

Les crachats, examinés à l'arrivée et au départ, contiennent des colonies de bacilles.

Le malade, après six mois passés à la campagne (environs de Tours) où l'amélioration s'accentue, rentre à Paris fin *décembre* 1890, y est repris d'une hémoptysie le 5 *février* 1891, et meurt à Madère au printemps.

OBSERVATION XXXI. — *Ramollissement des deux sommets. — Durée du séjour : six mois. — Augmentation de poids : 3ᵏ,900. — Amélioration dure deux ans.*

Homme, trente-huit ans. Père et mère morts de tuberculose pulmonaire.

« Au mois de *décembre* 1887, j'ai commencé à ressentir, vers trois heures de l'après-midi, un affaissement physique et moral qui me rendait incapable du moindre effort. Il est probable que si je m'étais avisé de prendre ma température, je l'aurais trouvée au-dessus de la normale.

« Au mois de *janvier* 1888, je ressentis parfois, en me mettant au lit, des frissons. Ayant pris ma température, je me trouvai avec 40°.

« Au commencement de *février*, retour de la toux matinale qui m'était assez habituelle, car depuis deux ans, chaque hiver j'avais *une bronchite chronique.* Puis vinrent les sueurs nocturnes et plus tard la diarrhée. Dès lors on reconnut que j'étais atteint de tuberculose pulmonaire. Le mal fit de rapides progrès, et ma température vespérale oscillait entre 39°,5 et 40°; les sueurs augmentèrent, la diarrhée également, et, bien que mon appétit se maintînt bon, je maigrissais à vue d'œil, et mes forces diminuaient très sensiblement. Au mois d'avril, le sommet de mon poumon droit est en voie de ramollissement. »

Arrivée à Arcachon, le 15 *juin* 1888. Poids : 59ᵏ,600.

L'état local est le suivant : POUMON DROIT, *en avant*, dans la hauteur des trois premiers espaces intercostaux, submatité marquée, avec percussion douloureuse, craquements humides ; *en arrière*, matité dans la fosse sus-épineuse, avec léger souffle entouré d'une large zone de ramollissement. on retrouve les mêmes signes de ramollissement dans la fosse sous-épineuse, surtout à la partie moyenne dans la gouttière costo-vertébrale. POUMON GAUCHE, *en avant*, sous la clavicule, sonorité à peu près normale, avec respiration soufflante et saccadée ; *en arrière*, craquements secs dans toute la fosse sus-épineuse, et râles ronflants et sibilants de la fosse sous-épineuse. Expectoration abondante, muco-purulente, riche en bacilles.

Après un mois de séjour, disparition des sueurs nocturnes, de la diarrhée, et cessation de la fièvre.

En *août*, cure à Eaux-Bonnes. Là, une seule fois, expectoration de quelques crachats légèrement colorés. Ce petit accident s'était déjà produit au début de la maladie.

Du mois d'*août* à la fin d'*octobre*, légère élévation régulière du thermomètre, le soir, mais en moyenne, au-dessous de 38°.

Depuis le 11 *novembre* jusqu'au 31 *décembre* 1888, jour du départ, les écarts au-dessus de 37° ne dépassent pas 0°,4.

L'amélioration est manifeste. La toux a très notablement diminué, l'expectoration exclusivement muqueuse est presque nulle. L'état local est le suivant : POUMON DROIT, *en avant*, à la percussion, sonorité meilleure, avec quelques légers craquements secs disséminés ; *en arrière*, sonorité presque normale dans la fosse sus-épineuse, avec des craquements secs, fins, une respiration obscure, sans souffle ; mêmes phénomènes dans l'ancien foyer de ramollissement près de la gouttière costo-vertébrale, et respiration pure dans tout le reste du poumon. POUMON GAUCHE, *en avant*, sonorité normale, respiration sèche ; *en arrière*, les râles sibilants et ronflants disparus, ont fait place à une respiration un peu rugueuse.

En somme, amélioration locale considérable, puisque à l'arrivée on constatait des phénomènes, non douteux, de ramollissement.

L'amélioration de l'état général se caractérise par les pesées uivantes :

| | | | |
|---|---|---|---|
| 15 *juin* 1888. | 59$^k$,600. | 20 *octobre* 1888. | 62$^k$,500. |
| 20 *juillet* 1888. | 60$^k$,000. | 15 *novembre* 1888. | 63$^k$,000. |
| 15 *août* 1888. | 62$^k$,000. | 31 *décembre* 1888. | 63$^k$,500. |

Bénéfice : 3$^k$,900.

Cette amélioration ne s'est pas maintenue. Le malade est mort à l'étranger en *juin* 1893.

OBSERVATION XXXII. — *Bronchite chronique tuberculeuse. — Ramollissement du sommet droit. — Durée du séjour : deux mois. — Augmentation de poids : 4$^k$,450. — Amélioration.*

Homme, vingt-huit ans. Père et mère bien portants.

Bonne santé personnelle jusqu'en *janvier* 1890. A cette époque, après un gros surmenage cérébral, aggravé de fatigues dues à une vie mondaine exagérée, commence à perdre l'appétit, à maigrir, à tousser et à expectorer de temps en temps, la nuit, quelques mucosités parfois simplement striées de sang, mais parfois également presque totalement rouges. Malgré cela, ne modifie en rien son existence, jusqu'au moment où il est envoyé à Arcachon (10 *avril*) avec le diagnostic suivant : « Atteint de bronchite chronique à produits bacillaires, actuellement tourmenté par des petits crachements de sang et des poussées congestives. »

**11** *avril*. Jour de l'arrivée, état général : grand, maigre, très pâle, dyspnéique, sans appétit, pèse 53$^k$,550.

A l'auscultation je constate : au SOMMET DROIT, *en arrière*, près de la colonne vertébrale, de la submatité étendue à presque toute la fosse sus-épineuse, avec augmentation des vibrations thoraciques, murmure respiratoire extrêmement affaibli, avec expiration prolongée et saccadée. *En avant*, du même côté, quelques bouffées inconstantes de râles humides fins, mélangées à de gros râles muqueux. Le côté gauche est sain. Pas de fièvre.

**21** *avril*. Mange beaucoup mieux, et dort très bien. Avait, jusqu'au jour de son arrivée, des crachats rouges ; depuis lors, pas une seule expectoration sanguinolente. Tousse beaucoup moins, les forces reviennent. Poids actuel 54$^k$,250, soit une augmentation sur l'arrivée de : 0$^k$,700.

**8** *mai*. L'amélioration ne se dément pas. Le malade mange toujours beaucoup, dort parfaitement, « comme je n'ai pas dormi depuis plus d'un an », dit-il. La toux a beaucoup diminué et l'expectoration est nulle. Peut marcher sans fatigue, sans toux : fait des promenades de deux et trois heures. Aussi le poids s'en ressent-il, 56$^k$,900, soit bénéfice 3$^k$,350.

Ne tousse pas une seule fois dans la journée, le matin n'a pas même une seule expectoration, à peine s'il « se racle la gorge deux ou trois fois, à raison de ses granulations professionnelles ».

**30** *mai*. Jour du départ, 58 kilos. Ne tousse plus, ne crache plus, à peine un tout petit crachat le matin, tous les huit ou neuf jours. Crachat muqueux à bacilles peu nombreux, mal développés.

La submatité du sommet droit est beaucoup moins prononcée, les vibrations thoraciques, toujours exagérées, la respiration légèrement soufflante, mais beaucoup moins obscure ; la perméabilité pulmonaire n'est pas discutable, bien que le murmure respiratoire reste sec ; disparition des râles humides.

En somme, amélioration locale et surtout amélioration générale se traduisant par la série des poids suivants :

| | | | |
|---|---|---|---|
| 11 *avril.* | 53$^k$,550. | 17 *mai.* | 57$^k$,800. |
| 21 — | 54$^k$,250. | 27 — | 58$^k$,000. |
| 8 *mai* | 56$^k$,900. | | |

Bénéfice : 4$^k$,450.

## C. — *Aggravation.*

12 cas — dont 3 relatifs à de la tuberculose pulmonaire à forme galopante. Les malades sont morts après deux, trois et cinq mois de séjour.

2 relatifs à de la tuberculose pulmonaire à forme lente, très aggravés par des séjours de six à sept mois. Les malades sont morts quelques mois plus tard, l'un à Cannes, l'autre à Pau.

1 cas très aggravé (forme rapide hémoptoïque) malgré une cure de trois mois, s'est amélioré par le retour au pays natal (La Martinique).

*Pesées* : 7 cas, inconnues.

5 cas, perte de 1$^k$,500 à 2$^k$,500 dans le premier mois.

*Durée du séjour :* un à sept mois.

OBSERVATION XXXIII. — *Ramollissement hémoptoïque des deux sommets. — Durée du séjour : deux mois. — Perte de poids :* 1$^k$,600. *— Aggravation rapide.*

Homme, trente ans. Père et mère bien portants.

A déjà fait un premier séjour à Arcachon, pendant *deux mois*, en 1890, pour une congestion tuberculeuse hémoptoïque du sommet droit ; s'y était amélioré très notablement, augmentant de poids de 5$^k$,500, et voyant totalement disparaître ses expectorations hémoptoïques qui, journalières, duraient depuis trois mois.

Le malade, homme fort instruit, retrace son histoire pathologique avec une grande clarté, depuis son départ. Elle est instructive.

1890, *avril, mai* : Séjour à Arcachon, amélioration considérable qui émerveille mon médecin de Paris. Rien de particulier pendant l'été suivant. Amélioration progressive. En *septembre*, je puis faire l'ouverture de la chasse et grimper des côtes assez raides sans être essoufflé.

Départ pour l'Algérie le 12 *novembre*. A Alger, le docteur qui me soigne constate quelques râles de congestion pulmonaire au sommet droit en arrière. Quinze jours plus tard, cela a presque disparu.

En *décembre*, grosses pluies, et même dans la seconde quinzaine, vent froid. Rhume. Je profite d'un temps meilleur pour partir, le 2 *janvier* 1891, en excursion dans l'intérieur ; le 5, quelques crachats rouges, dans la matinée ; mauvais temps, neige. Huit jours sans bouger, puis retour à Alger. A l'auscultation, le docteur ne constate rien de plus qu'au moment de mon arrivée.

15 *janvier*. Arrivée à Biskra. Amélioration continue, appétit bon, bonne mine, courses à cheval, chasses.

Vers *la fin de février*, convocation pour une période militaire de 28 jours. Je vais trouver le médecin en chef qui n'est pas d'avis de me donner un nouveau sursis (!). Excursion de 15 jours dans le Sahara, à cheval. Couchage dans les bordjs de l'État, sur des lits de camp ; 50 à 60 kilomètres par jour, avec trois jours de repos, en deux fois. Au retour, poids 58 kilos au lieu de 60, donc perte nette de 2 kilos.

*Fin avril*, retour en France.

En *mai*, service militaire dans la Meuse : rhume sans conséquence. Pendant l'été, excellente santé, très bonne mine : poids 62 kilos, qui est le poids maximum atteint.

Au commencement de *novembre*, à Paris, poussée congestive avec crachats rouges, accompagnée de fièvre. Cet état va s'aggravant, surtout dans la dernière *quinzaine de décembre*, avec une opiniâtre persistance de la toux.

1892, *janvier*. Le 2, départ pour Biskra. Pendant ce mois, à cinq ou six reprises différentes, plusieurs expectorations sanglantes, avec fièvre qui dure tout le mois, parfois même très forte, 39°.

En *février*, la fièvre disparaît, et le poids passe de 54 à 56 kilos.

*Fin mars*, à deux ou trois reprises quelques crachats rouges, sans fièvre, ni transpiration, ni diminution de l'appétit.

En *avril*, retour par la Tunisie : rhume sur le bateau.

*Mai, juin, juillet,* en France : bonne santé, amélioration progressive ; j'engraisse et j'ai meilleure mine, mais je m'essouffle toujours assez facilement, ce qui n'arrivait pas l'été précédent.

*Fin juillet,* violent mal de gorge (?), quelques crachats légèrement teintés.

*Août,* saison à la Bourboule, sans grand résultat. Cependant, le médecin traitant, qui a constaté un peu de matité à droite, en arrière, trouve la respiration meilleure au départ. Il semble attribuer ce résultat à l'altitude plutôt qu'à l'effet de la cure.

*Septembre,* séjour à la campagne. Là, à la suite d'une longue excursion à cheval, crachats rouges abondants pendant une nuit, qui se prolongent pendant la matinée. Mêmes phénomènes, dix jours plus tard, avec violente laryngite aiguë.

*Octobre,* toux assez fatigante, incessante. Expectoration très abondante avec changement de couleur et de consistance des crachats : crachats jaunes, épais.

*Novembre, décembre,* la toux diminue, mais ne cesse pas. Violents maux de gorge (laryngites) à intervalles de huit à dix jours, souvent accompagnés d'un peu de fièvre, et suivis de quelques crachats rouges, en très petit nombre chaque fois.

1893, *janvier,* fièvre presque tous les jours entre 4 et 5 heures du soir. Amaigrissement, affaiblissement marqués. Deux fois, expectorations sanglantes. A la fin du mois, mauvais état du poumon droit, et légère atteinte du sommet gauche, constatés par les médecins consultants.

Au commencement de *février,* courbature dans les membres inférieurs, et même légère enflure au-dessus de la cheville, fièvre quotidienne, chaque accès précédé d'un grand frisson, apparition des transpirations nocturnes. Quintes plus pénibles, soulèvent l'estomac et déterminent parfois le vomissement du repas du soir, pourtant bien léger, à raison de la perte d'appétit.

Arrive le 1ᵉʳ *mars* dans la forêt d'Arcachon.

L'état général précédemment signalé est le même.

L'état local est le suivant : POUMON DROIT, *en arrière,* matité dans toute la fosse sus-épineuse, avec gros râles muqueux, presque du gargouillement ; submatité très nette dans toute la hauteur, depuis l'épine de l'omoplate jusqu'à la base, coïncidant avec des râles sibilants, des râles humides sous-crépitants à bulles moyennes, et absence presque complète du murmure respiratoire à la base, égophonie ; *en avant,* sur une hauteur verticale de quatre travers

de doigt, signes de ramollissement, de fonte pulmonaire (craquements humides).

POUMON GAUCHE, *en arrière*, dans les fosses sus et sous-épineuses,
résistance au doigt très marquée, râles humides, avec craquements
humides par les secousses de la toux ; *en avant*, induration pulmonaire circonscrite aux deux premiers espaces intercostaux : submatité, résonance de la voix, respiration soufflante, quelques craquements secs.

30 *mars*. Tous les symptômes, tant généraux que locaux, vont
s'accentuant, les poids témoignent de la déchéance :

4 *mars*.  53$^k$,100.

16  —   52$^k$,400.

30  —   51$^k$,500.

L'intensité de la fièvre augmente, et le thermomètre oscille chaque
jour entre 35°,9, 36°,2, 36°,8, le matin, et 38°,2, 38°,6, 39°, le soir.
Aujourd'hui, violente hémoptysie qui a son siège à gauche, toute la
partie moyenne et supérieure de ce poumon, tant en avant qu'en
arrière, étant envahie par des râles abondants de congestion. La
quantité de sang rendu est abondante, et anémie le malade. Cette
hémoptysie est le point de départ d'une poussée qui précipite la
fonte purulente des deux poumons, si bien que la période ultime,
la période cachectique arrive.

Dès cette époque, le malade ne quitte plus la chambre, les accès
de fièvre (fièvre infectieuse) sont violents, précédés de frissons, de
sensation de froid des plus pénibles, avec sueurs profuses et anorexie absolue. L'amaigrissement est des plus rapides, et le malade
quitte Arcachon le 19 *mai*, pour succomber un mois plus tard chez
lui.

OBSERVATION XXXIV. — *Pleurésie tuberculeuse avec épanchement,
à gauche. — Fonte rapide du sommet gauche. — Durée du séjour : six
mois. — Perte de poids : 1$^k$,600. — Aggravation rapide.*

Garçon de onze ans. Père et mère robustes, mais mariés tard.

Fièvre muqueuse en *mai* 1881. Coqueluche en *janvier* 1886. Rougeole en *mars* 1887.

Pleurésie en *août* 1888, pour laquelle il vient à Arcachon (1$^{er}$ *décembre* 1888), en *voie de guérison*, dit le père. Or l'état général est
mauvais : enfant absolument maigre, décoloré, à longs cils, à reflets
bleuâtres de la sclérotique ; pas d'appétit, dyspnée pendant la
marche.

*Toute la poitrine à gauche est pleine d'eau :* pleurésie totale, aucun signe classique ne fait défaut : souffle pleurétique au sommet et le long de la gouttière vertébrale, pas de murmure respiratoire, égophonie, matité absolue, pas de vibrations thoraciques ; l'amplitude thoracique gauche dépasse de deux centimètres l'amplitude thoracique droite. Cœur à peine déplacé, espace de Traube à peine diminué dans le sens vertical, bruit skodique sous la clavicule, pas de fièvre.

Le père et la mère paraissent très surpris de cette constatation, ils croyaient l'épanchement résorbé. Ils ont appris par la suite que le médecin qui soignait leur fils était sourd (?), disent-ils. Un grand nombre de vésicatoires ayant été posés, je parle de la ponction comme d'une éventualité probable, et soumets l'enfant au régime du lait, et à la digitale, avec cure d'air.

Le liquide se résorbe assez vite, du moins en grande partie. L'enfant engraisse, mange mieux, dort bien, n'a pas de fièvre et, à la fin du second mois de séjour, sort et marche pendant quelques instants sans essoufflement comme sans fatigue ; les téguments se colorent. Les premières pesées font foi de cette amélioration.

| 7 *décembre* 1888. | 32$^k$,100. | 3 *janvier* 1889. | 33$^k$,000. |
|---|---|---|---|
| 13 — | 33$^k$,050. | 10 — | 32$^k$,800. |
| 20 — | 33$^k$,150. | 17 — | 33$^k$,200. |
| 27 — | 32$^k$,800. | | |

Puis un temps d'arrêt se produit (*mi-février*) dans la résorption du liquide, dans l'augmentation des poids, et des *craquements secs* apparaissent au sommet gauche en arrière.

La toux, peu fréquente et sèche jusqu'alors, commence à s'accompagner d'une expectoration peu abondante, ayant surtout lieu le matin, et déterminant parfois soit des nausées, soit des vomissements. Une nuit, un accès de toux a fait rendre tout le repas du soir. A deux ou trois reprises différentes, l'expectoration a été franchement sanglante, mais sans hémoptysie proprement dite. L'appétit se maintient assez bon, les forces ne diminuent pas très sensiblement, l'enfant peut encore rester debout et marcher, mais le poids va sans cesse diminuant, d'une façon lente, mais progressive.

| 31 *janvier*. | 32$^k$,750. | 7 *mars*. | 32$^k$,600. |
|---|---|---|---|
| 7 *février*. | 32$^k$,600. | 14 — | 32$^k$,500. |
| 14 — | 32$^k$,800. | 28 — | 32$^k$,450. |
| 21 — | 32$^k$,400. | 1$^{er}$ *avril*. | 32$^k$,400. |
| 28 — | 32$^k$,400. | | |

**1ᵉʳ** *avril.* Tandis que le liquide pleural disparaît en entier, les désordres du sommet, tant en arrière qu'en avant, marchent de plus en plus. Aux craquements secs, succèdent des craquements humides, puis des signes de cavernules et de caverne, dans les fosses sus et sous-épineuses et sous-clavière gauches. Tout cela sans réaction générale, mais au contraire avec une allure torpide, sans fièvre. Les crachats sont bacillaires.

**24** *mai. Fosse sus-épineuse* GAUCHE : matité, souffle caverneux, râles secs et humides très abondants, à grosses bulles, sans gargouillement proprement dit. Voix caverneuse. *Fosse sous-épineuse* GAUCHE : mêmes phénomènes, moins nets ; frottements intenses jusqu'à la base, voix légèrement aigre, retour des vibrations thoraciques, sonorité très diminuée. *Sous la clavicule* GAUCHE, matité, souffle caverneux, craquements humides et secs. Expectoration muco-purulente depuis deux mois. Le sommet droit est manifestement imperméable.

L'état général, toujours sans fièvre, témoigne du mauvais état local.

| | | | |
|---|---|---|---|
| 2 *mai.* | 32ᵏ,900. | 23 *mai.* | 31ᵏ,900. |
| 9 — | 32ᵏ,500. | 29 — | 31ᵏ,600. |
| 16 — | 32ᵏ,450. | | |

Meurt dans une station de la Méditerranée en *janvier* 1890.


# IV

## TROISIÈME PÉRIODE OU D'EXCAVATION.

60 cas — caractérisés par la présence d'une ou plusieurs cavernes de dimensions variables, depuis la petite caverne, d'un diagnostic parfois délicat, jusqu'à l'amphore ; avec ou sans phénomènes généraux graves.


## A. — *Guérison.*

4 cas — relatifs à quatre jeunes femmes, chez lesquelles la guérison se caractérise par le retour intégral de toutes

les fonctions générales, et par la cessation de toute sécrétion des cavernes, ainsi que par la diminution progressive, lente, mais non douteuse, de la perte de substance. Chez ces quatre malades, la caverne était unique et limitée à un seul poumon.

*Pesées :* Augmentation variable de 4 à 7 kilos.

*Durée du séjour :* six, sept, huit et treize mois.

*Guérison :* dure depuis deux, trois, cinq et dix ans.

Voici deux observations justificatives :

OBSERVATION XXXV. — *Caverne dans la fosse sus-épineuse droite. — Pleurésie sèche à la base du même côté. — Congestion sous-claviculaire gauche. — Deux séjours. — Augmentation à la fin du premier séjour (sept mois): 4 kilos. — Guérison remonte à trois ans et demi.*

Jeune fille, dix-huit ans. Père et mère bien portants.

Après avoir traîné longtemps une *anémie rebelle*, et après un trop long séjour au couvent, elle fut prise, à la suite d'un refroidissement (*fin mars* 1891), d'une bronchite fébrile, localisée au sommet du POUMON DROIT, plus particulièrement en *arrière*, avec, à la base du même côté, un foyer de pleurésie sèche. La fièvre, la toux, les signes bronchitiques et pleuraux persistent pendant deux mois, et dès le retour à la campagne (*fin juin*) la fièvre, déjà atténuée, cesse, et les phénomènes locaux s'amendent sensiblement.

Dans les *premiers jours de septembre*, se produit une aggravation. Retour de la fièvre, de la toux, de l'expectoration muco-purulente, avec légères hémoptysies, pendant deux ou trois jours, et en coïncidence avec l'époque menstruelle, qui d'ailleurs est totalement supprimée depuis quatre mois. Amaigrissement.

2 *octobre*. Arrivée à Arcachon.

Jeune fille grande, maigre, brune, à système pileux très développé. Mauvais état général : fièvre quotidienne, la température vespérale oscillant de 38°,2 à 39°. Anorexie absolue, sueurs nocturnes, diarrhée facile, toux fréquente, avec dyspnée.

Je trouve en *arrière*, au SOMMET DROIT, dans la *fosse sus-épineuse*, près du rachis, les signes non douteux d'une caverne, de dimensions moyennes, avec râles congestifs périphériques occupant tout le territoire de la *fosse sus-épineuse*. A la base du même côté, légers frottements pleuraux, qui masquent des râles sous-crépitants fins, très nettement perceptibles dans les inspirations profondes ou dans les efforts de la toux. Du côté GAUCHE, *en avant*, directement sous la clavicule, n'occupant que la largeur du premier espace intercostal, et limité à sa moitié interne, on trouve un foyer de congestion pulmonaire révélé par de la submatité, et des râles crépitants fins.

L'expectoration est abondante, muco-purulente et bacillaire.

15 *novembre*. Sous l'influence de la cure d'air, très intelligemment surveillée par la mère, il s'est produit une amélioration manifeste, qui se traduit dans l'état général par la diminution de la fièvre, n'excédant jamais 38° le soir, et disparaissant de temps en temps. L'appétit est revenu, et la suralimentation qui se fait sans encombre, a produit une augmentation de poids de 1 kilo. Sommeil régulier avec disparition des sueurs nocturnes, toux beaucoup moindre, expectoration très diminuée, n'existe plus que le matin; enfin à l'auscultation, les gargouillements ne s'entendent presque plus, les phénomènes congestifs de la fosse sus-épineuse sont moins intenses, et aujourd'hui, pour la première fois depuis six mois, *apparition des règles* qui ne durent que huit heures.

8 *décembre*. Une crise d'influenza vient tout remettre en cause et provoque des accidents pulmonaires aigus inquiétants : double poussée congestive des deux lobes supérieurs, avec légère hémoptysie, et pendant trois semaines la malade va rester avec une fièvre vive (38°,5 à 39°), des sueurs nocturnes abondantes, un embarras gastrique produisant une anorexie invincible, d'où, perte du poids gagné, et diminution notable sur le poids de l'arrivée. Si bien que lorsque la malade pourra, à sa première sortie (20 *janvier* 1892), se peser, on constatera une perte totale de 3 kilos.

Lorsque, après un séjour de sept mois (*fin mai*), la malade quitte Arcachon, elle s'est améliorée dans des proportions inespérées, et cela grâce au retour d'*un admirable fonctionnement digestif*.

Son état général ne laisse rien à désirer, depuis trois mois pas un seul accès de fièvre, menstruation régulière, augmentation de poids sur l'arrivée : 4 kilos.

L'état local a subi une amélioration parallèle. La toux est nulle, à peine quelques coups de toux le matin au réveil, avec expectoration de deux ou trois crachats muqueux, à bacilles rares et peu développés, parfois même pendant plusieurs jours sans expectoration. Dans la fosse *sus-épineuse* DROITE, matité, résistance au doigt, avec souffle léger sans aucun râle humide, mais avec respiration rugueuse, et légère résonance vocale. Les frottements pleuraux de la base

sont à peine entendus dans les inspirations profondes, et les râles
humides sous-crépitants n'existent plus. Le foyer sous-claviculaire
gauche, est remplacé par un foyer de respiration sèche, sans aucun
bruit anormal.

Après une cure au Mont-Dore, elle revient à Arcachon dans les
*premiers jours* (8) *de novembre.* Son médecin m'écrit : « Elle est
en très bon état de santé : bon appétit, bon teint, pas de sueurs,
pas de fièvre, mais voici *deux époques cataméniales qui manquent.*
Cette absence de règles ne s'accompagne d'aucun trouble de santé,
toutefois cela m'inquiète. »

Ce nouveau séjour dure cinq mois pleins, et la malade repart
indiscutablement guérie.

Depuis le *mois de novembre*, les règles n'ont pas fait défaut une
seule fois, et l'état général est excellent ; l'embonpoint est notable,
et la malade d'il y a un an est aujourd'hui une belle jeune fille, dont
les forces sont excellentes, qui peut marcher pendant plusieurs
heures consécutives sans aucune fatigue, et surmenant même les
personnes de sa famille qui l'accompagnent.

A l'auscultation, il n'est plus possible de percevoir la moindre
modification à la base droite, ou sous la clavicule gauche. Dans la
fosse sus-épineuse droite, la régression fibreuse, cicatricielle de la
caverne ne laisse place à aucun doute, le souffle n'existe plus, à
peine si la respiration est soufflante avec, à la périphérie, respiration encore obscure et sèche.

Depuis cette époque (*fin avril* 1893) jusqu'à aujourd'hui (15 *janvier* 1897) cette guérison ne s'est pas démentie. La malade n'a plus
quitté sa petite ville, et son médecin m'écrit : « La guérison ne s'est
pas démentie, le sommet droit reste absolument cicatrisé. »

OBSERVATION XXXVI. — *Caverne pulmonaire sous-épineuse
gauche. — Durée du séjour : sept mois. — Augmentation de poids :
6 kilos. — Amélioration, puis guérison dure depuis dix ans.*

Jeune femme, vingt-trois ans. Sans antécédents héréditaires.

Est prise dans le courant de *l'hiver* 1884-1885, étant enceinte de
trois mois, de troubles fonctionnels du côté des voies respiratoires,
accompagnés d'une altération profonde de l'état général.

Pendant quelque temps, malgré une petite toux sèche, pénible
et fréquente, malgré la gêne respiratoire survenant au moindre
mouvement, malgré la diminution rapide des forces et l'amaigrissement, il fut impossible de discerner aucun trouble local, quoique

l'auscultation fût pratiquée chaque jour avec le plus grand soin. Au bout de six semaines seulement, la lésion se manifeste par un souffle rude à timbre caverneux dès le début, siégeant au-dessous de l'épine de l'omoplate gauche, le long de la colonne vertébrale. Quelques jours suffirent pour que ce bruit anormal, tout d'abord très circonscrit, s'étendît à une grande partie de la région sous-épineuse, s'accompagnant d'un léger gargouillement.

Après trois mois de traitement, l'amélioration commence à se manifester. L'étendue du bruit de souffle diminue, les râles humides, qui existaient auparavant dans la circonférence de l'excavation, disparaissent, le gargouillement cesse complètement. A cette amélioration locale correspondait un retour très accentué de l'appétit et des forces, en même temps que la toux cessait complètement.

La grossesse suivit son cours régulier jusqu'à la *fin d'août*, époque de l'accouchement qui fut régulier et normal. Les suites de couches ne furent signalées par aucun incident fâcheux.

L'état de la poitrine s'est maintenu exactement comme il était avant l'accouchement. L'excavation sous-épineuse ne donne lieu ni à de la toux, ni à des crachats, ni à de la fièvre. Elle paraît tendre au dessèchement des parois. L'appétit est excellent et les forces reviennent à grands pas, bien que la malade ne quitte pas la chambre depuis deux mois.

Arrivée à Arcachon le 1er *novembre* 1885. État général satisfaisant. État local est le suivant : POUMON GAUCHE. *En avant*, sous la clavicule, phénomènes très circonscrits, mais non douteux d'imperméabilité avec congestion pulmonaire ; près du sternum, matité, résistance au doigt, murmure respiratoire presque disparu avec râles sous-crépitants très fins, dans les secousses de la toux. *En arrière*, mêmes phénomènes dans la fosse sus-épineuse. Et dans la fosse sous-épineuse : matité absolue, exagération des vibrations thoraciques, souffle caverneux et gargouillement léger dans les secousses de la toux. Sous l'aisselle, un étroit foyer de pleurésie sèche. Expectoration très rare, muco-purulente : deux à trois crachats par semaine, pas d'examen bacillaire.

Cure d'air le jour, dès l'arrivée.

Après sept mois de séjour, sans aucun incident, la malade part dans un état que l'avenir a démontré être la guérison. Augmentation des forces, retour des règles, augmentation du poids : 6 kilos. Quant à l'état local, tous les foyers d'induration ont disparu. La zone mate de toute la fosse sous-épineuse gauche a fait place à de la sonorité réelle, quoique moindre que celle de droite. Les phénomènes caverneux (souffle et voix) sont à peine sensibles, et aucun effort de toux ne produit le moindre râle humide.

Depuis cette époque, la guérison ne s'est pas démentie (*fin janvier 1895.*)

## B. — *Amélioration.*

21 cas — relatifs à des malades portant des signes cavitaires d'un ou des deux poumons, allant de la petite caverne à la caverne amphorique, et dans trois cas, accompagnés de pneumothorax partiels.

*Pesées :* 5 cas, inconneus.

16 cas, de 1 à 7 kilos d'augmentation.

*Durée du séjour :* de deux mois à trois ans.

*Durée de l'amélioration :* 8 cas inconnus.

13 cas, deux mois à trois ans.

Les six observations qui suivent, démontrent combien peut être réelle et durable cette amélioration :

OBSERVATION XXXVII. — *Caverne au sommet droit, en arrière. — Ramollissement du sommet gauche, en arrière. — Premier séjour : six mois, avec augmentation de poids de 2ᵏ,750, et amélioration. — Deuxième séjour : onze mois. — Aggravation. — Mort.*

Jeune fille, dix-huit ans. Mère vivante. Père vivant, mais ayant eu des accidents cérébraux graves, dont il est bien remis, et de nature tuberculeuse, prétend la mère (?).

Malade depuis un an, porte dans la *fosse sus-épineuse droite* une caverne de la dimension d'un œuf de pigeon, avec phénomènes congestifs périphériques; et *à gauche,* dans l'autre *fosse sus-épineuse,* des râles humides, avec légers craquements secs.

L'amaigrissement est très prononcé, sueurs nocturnes légères mais quotidiennes, mouvement fébrile tous les soirs, expectoration purulente abondante, bacillaire; dyspnée facile, sommeil mauvais, menstruation supprimée depuis trois mois.

Tel est l'état à l'arrivée.

27 *janvier* 1890. Depuis le séjour à Arcachon, la menstruation s'est rétablie, très régulière, le sang est rouge, coloré. Diminution

très sensible de la toux, de l'expectoration qui reste bacillaire. Augmentation de poids, conséquence du retour de l'appétit, du sommeil
et de la disparition de la fièvre.

14 *février*. Amélioration des plus marquées. Excellent appétit,
sommeil très bon, transpiration nulle, toux très diminuée surtout
dans la journée; l'expectoration est réduite à un ou deux crachats le matin et nulle dans la journée ; voix reste voilée, sans
aucune trace d'ulcération laryngée; la marche est facile sans
dyspnée.

5 *mars*. L'amélioration générale ne se dément pas. L'amélioration locale est non moins nette. La malade peut monter les
escaliers sans dyspnée. Disparition presque complète des râles
humides et caverneux, avec régression fibreuse très marquée des
deux sommets. La cure d'air n'a pas été interrompue un seul jour,
sauf le 2 *mars*, où il a légèrement neigé.

18 *avril*. La menstruation se maintient normale, et comme
époque et comme qualité de sang. Depuis huit jours, je réclame un
crachat pour en pratiquer l'examen bactériologique, la malade n'en
a pas rendu un seul.

L'auscultation donne du CÔTÉ DROIT, *en arrière :* caverne sèche, en
voie de cicatrisation et de diminution, sans un seul râle humide
périphérique ; en *avant*, respiration bruyante, retentissante,
mais sans souffle et sans râles ; du CÔTÉ GAUCHE, tant *en arrière*
qu'en *avant*, le murmure respiratoire est légèrement affaibli,
manquant de moelleux, mais sans aucun bruit anormal. La percussion du sommet droit, en arrière, siège de la caverne, donne une
submatité beaucoup moins étendue, les vibrations thoraciques n'y
sont pas sensiblement modifiées.

29 *avril*. Depuis quinze jours pas un seul crachat. Un seul
coup de toux par vingt-quatre heures, le matin. La petite caverne
est absolument sèche, et le souffle caverneux n'est plus guère perceptible. L'état général reste parfait.

L'augmentation de poids, dans les quatre derniers mois, se traduit par $2^k$, 750, ainsi répartis :

17 *janvier*. $46^k$,750.          18 *avril*. $49^k$,200.

27   —   $46^k$,900.          29   —   $49^k$,500.

4 *avril*. $47^k$,850.

La malade passe l'été aux environs de Bordeaux, mais, voulant
vivre de la même existence que ses camarades, joue, danse, va en
soirée et se surmène, si bien qu'après cinq mois de surmenage,

elle est reprise de ses accidents, et revient à Arcachon à la fin d'*octobre* 1890 jusqu'à *fin avril* 1891.

Mais cette fois-ci, rien n'arrête la maladie ; l'ancienne caverne s'enflamme, suppure et s'agrandit. Le sommet *gauche* s'excave à son tour, les phénomènes généraux marchent parallèlement, et la malade quitte Arcachon en très mauvais état, pour mourir chez elle à la fin de *septembre* 1891.

OBSERVATION XXXVIII. — *Bronchite et congestion tuberculeuses. — Pneumothorax circonscrit à gauche en arrière. — Plusieurs séjours. — Premier séjour : huit mois. — Augmentation de poids : 3ᵏ,200. — Amélioration progressive, dure depuis quatre ans.*

« Il s'agit d'un enfant de dix ans, qui a eu une bronchite intense vers le mois de *juin* 1891, au collège. A l'époque des vacances, il n'y avait plus traces des premiers accidents qui avaient siégé au sommet du poumon gauche. Au *mois d'octobre*, après quelques imprudences, nouvelle poussée vers le même organe, avec fièvre, râles divers, quelques craquements, lassitude, nuits agitées, toux fréquente, température variant de 38° à 39°. Rien à droite.

« L'usage alternatif des vésicatoires et de la teinture d'iode ne produit aucun résultat. Cette persistance des accidents, m'autorise à penser qu'il existe dans ce poumon un état spécifique suspect. La matité s'étend dans toute la hauteur du poumon gauche.

« Un matin, vers la fin de l'hiver, après une nuit agitée, le malade s'est mis subitement à expectorer, je pourrais dire vomir, un tiers de verre de pus sans mélange, et aussitôt les signes stéthoscopiques sont modifiés et voilés par le souffle amphorique et les gargouillements qui se passent dans une vaste caverne.

« Tous les médecins qui ont vu ce malade ont pensé que la vomique provenait d'une pleurésie interlobaire enkystée. L'examen des crachats, d'ailleurs fort rares, a donné le résultat suivant: ce sont des crachats de tuberculeux, ils contiennent en effet de nombreux bacilles absolument caractéristiques et qui ne permettent pas le moindre doute à cet égard. Ils contiennent en outre, en très grande abondance, des chaînettes de streptocoques ; cette infection secondaire éveille dans l'esprit plusieurs hypothèses, dont la plus vraisemblable est celle-ci : pendant l'évolution bacillaire, le malade a eu une pleurésie purulente enkystée, à streptocoques, évacuée par vomique. »

Tel est bien en effet l'état de l'enfant au moment de son arrivée à Arcachon. L'enfant est de complexion robuste, à épaules larges, à teint mat, sans antécédents héréditaires. L'auscultation donne les signes suivants : A GAUCHE, *en arrière*, entre la troisième et la sixième côte, respiration à timbre amphorique, toux et voix amphoriques, souffle amphorique, râles humides à bruit argentin, et râles sous-crépitants fins dans une zone assez étendue ; pas de tintement métallique, *matité absolue*, vibrations thoraciques augmentées. *En avant*, du même côté, propagation du souffle amphorique. Du CÔTÉ DROIT, dans la fosse sous-clavière, quelques légères bouffées de râles à petites bulles.

Me basant sur les détails qui précèdent, je pense qu'il s'agit d'un *pneumothorax partiel enkysté*. Tous les bruits perçus ont une intensité en disproportion avec l'étendue de la lésion, avec les dimensions de la cavité. Ce pneumothorax est superficiel, interposé entre l'oreille et les bruits pulmonaires, d'où l'exagération musicale de ces derniers : une bulle, devient un gros craquement humide, un souffle bronchique, un souffle amphorique, etc.

Ce pneumothorax est peut-être consécutif à une pleurésie circonscrite, dont la probabilité n'est entrevue à aucun moment de l'évolution de la maladie, tandis que nous voyons très nettement deux poussées indiscutables de congestion pulmonaire toujours localisées au poumon gauche : la première en *juin* et la seconde en *octobre* 1891. Toutes deux avec râles, avec fièvre, et avec période intercalaire mal éteinte, en tant que phénomènes d'auscultation. Je pense que, en dehors de ces deux périodes aiguës, le mal très circonscrit a marché insidieusement, qu'un îlot tuberculeux cortical a d'abord fait autour de lui une pleurite adhésive, puisque, arrivé à la période de fonte, d'ulcérations, il s'est simultanément ouvert dans la bronchiole (petite vomique) et dans la plèvre (pneumothorax).

Quoi qu'il en soit d'ailleurs de cette interprétation, il est certain que notre malade est un tuberculeux *ancien :* la bronchite du sommet (*juin* 1891) a été la première manifestation de la diathèse. Un enfant d'apparence robuste, sans antécédents héréditaires, ne fait pas de la bronchite du sommet, suivie à quelques mois de congestion fébrile, sans raison toujours grave. Il en est de la congestion du sommet, comme de la pleurésie : elle est tuberculeuse, si elle ne fait pas sa preuve.

Pendant huit mois, que dure le premier séjour dans la forêt d'Arcachon, la cure d'air et de repos a été très rigoureusement faite, sauf la cure d'air de nuit, que la famille n'a pu se résoudre à pratiquer. Le résultat obtenu est des plus satisfaisants, ainsi qu'en témoignent l'état local et l'état général.

*Localement*, le souffle amphorique se réduit à un souffle de petite caverne ; il est beaucoup moins intense, d'un caractère beaucoup moins aigu, d'un retentissement, d'une propagation beaucoup plus circonscrits, tout gargouillement a disparu, la zone périphérique des râles n'existe plus, et le murmure respiratoire se perçoit. La matité est circonscrite.

Les râles sous-claviculaires droits ont cessé.

*État général.* Le malade n'a pas eu un seul jour de fièvre, la température ayant été régulièrement prise deux fois par jour. L'appétit s'est maintenu bon. L'augmentation de poids est notable.

| | | | | |
|---|---|---|---|---|
| 11 *octobre.* | 28$^k$,200 (costume | | 25 *janvier.* | 30$^k$,700. |
| 26 — | 29$^k$,200. d'hiver). | | 14 *mars.* | 31$^k$,000. |
| 14 *novembre.* | 29$^k$,500. | | 12 *mai.* | 30$^k$,500 (costume |
| 6 *décembre.* | 29$^k$,600. | | 6 *juin.* | 31$^k$,400. d'été). |
| 25 — | 30$^k$,500. | | | |

Soit 3$^k$,200 (sans tenir compte de la diminution qui résulte de la substitution du costume d'été au costume d'hiver, beaucoup plus léger d'au moins deux à trois livres).

Depuis lors, ce petit malade a passé tous les hivers dans la station forestière d'Arcachon (huit mois par an), et fait chaque été une cure sulfureuse, avec le plus grand profit.

Aujourd'hui (*fin décembre* 1896) c'est un enfant robuste, qui présente toujours les signes d'une caverne, mais singulièrement amoindrie en surface ; caverne tarie, ou peu s'en faut, car c'est à peine si le malade rend une expectoration muco-purulente, à bacilles rares et peu développés, une ou deux fois par mois, le matin, au réveil.

OBSERVATION XXXIX. — *Caverne au sommet du poumon droit. — Ramollissement des deux sommets. — Hémoptysies fréquentes et graves. — Plusieurs séjours, puis résidence fixe de trois ans. — Augmentation de poids : 7 kilos après un séjour de neuf mois. — Amélioration dure deux ans.*

Homme, trente-sept ans, sujet portugais, d'une constitution robuste, et développée par un exercice méthodique, quotidien, pendant plusieurs années. A toujours joui d'une bonne santé.

1885. En *octobre*, contracte une fièvre, qualifiée de fièvre mu-

queuse, qui s'accompagne d'une grande débilité, et qui après
une durée de trois semaines, laisse après elle une grande faiblesse, avec accès de fièvre revenant tous les trois à quatre jours,
vespérale, et s'accompagnant ces jours-là d'une inappétence
absolue.

1886. Le 1er *janvier*, pendant un voyage en tramway, est pris d'un
point de côté à droite, qui dure deux jours, avec fièvre légère.

Le 20, se sent plus fatigué, sa température s'élève à 39°,5;
tousse, est obligé de garder le lit, et le médecin constate une
bronchite généralisée.

Le 28, première et abondante hémoptysie avec fièvre à 40°, et
pneumonie (?) double, disent les médecins.

En *mars*, la toux et l'expectoration sanguinolente quotidienne
ont à peu près cessé, mais la fièvre se maintient régulièrement
chaque soir à 39°-39°,5-40°; l'appétit est nul, les sueurs nocturnes
abondantes, la faiblesse extrême.

En *mai*, accidents laryngés, se traduisant par de la toux caractéristique, de l'aphonie, des douleurs de la déglutition. On institue
un traitement par attouchements de teinture d'iode, et des pulvérisations iodoformées que le malade ne peut absolument pas
tolérer.

*Août*. Le 5, départ pour l'Europe. Séjour de deux mois à
Pau, sans résultat. Là, nouvelle et violente hémpotysie.

1886-1887. L'hiver se passe à Alger. Le malade en retire un
réel bénéfice, jusqu'au 25 *avril*, où il a une nouvelle et terrible
hémoptysie, qui met le malade à deux doigts de sa perte, tant
on eut de peine à maitriser cet accident, qui dura quatre jours,
avec une abondance extrême.

Le 18 *juin*, après son déjeuner, le malade s'endort dans la
véranda et prend froid. Une nouvelle congestion pulmonaire se
déclare. Son état s'aggravant, la chaleur, à Mustapha Supérieur,
devenant intolérable, le médecin attaché à sa personne décide de
le conduire en France pour faire une cure à Eaux-Bonnes, où
« nous arrivâmes le 5 *juillet*, ayant notre malade dans un état
inquiétant, car sa fièvre s'élevait encore à 39° et 39°,6, son expectoration abondante était purulente, son sommeil mauvais aussi
bien que son appétit. Au bout de huit jours de cure, il n'était plus
le même, sa température n'atteint plus que 38°,5 au maximum, son
appétit depuis le premier jour est excellent, ses crachats diminuent très notablement, quoique colorés, et bacillaires.

Arrivée à Arcachon le 1ᵉʳ *août*. Le malade s'installe sur la plage, dans une bonne et confortable villa.

Voici quels sont les résultats de l'auscultation : POUMON DROIT, *en avant*, sous la clavicule, caverne du volume d'un œuf de poule, pleine de pus, et entourée d'une zone d'infiltration tuberculeuse, occupant toute la largeur du thorax, sur une hauteur s'étendant de la clavicule jusqu'au mamelon, et débordant à ce niveau vers la ligne axillaire ; *en arrière*, toute la fosse sus-épineuse est le siège d'un ramollissement non douteux, et dans tout le reste du poumon petits îlots de râles sous-crépitants. POUMON GAUCHE, *en avant*, dans la largeur et la hauteur des deux premiers espaces intercostaux, craquements humides abondants, serrés ; *en arrière*, signes d'induration, d'imperméabilité pulmonaire dans la fosse sus-épineuse.

Trois ou quatre jours après l'arrivée, son médecin le quitte, remettant le malade entre mes mains, dans l'état précédent, ayant encore 38°,5 tous les soirs, et des sueurs nocturnes. Sur la plage, il profita beaucoup, ses crachats se modifièrent, sa température baissa à 38°, les sueurs disparurent tout à fait, et il se trouva très bien pendant les deux mois qu'il y séjourna.

« Le 24 *septembre*, nous partons pour Alger, mais au lieu d'habiter la campagne, comme à notre premier séjour, nous demeurâmes en ville, dans un appartement tout près de la mer, bien exposé au midi et abrité des vents. L'hiver s'écoula très doux, toujours au beau, ce qui me permettait de faire de bonnes promenades au grand air, mais seulement de sept heures à onze heures du matin, car les après-midi, le vent soufflait constamment jusqu'au soir. Je profitais ; ma fièvre baissait toujours, et vers les premiers jours de *décembre*, j'avais comme température vespérale 37°, mon état général était excellent, j'engraissais, mais ma voix restait enrouée. »

1888. 15 *avril*, à dix heures du soir légère hémoptysie, et à partir de cette époque, tous les soirs le malade crache du sang.

10 *mai*. Retour à Arcachon sur la plage, dans la même villa qu'au premier séjour. Là, les crachats de sang ont complètement cessé, et le malade va de mieux en mieux. Mais le 20 *juillet*, à dix heures du soir, légère hémoptysie qui cède à la première injection d'ergot, et qui, le 24, se reproduit très abondante, mais moins forte et moins abondante que celle du 25 *avril* 1887, à Alger.

Cinq jours après, le malade se lève, ayant 37° comme température, presque sans toux. A la *fin d'août*, la voix est parfaitement claire, le sommeil dure toute la nuit, les crachats sont muqueux, sans aucune strie sanguine, l'appétit est bon, les forces revenues.

1889. Dans les premiers *jours de février*, nouvelle petite hémoptysïe. Au commencement de *mars*, ce malade était de nouveau rétabli de sa poussée congestive : bon sommeil, toux atténuée, bon appétit. A la *fin de juin*, au moment du départ, l'amélioration est des plus manifestes. Les pesées successives donnent les résultats suivants :

*Mai*     1888. 63$^k$,250.
*Février* 1889. 65$^k$,700.
*Juin*    1889. 70$^k$,100.

Soit, près de 7 kilos de bénéfice.

Ce poids de 70 kilos, équivaut au poids du malade en *mai* 1884, c'est-à-dire à une époque où il était absolument bien portant.

L'amélioration de l'état local n'est pas moindre, et ressort de la comparaison des signes d'auscultation avec ceux du premier séjour. POUMON DROIT, *en avant*, la caverne a très sensiblement diminué de volume, elle est absolument sèche, l'infiltration périphérique a disparu, il n'existe plus un seul râle humide ; *en arrière*, dans la fosse sus-épineuse, on trouve encore quelques bouffées de râles congestifs très peu abondants, et seulement à la suite des efforts de toux. Dans tout le reste du poumon la respiration est sèche, manquant de moelleux. POUMON GAUCHE, *en avant*, ce sommet qui a été le siège, au début, d'un commencement de fonte, présente aujourd'hui une respiration saccadée, surtout à l'expiration, et légèrement soufflante ; *en arrière*, murmure respiratoire obscur, sans râle, ni souffle dans la fosse sus-épineuse. Dans tout le reste du poumon, rien d'anormal à signaler. Expectoration nulle, ou à peu près, surtout muqueuse, mais toujours bacillaire.

1$^{er}$ *septembre* 1889. Retour à Arcachon, après un séjour de deux mois à Paris. L'amélioration ne s'est pas démentie.

De cette époque jusqu'au 15 *mars* 1891, le malade ne quitte pas Arcachon, et sa santé va s'améliorant de jour en jour, son état général restant des plus satisfaisants, et l'état local s'amendant de plus en plus.

Ce jour-là, il prend manifestement froid, se mouille, et contracte une pneumonie tuberculeuse aiguë qui l'emporte en quelques jours.

OBSERVATION XL. — *Ramollissement du sommet gauche, avec petite caverne. — Induration du sommet droit. — Durée du séjour :*

*sept mois et demi. — Augmentation de poids : 4 kilos. — Amélioration, puis guérison, remonte à cinq ans.*

Jeune fille, vingt-trois ans ; grande, d'apparence robuste ; mère morte tuberculeuse, père bien portant. Dans son enfance, manifestations scrofuleuses : grosses adénites sous-maxillaires et cervicales suppurées, blépharite ciliaire chronique.

En *septembre* 1890, consulte un médecin, pour une raucité de la voix et une toux pénible avec expectoration, dont elle souffre depuis plus de trois mois et qui vont s'accentuant. L'examen révèle une légère infiltration sous la *clavicule gauche*, descendant jusqu'au deuxième espace intercostal, se traduisant par de la matité, de la respiration bronchique et quelques râles sibilants. *En arrière*, du *même côté*, la fosse sus-épineuse est le siège des mêmes phénomènes, avec expiration très prolongée, très saccadée. Sous la *clavicule droite* la respiration est obscure, sèche, et saccadée à l'expiration. Les crachats fourmillent de bacilles de Koch. Quant au larynx, sa muqueuse est le siège d'un gonflement très prononcé dans la région interarythénoïdienne.

En *janvier* 1891, elle fut soumise aux injections d'anti-tuberculine de Koch : les premiers jours, la réaction connue se produisit, mais après quelques injections, l'une d'elles amena une élévation du thermomètre jusqu'à 40°,3, s'accompagnant d'une violente douleur dans la fosse iliaque droite, et le diagnostic formulé fut celui de « pelvicellulite, vraisemblablement provenant de l'ovaire », qui heureusement se passa en quelques semaines. Les résultats sur les voies respiratoires, furent nuls.

En *avril*, nouvelle médication hypodermique, à la cantharidine. Le résultat fut nul, et le mal s'aggravait, la toux plus fréquente s'accompagnait d'une expectoration plus abondante.

Enfin en *octobre*, elle quitte son pays brumeux, humide et froid du Nord de l'Europe, et vient à Arcachon. L'état général est mauvais : fièvre quotidienne à 38°,8 et parfois 39°. Légères sueurs nocturnes, pas d'appétit, amaigrissement notable, pas de sommeil à cause de la toux ; expectoration abondante muco-purulente, et parfois vomissements alimentaires réflexes. Menstruation régulière, mais diminuée.

L'état local est le suivant : POUMON GAUCHE, *en arrière*, dans la fosse sus-épineuse, matité absolue avec résistance au doigt, exagération des vibrations thoraciques ; signes physiques d'une petite caverne, avec craquements humides et râles de congestion périphérique. *En avant*, sous la clavicule, à la hauteur des trois premiers espaces intercostaux, matité avec râles sous-crépitants fins et quelques sibilances. POUMON DROIT, tant en avant qu'en arrière, au sommet, signes d'induration légère.

Quitte Archacon le 15 *juin*, très améliorée sous l'action combinée de la cure d'air, d'un peu de créosote et de la révulsion par les pointes de feu. Le bénéfice de l'état général se traduit par une augmentation de poids de 4 kilos. Du côté de l'état local, expectoration très diminuée, la malade restant parfois huit jours sans un seul crachat.

La caverne n'est plus le siège d'aucun gargouillement et se révèle par du souffle et de la voix caverneuse ; disparition de tous les phénomènes péricaverneux ; à la percussion, la matité est diminuée d'étendue aussi bien que d'intensité. La perméabilité pulmonaire semble rétablie dans tous les autres points.

Fait, sur mes conseils, une cure sulfureuse à Luchon, qui donne les meilleurs résultats. Depuis, l'amélioration s'est transformée en guérison, car la malade ne tousse plus, n'expectore plus, et peut vivre, depuis son départ d'Arcachon, de la vie commune dans le pays rigoureux qu'elle habite.

OBSERVATION XLI. — *Caverne tuberculeuse au sommet droit, en avant. — Pleurésie droite ancienne. — Ramollissement du sommet gauche, en arrière. — Durée du séjour : quatre mois. — Augmentation de poids : 5 kilos. — Amélioration dure dix mois.*

Homme, trente-huit ans ; mère morte de tuberculose pulmonaire à l'âge de vingt-huit ans, père bien portant et robuste.

Névropathe à l'excès. Bonne santé jusqu'à l'âge de trente-cinq ans. A cette époque, contracte, sans cause appréciable, un léger épanchement pleurétique à la base du côté droit, dont il guérit assez rapidement. Depuis lors, s'enrhume très facilement, et tousse presque tous les hivers.

En *octobre* 1892, est atteint de bronchite aiguë, surtout localisée à droite, longue à guérir, et laissant après elle un état de faiblesse marquée.

La toux ne cesse pas complètement. Chaque matin, le malade expectore un nombre appréciable de mucosités épaisses, vertes et jaunes ; sue la nuit ; perd l'appétit, et continue à résister à tous les conseils qui lui sont donnés, d'interrompre la vie de bureau qu'il mène à Paris.

A la fin de *janvier* 1893, prend conseil d'un médecin des hôpitaux qui constate au *sommet droit*, sous la clavicule, une perte de substance pulmonaire, et des infiltrations tuberculeuses aux deux sommets.

Les crachats sont bacillaires, la cachexie prononcée.

Arrive dans la forêt d'Arcachon le 1ᵉʳ *février*, dans l'état suivant : Fièvre quotidienne, débutant à trois heures de l'après midi, par un frisson sensible, suivi de chaleur, d'abattement et de sueur. Le malade se refuse à prendre sa température ! Amaigrissement des plus prononcés, teinte cachectique, anorexie complète avec diarrhée facile. Essoufflement, toux fréquente, insomnie. Poids, 56ᵏ,260.

Localement je constate : POUMON DROIT, *en avant*, sous la clavicule, une caverne de la dimension d'un œuf de pigeon, avec phénomènes de congestion périphérique, s'étendant au tiers supérieur ; *en arrière*, dans la fosse sus-épineuse, ramollissement ; et à la base, traces de l'ancienne pleurésie, frottements secs. POUMON GAUCHE, *en avant*, dans la hauteur des deux premiers espaces intercostaux, signes de suppléance : sonorité exagérée, respiration puérile : *en arrière*, dans la fosse sus-épineuse : submatité et râles sous-crépitants fins, avec atténuation du murmure respiratoire.

1ᵉʳ *mars*. Le malade est depuis un mois soumis à la cure d'air, qu'il accepte et pratique rigoureusement. L'amélioration est des plus marquées. La fièvre, qui dès les premiers jours a diminué d'intensité (jamais de thermomètre !), a cessé depuis cinq jours ; le sommeil est excellent, l'appétit très bon, si bien que le malade a augmenté de poids (57 kilos). La toux est beaucoup moindre, l'expectoration très diminuée d'abondance. L'auscultation dénote une amélioration marquée de la congestion péricaverneuse ; et les râles humides, dans la fosse sus-épineuse droite, sont moins nombreux.

1ᵉʳ *avril*. L'amélioration s'accentue de plus en plus, et depuis un mois il ne s'est produit aucun incident. Le malade continue rigoureusement sa cure d'air et de repos, que malgré les sollicitations absurdes de son entourage, il ne consent, fort heureusement, pas à modifier.

15 *juin*. Le malade quitte Arcachon dans des conditions excellentes et vraiment inespérées. Grâce à un appétit soutenu, l'augmentation de poids est telle, que jamais le malade ne croit avoir atteint son poids actuel.

1ᵉʳ *février.* 56ᵏ,260.        1ᵉʳ *mai.* 59ᵏ,650.
1ᵉʳ *mars.*  57ᵏ,000.        15 *juin.* 61ᵏ,200.
1ᵉʳ *avril.* 58ᵏ,125.

Soit un bénéfice de 5 kilos.

L'amélioration de l'état local est non moins remarquable. La congestion péricaverneuse n'existe pour ainsi dire plus, et la sécrétion de la caverne est tarie. Depuis un mois, c'est à peine si trois ou quatre fois, le malade a expectoré, le matin, un ou deux crachats. Les râles humides de la région sus-épineuse droite ne se perçoivent plus qu'à la fin des secousses de la toux, et beaucoup moins nombreux.

Le malade ayant passé tout l'été à la campagne, ainsi que la première partie de l'hiver (*octobre à fin décembre*), le bénéfice acquis s'est maintenu. Rentre à Paris en *mars* 1894, son état s'est aggravé à ce moment-là, par la reprise de ses anciennes occupations.

Mort en *juillet* 1895, aux environs de Paris.

OBSERVATION XLII. — *Cavernules du sommet droit en avant. — Ramollissement des deux sommets. — Durée du séjour : cinq mois. — Augmentation de poids : 5 kilos. — Amélioration dure dix mois.*
Jeune homme, dix-sept ans, à bons antécédents héréditaires et personnels.

« A fait, il y a *deux ans*, à la suite de l'influenza, une poussée congestive des deux poumons. Cette poussée, sur la nature de laquelle nous n'avons jamais eu de doutes, avait pour ainsi dire guéri. Depuis, le malade a eu des alternatives de mieux et de pire, mais, pour ainsi dire, jamais son état général n'est revenu satisfaisant.

« Malgré un appétit féroce, malgré une alimentation des plus fortifiantes, malgré des soins assidus et l'usage presque continu de l'huile de foie de morue, de l'arsenic, etc., notre malade est toujours resté pâle et amaigri. Il a grandi beaucoup dans ces dernières années, et cette croissance n'a fait que favoriser et augmenter la déchéance organique des tissus et en particulier d'un des sommets du poumon.

« En effet, *depuis un an* environ, peut-être plus, la poussée congestive et tuberculeuse a eu de la tendance à se localiser. Le sommet du poumon gauche est devenu le *locus minoris resistentiæ,* et la moindre atteinte de grippe ou de rhume a tendance à augmenter les désordres pulmonaires de ce côté.

« Notre malade est, en ce moment, à peine sorti d'une crise de cette nature, survenue sous l'influence d'une épidémie de grippe qui a régné dans la maison. Sous cette influence, les craquements du sommet sont devenus plus humides, en même temps que le thermomètre a accusé une élévation de température vespérale de un degré à un degré et demi (38°-38°,5).

A l'arrivée, *premiers jours de novembre* 1888, le malade est atteint d'un ramollissement tuberculeux de tout le SOMMET GAUCHE, surtout marqué, *en avant*, par des craquements humides, et des craquements nettement caverneux, à la suite des secousses de la toux. *En arrière*, signes de ramollissement au niveau de la fosse sus-épineuse. Le POUMON DROIT est atteint dans son sommet d'une induration tuberculeuse, avec quelques signes de fonte très circonscrite, *en arrière*. L'expectoration est abondante, purulente, bacillaire ; la toux fréquente est très pénible ; la fièvre quotidienne.

Départ le 1er *mai*. L'amélioration n'est pas douteuse. Les pesées en témoignent :

| | | | |
|---|---|---|---|
| 28 *novembre*. | 56k,650. | 6 *mars*. | 59k,050. |
| 17 *décembre*. | 56k,350. | 26 — | 60k,750. |
| 8 *janvier*. | 56k,700. | 25 *avril*. | 61k,600. |
| 21 *février*. | 58k,450. | | |

Soit un bénéfice de 5 kilos.

L'amélioration se traduit symptomatiquement par la diminution très-notable de l'expectoration, de la toux, et la cessation complète de la fièvre depuis deux mois. Localement, tous les signes sont amendés dans les proportions les plus heureuses.

Ce malade est mort chez lui, dans le Nord, l'hiver suivant, après deux mois de reprise des accidents (par hémoptysie), l'amélioration ayant duré dix mois.


## C. — *Aggravation*.


35 cas — relatifs à des malades, dont bon nombre, arrivés à la période cachectique de la maladie, pour lesquels on

tentait en dernier ressort la cure d'air, non dans l'espoir d'une guérison ou d'une amélioration marquée, mais afin de ne pas refuser cette dernière consolation, cette dernière espérance au tuberculeux mourant. La durée du séjour, pour la majeure partie des malades de cette catégorie, a été très courte, un mois et demi à trois mois. Tous sont morts soit ici, soit peu de temps (un à trois mois) après avoir quitté la station.

# V

### CONCLUSION.

En résumé, l'analyse de nos documents cliniques nous donne, sur 252 malades menacés ou atteints de diverses formes de la tuberculose pulmonaire :

1° **Action prophylactique** : 68 cas : guérison, 68.

2° **Action curative** : 184 cas, ainsi décomposés :

A. Première période (79 cas) : guérison, 27 cas ; amélioration, 40 cas ; aggravation, 12 cas.

B. Deuxième période (45 cas) : guérison, 9 cas ; amélioration, 24 cas ; aggravation, 12 cas.

C. Troisième période (60 cas) : guérison, 4 cas ; amélioration, 21 cas ; aggravation, 35 cas.

Ces résultats, que nous avons faits aussi rigoureux que possible, portent en eux leur éloquence et témoignent de l'efficacité du climat marin atlantique, associé à l'atmosphère forestière résineuse, dans la cure de la tuberculose pulmonaire. Puissent-ils attirer l'attention du corps médical et faire cesser la crainte injustifiée que la plupart des médecins professent à l'égard du voisinage de l'Atlantique pour les tuberculeux.

La mer vaut la montagne. L'une et l'autre, nous l'avons

vu, valent surtout, avant tout et par-dessus tout grâce à
l'élément commun : la pureté de l'air. Si la climathérapie
de montagne doit sa vogue, d'ailleurs légitime, à des résultats cliniques inconnus jusqu'alors en France, cela tient
à une cause unique : les médecins de l'Engadine nous ont
devancés, et de beaucoup, dans la mise en pratique de la
cure d'air et de repos.

Les résultats que je publie, prouvent que certains points
du littoral atlantique, — points privilégiés, je l'accorde, —
n'auront rien à envier aux résultats de l'altitude, si à
l'avenir, mieux instruits sur la technique de la cure marine,
mieux pénétrés de son efficacité, manœuvrant des malades
moins rebelles à ces idées d'une hygiène nouvelle, nous
nous mettons résolument à l'œuvre.

Alors verrons-nous, peut-être, s'évanouir cette formule
d'ostracisme : « Le voisinage de la mer est funeste aux
phtisiques ! »

# CHAPITRE VII

## INDICATIONS ET CONTRE-INDICATIONS

I. Rôle de plus en plus prépondérant de la climathérapie. — Indifférence du choix d'un climat dans nombre de cas.

II. — **Symptômes**. — A. **La fièvre**. — Indication favorable de la cure marine. — La fièvre de suppuration en particulier. — B. **Toux, Expectoration**. — Climats secs. — Climats humides. — Toux diminuée. — Expectoration facilitée. — C. **L'hémoptysie**. — Indication favorable.

III. — **État des lésions**. — Indications secondaires. — L'étendue des lésions plus importante que leur âge. — Période de germination, indication favorable. — **Lésions circonscrites** des trois périodes, indication favorable. — **Lésions étendues** de la seconde et de la troisième période, contre-indication. — Les trêves de la phtisie pulmonaire. — Action favorable de la cure marine sur leur production et leur maintien.

IV. — **Formes cliniques**. — A. **Phtisie ulcéreuse commune**. — *Forme éréthique*, indication favorable surtout aux phases aiguës. — Phtisie galopante, indication aux phases de calme. — *Forme torpide*, contre-indication. — Exception pour la *phtisie scrofuleuse*. — B. **Pneumonie caséeuse**, indication au moment des trêves. — C. **Phtisie granulique**, contre-indication.

V. — **Complications**. — A. **Laryngées**. — Catarrhe simple, indication. — Ulcération laryngée du début, indication. — Phtisie laryngée finale, contre-indication. — B. **Intestinales**. — Ulcérations intestinales, indication indifférente. — Diarrhée chronique catarrhale, indication favorable.

I

Quoique de date bien ancienne, la cure climatique de la phtisie pulmonaire, loin de diminuer de valeur, prend de jour en jour une plus grande importance. Alors que les

médications nouvelles annoncées à grand fracas, ne vivent
qu'un jour, pour tomber dans l'oubli, la climathérapie,
elle, quittant les inconnus de l'empirisme pour entrer dans
le domaine vraiment scientifique de l'observation et de la
classification, suit lentement, mais sûrement sa route.

Grâce à ses incessants progrès, la climathérapie pourra
peut-être un jour, formuler les indications et les contre-
indications propres à chaque climat. Mais nous n'en sommes
pas encore là.

Nos connaissances actuelles ne nous permettent même
pas d'affirmer qu'une tuberculose pulmonaire, d'un pronostic favorable, susceptible d'amélioration ou de guérison
par la cure marine, ne se serait aussi bien trouvée de la
montagne ou de la plaine, et réciproquement.

Il existe très certainement un grand nombre de malades
pour lesquels, l'un quelconque de ces climats, judicieuse-
ment mis en usage, donnera d'excellents résultats. De même
que dans d'autres circonstances tout climat échouera à
coup sûr.

S'il est impossible de formuler, pour tous les cas et pour
tous les climats, des lois positives, donnant à l'indication
du climat une rigueur scientifique, du moins pouvons-nous,
après les longs développements dans lesquels nous sommes entrés, donner quelques principes généraux sur les
indications et les contre-indications propres à la cure
marine.

Les indications et contre-indications de la climathérapie
marine peuvent se déduire : des *symptômes*, de *l'état des
lésions*, de la *forme clinique*, des *complications*. Toutes ces
catégories n'ont assurément pas la même importance, et
ne sont surtout pas très isolables, sur le terrain de la clinique; mais l'étude analytique de chacune d'elles concourt
à donner des idées plus précises sur ce sujet si com-
plexe.

## II

### SYMPTOMES.

A. La *fièvre* n'est, en aucun cas, une contre-indication à la cure marine, quoique Hérard, Cornil et Hanot aient pu dire, à propos des voyages en mer, cet idéal de la cure marine, qu'ils sont contraires aux malades fébricitants. Lindsay est d'un avis différent. Grancher et Hutinel reconnaissent que les malades « sujets aux fluxions et à la fièvre se trouvent bien d'un climat tempéré, d'un air plutôt mou que sec, sans cependant être véritablement humide ». Telles sont les conditions climatologiques du littoral atlantique.

Les développements relatifs à l'action du climat marin sur la fièvre, appuyés de nombreux graphiques, et qui font l'objet du chapitre : *Action symptomatique*, me dispensent de revenir sur ce sujet.

Rappelons simplement que d'après ces documents, la cure marine, loin d'être une contre-indication en cas de fièvre, est bien plus particulièrement indiquée. La fièvre de suppuration, mieux que la fièvre de tuberculisation, est une indication favorable à la cure atlantique.

B. *Toux. Expectoration.* — La toux sèche, quinteuse, avec expectoration pénible, est une indication de la cure marine. Non qu'il faille conserver l'ancienne formule, climats secs pour les sécrétions bronchiques abondantes, climats humides pour les sécrétions bronchiques rares. Sous cet énoncé, l'idée est fausse, car souvent une abondante sécrétion bronchique se tarit à bord, par exemple, où l'air est saturé d'humidité. Mais l'idée est juste, en ce sens qu'un climat à état hygrométrique élevé, tel que le climat atlantique, facilite rapidement l'expectoration, dont il diminue la viscosité. Cette action, toute mécanique, est vraie parce qu'elle ne souffre que peu ou pas d'exceptions.

La cure en air à état hygrométrique élevé, sans augmenter la sécrétion, facilite l'expulsion des produits sécrétés. Aussi s'adresse-t-elle aux tuberculoses chroniques à expectoration difficultueuse.

C. L'*hémoptysie*, dans bien des cas, fonction symptomatique de la phtisie pulmonaire, est une indication des plus favorables de la cure atlantique. Il ne saurait, bien entendu, être ici question de l'hémoptysie ulcéreuse. Nous n'entendons parler que de l'hémoptysie liée à l'hypérémie prétuberculeuse, quel que soit d'ailleurs le mécanisme de cette hypérémie, origine de l'hémoptysie de la première et de la seconde période.

Nous avons étudié dans l'un des chapitres précédents (*Effets physiologiques directs*), les heureuses modifications apportées à la circulation pulmonaire par l'état hygrométrique élevé, par la haute pression barométrique, aboutissant à la décongestion mécanique du réseau pulmonaire sanguin.

Corroborant ces données de mécanique circulatoire, j'ai étudié dans le chapitre : *Action symptomatique*, l'action du climat marin, dans 24 cas de tuberculose pulmonaire hémoptoïque, et démontré les effets positifs de la cure marine contre le crachement de sang. Grâce à cette cure, à de très rares exceptions, l'hémoptysie s'améliore, puis guérit.

## III

### ÉTAT DES LÉSIONS PULMONAIRES.

La période anatomique des lésions peut-elle fournir des indications ou des contre-indications ? Oui, mais à vrai dire, les données qui en découlent sont généralement d'ordre secondaire. Encore faut-il se bien pénétrer de ceci, que l'étendue des lésions importe plus que leur âge. Une caverne isolée, enkystée, est autrement moins grave, et offre d'autres ressources à la climathérapie, que la conglomération rapide et totale d'un poumon, par exemple.

Dans aucune maladie les signes prémontoires n'ont une importance plus évidente, et l'on ne saurait trop répéter que le changement de climat devrait avoir lieu au moment précis où le succès est une question de certitude. Dans les cas de menace, au début, on choisira entre le traitement par l'altitude ou par les voyages sur mer, « tous deux donnant des guérisons définitives » (Lindsay).

L'actif de la climathérapie marine est brillant, en tant que prophylaxie. Elle donne les succès les plus notables chez les prédisposés pulmonaires, et chez ceux dont les poumons respirent insuffisamment à raison de reliquats pleuro-pulmonaires récents ou déjà vieux, nous l'avons vu dans le chapitre : *Action prophylactique.*

La période de début ou période de germination est ensuite la mieux indiquée pour la cure marine. Mais, hélas ! combien peu de malades sont appelés à bénéficier de la tendance curative naturelle de ce premier envahissement tuberculeux, soit faute d'un *diagnostic précoce*, soit, faute pour le malade, si peu atteint, si loin de toute pensée de maladie, de n'avoir tenu compte d'un avis trop souvent qualifié de pessimisme.

Cette période est la période de choix, car à ce moment la thérapeutique est souvent toute-puissante pour arrêter l'évolution du processus tuberculeux (Grancher). Aussi la cure marine est-elle essentiellement indiquée à ce moment-là, et offre-t-elle les plus grandes chances de succès.

La cure marine est indiquée aux trois périodes anatomiques, mais avec lésions *circonscrites*. Les lésions *étendues* offrent moins de chance de succès. Et encore, y a-t-il lieu de tenir le plus grand compte du terrain sur lequel elles évoluent.

Arrivées à certaines limites, les lésions de la seconde et surtout de la troisième période sont une contre-indication à la cure marine, non que celle-ci les aggrave, elle leur est indifférente ; mais le résultat à espérer ne compense ni les fatigues ni les soucis d'un déplacement.

La climathérapie marine, pas plus que la climathérapie d'altitude, ne saurait prétendre à ne poursuivre que la guérison définitive de la phtisie pulmonaire. Dans la majorité des cas, soit à raison de la forme de la maladie, soit à raison de la mise en pratique trop tardive de la cure, il faut savoir se contenter d'un résultat plus modeste, tel qu'une trêve de la maladie.

Pas n'est besoin d'avoir longtemps vécu au milieu des phtisiques, pour savoir que ces trêves sont possibles à toutes les périodes de l'évolution bacillaire, même à la période caverneuse et de consomption. Ces trêves sont d'ordinaire « l'œuvre de la nature » (Marfan), mais elles sont favorisées, et obtenues plus souvent encore, par l'intervention de la cure marine : trêves manifestes, trêves durables, comme il ressort de nos observations cliniques.

Si donc, la période prétuberculeuse d'une part, les étapes de germination et d'infiltration d'autre part, fournissent une indication précise, cette indication reste indécise.pour la deuxième période, et ne saurait se transformer en une contre-indication générale et formelle, pour la période d'excavation.

IV

FORMES CLINIQUES.

A. Des trois grandes modalités cliniques de la phtisie pulmonaire, *forme chronique ulcéreuse commune*, *forme pneumonique* ou *pneumonie caséeuse*, *forme miliaire aiguë* ou *granulie*, la première est celle qui convient le mieux à la cure marine.

Mais encore, pour préciser les indications de cette climathérapie, faut-il tenir le plus grand compte du terrain sur lequel évolue cette forme chronique, commune. Car l'évolution clinique de la maladie naît autant du terrain envahi, que de l'intensité de l'infection.

Aussi dans bon nombre de cas, de l'étude de ce terrain découle l'indication quant au choix d'un climat. « Les constitutions éréthiques, sans résistances, supportent mal le climat de montagne, surtout à basse température, et ont de meilleures chances de modifications dans les localités basses et ensoleillées » (Weber). De même, disent Grancher et Hutinel, « parmi les phtisiques, il est des sujets nerveux, impressionnables, à réactions vives, qui sont sujets aux fluxions et à la fièvre ; à ceux-là un climat très chaud et un air vif seraient extrêmement nuisibles, il leur faut un climat tempéré, un air plutôt mou que sec, sans cependant être véritablement humide ».

Ces constitutions sont justiciables de la cure marine atlantique. La *phtisie éréthique* en est l'indication la plus précise, que cet éréthisme se manifeste par des poussées aiguës de bronchite, de congestion ou de pneumonie, ou bien par des phénomènes d'ordre général. Le climat marin, à effets sédatifs, convient par excellence à cette modalité constitutionnelle de la phtisie commune.

Dans cette forme commune, à marche lente, entrecoupée d'épisodes aigus, le malade peut et doit être déplacé même en état de crise. Mais s'il s'agit de cette variété qui « brûle les étapes », ou *phtisie galopante*, mieux vaut attendre une période d'accalmie pour soumettre le tuberculeux à la climathérapie marine. En effet, tant qu'il ne se produit pas un temps d'arrêt, la maladie doit être jugée absolument incurable, et rien n'est à espérer du climat marin pas plus que de tout autre. Mais qu'une accalmie survienne, et la cure climatique doit être tentée, la cure marine de préférence à toute autre.

Car, et c'est là sa supériorité dans l'espèce, l'action sédative du climat marin s'exerce sans demander aucun effort à l'organisme, qui n'a qu'à subir passivement les effets physiologiques du milieu : effets sédatifs et toniques, comme nous l'avons longuement démontré. Et ces malades, épuisés par les infections, par la fièvre hectique, par une fonte rapide du parenchyme pulmonaire, n'ont à redouter aucune excitation. Ils ont, au contraire, l'apaisement, la sédation à espérer.

En revanche, malgré ses propriétés toniques, l'air sédatif du littoral Sud-Ouest ne convient pas aux *phtisies torpides*, à ces formes très lentes, stationnaires, évoluant chez des individus mous, phlegmatiques. Le séjour dans la forêt du littoral atlantique leur est interdit.

Cette contre-indication formulée par G. Hameau, reste vraie. Toutefois, dans quelques cas, rares à la vérité, l'habitat sur les bords du Bassin d'Arcachon, peut pallier, mais pallier seulement, cette contre-indication.

Une exception formelle doit être faite à cette loi. Elle est relative à une forme torpide de la phtisie ulcéreuse commune, la *phtisie scrofuleuse*, forme spéciale, sans contredit, mais unanimement admise, évoluant très lentement, avec un état général satisfaisant, sur des sujets encore assez excitables et porteurs, depuis l'enfance, de manifestations scrofulo-tuberculeuses, telles que lupus, adénites suppurées, etc. Cette forme torpide retire les plus réels avantages de la cure marine au littoral du Sud-Ouest.

B. La pneumonie caséeuse (*phtisie aiguë pneumonique*), selon la phase de son évolution, est une indication ou une contre-indication à la cure marine. A début nettement défini avec forte fièvre, avec hépatisation d'étendue variable, la dégénérescence s'y produit souvent avec rapidité, l'hépatisation se ramollissant pour former des cavernes.

Tant que la maladie évolue rapidement et d'une façon continue, la cure marine est contre-indiquée.

Mais certains malades se remettent d'une façon inattendue. Le processus ulcéreux subit un arrêt plus ou moins complet. Alors, si peu encourageant que puisse paraître le cas, la question de climat se pose. Les stations marines humides sont les plus propices, la prépondérance de leur action sédative tendant à prolonger cette période de calme.

Dans ce cas d'ailleurs, la cure marine ne saurait promettre que des effets palliatifs.

C. Quant à la tuberculose miliaire aiguë, sous quelque forme qu'elle se présente, elle ne saurait être justiciable de la climathérapie marine.

Tout au plus, si la granulie, à forme thoracique, s'amende et passe à l'état chronique, on pourra songer à la cure d'air du littoral Sud-Ouest. Là encore, et avec moins d'espérances que pour la forme pneumonique, ne saurait-on demander que des effets palliatifs.

# V

## COMPLICATIONS.

Les complications de la phtisie commune, les plus directement liées aux indications et contre-indications de la cure marine, sont celles qui se rattachent aux lésions du larynx et de l'intestin.

A. Le *catarrhe laryngé simple*, tout comme la *trachéo-*

*bronchite catarrhale simple*, inflammatoire, accompagnant et complétant la phtisie pulmonaire, constituent des indications de la cure atlantique. Ces manifestations vulgaires, greffées à la tuberculose, sont les premières à s'amender, puis à disparaître sous l'influence du climat marin. Sur elles, se font surtout sentir les effets de préservation de ce climat.

Quant à l'*ulcération laryngée*, s'il est vrai qu'elle soit souvent le commencement de la fin, il est non moins vrai qu'on la rencontre parfois, alors que les poumons sont peu envahis, et l'état général encore satisfaisant. En ce cas, le séjour des plages chaudes et humides peut rendre les douleurs supportables. (Weber.) La liquéfaction des crachats, la diminution de leur viscosité, est un des premiers résultats de la climathérapie marine, nous l'avons déjà exposé. Aussi les quintes de toux, si douloureuses au cas d'ulcération laryngée, sont-elles diminuées de fréquence, et sont-elles autrement efficaces pour débarrasser le larynx de ses produits de sécrétion.

Dans ces conditions, la phtisie laryngée, au début, est très heureusement amendée par la cure marine. En aucun cas, sauf aux périodes ultimes, elle ne saurait être une contre-indication formelle.

B. L'état de l'intestin fournit également indications et contre-indications à la cure atlantique. Et là il y a lieu de distinguer.

Certes, l'*ulcération tuberculeuse de l'intestin*, rend presque nulle toute tentative climathérapique. Mais encore faut-il tenir compte de l'étendue des lésions, de leur durée, des troubles généraux auxquels elles ont donné lieu, pour en déduire soit une indication, soit une contre-indication.

Car la cure marine est sans action directe sur elles; elle ne leur est ni bonne, ni mauvaise, elle leur est indifférente.

En est-il de même, au cas de *diarrhée chronique*, liée à un catarrhe gastro-intestinal? Nullement, car ce catarrhe guérit souvent et rapidement aussi bien à la mer qu'à l'altitude.

Nous avons déjà étudié l'*hémoptysie*, en tant que symptôme, et recherché sa manière d'être en climathérapie marine. Aussi bien pourrait-on considérer l'hémoptysie comme une complication. La distinction importe peu. Ce qu'il nous faut rappeler, la démonstration en ayant été faite précédemment (chap. *Action symptomatique*), c'est que la cure marine, mitigée par la cure forestière, donne les meilleurs résultats contre l'hémoptysie.

# BIBLIOGRAPHIE [1]


**Aigre**, De la véritable atmosphère marine. *Congrès international de bains de mer et d'hydrothérapie marine*, Boulogne-sur-Mer, 1894.

**A. Angot**, Étude sur le climat de Saint-Martin-de-Hinx. *Annales du bureau central météorologique de France*, 1886. Paris, Gauthier-Villars.

**Fr. Arago**. Œuvres complètes, t. XIII : Mélanges scientifiques. Paris, Legrand, Pomey et Crouzet.

**J. Arnould**, France. (Climatologie.) *Dictionnaire encyclopédique des sciences médicales.*

Nouveaux éléments d'hygiène. Paris, J.-B. Baillière et fils, 1889.

**H. Barth**, Thérapeutique de la tuberculose. Paris, O. Doin, 1896.

**P. Beaulavon**, Contribution à l'étude du traitement de la tuberculose pulmonaire dans les Sanatoria. *Thèse de doctorat.* Paris, 1896. L. Bataille et C$^{ie}$.

**Becquerel**, Traité élémentaire d'hygiène ; 2$^e$ *édition.*

**Bergeron**, Rapport au directeur général de l'Assistance publique sur les résultats obtenus à l'hôpital maritime de Berck-sur-Mer, 1865.

Traitement et prophylaxie de la scrofule par les bains de mer. *Annales d'hygiène publique.* Juillet 1868.

L'hôpital Napoléon fondé à Berck. *Annales d'hygiène publique*, 1870.

**Bergé**, Voir **Troisier**.

**A. Bordier**, La géographie médicale. Paris. Reinwald, 1884.

**Broussais**, Cours de pathologie et de thérapeutique générale, *60$^e$ leçon*, 2$^e$ *édition*, t. II. Paris, 1834.

**Calmettes**, Note sur l'évolution et la thérapeutique de la tuberculose pulmonaire dans un milieu salubre. *Comptes rendus et mémoires du premier Congrès de la tuberculose*, 1889.

**F. Calot**, Sur les indications et les contre-indications du traitement marin. *Congrès international de bains de mer et d'hydrothérapie marine.* Boulogne, 1894.


---

[1] Sont seuls cités, les ouvrages directement consultés.

**Casse**, De l'atmosphère marine. *Congrès international de bains de mer et d'hydrothérapie marine.* Boulogne, 1894.

La tuberculose pulmonaire au bord de la mer. *Congrès international de thalassothérapie.* Ostende, 1895.

**Cazin**, De l'influence des bains de mer sur la scrofule des enfants. Paris, Asselin et Houzeau, 1885.

**Chambrelent**, Les Landes de Gascogne. Paris, Baudry et Cⁱᵉ, 1887.

**J. Comby**, Coqueluche. *Traité des maladies de l'Enfance de J. Grancher, J. Comby et A B. Marfan*, t. I. Masson et Cⁱᵉ édit. 1897. Paris.

**Corrigan**, Arcachon, sa forêt, son climat. *Discours d'ouverture de l'Académie de Dublin*, 1860-1861.

**Damaschino**, Étiologie de la phtisie pulmonaire. *Thèse d'agrégation*, Paris.

Leçons sur la tuberculose, *recueillies par L. Thérèse et E. Delporte.* Préface de M. Letulle. Paris, G. Steinheil, 1891.

**G. Daremberg**, Traitement de la phtisie pulmonaire. *Bibliothèque médicale Charcot-Debove.* Paris, J. Rueff et Cⁱᵉ, 1892.

**C. Demange**, Sel marin. *Dictionnaire encyclopédique des sciences médicales.*

**Dubarreau**, Les villes nouvelles. Bordeaux, Aug. Bord, 1863.

**Dujardin-Beaumetz**, Leçons de clinique thérapeutique, *recueillies par le Dʳ Eug. Carpentier-Méricourt.* Paris, Octave Doin, 1882.

**Espina y Capo**, Qualités spéciales qui peuvent être attribuées aux stations d'altitude, applications qui peuvent en être faites au point de vue médical. *Congrès international d'hydrologie et de climatologie.* Biarritz, 1886.

**Ferrand**, Leçons cliniques sur la phtisie pulmonaire. Paris. Adrien Delahaye et Cⁱᵉ, 1880.

**A. Festal**, Note sur le traitement climatérique de la coqueluche. *Congrès français de médecine.* Deuxième session. Bordeaux, 1895.

**Friedrich**, Die Seltenheit der Lungen-Phtisie auf dem Noordseeküstengebiet Hollands und Deutschlands. *Congrès international de thalassothérapie.* Ostende, 1895, traduction française. *Comptes rendus et mémoires.*

**Gavarret**, Atmosphère, *Dictionnaire encyclopédique des sciences médicales.*

**J. Grancher**, Maladies de l'appareil respiratoire. Tuberculose et auscultation. *Leçons cliniques recueillies par le Dʳ L. Faisans.* Paris, O. Doin, 1890.

Traitement de la tuberculose. *Bulletin médical*, 1895 et 1896.

**J. Grancher et Hutinel**, Phtisie. *Dictionnaire encyclopédique des sciences médicales.*

**Guéneau de Mussy.** Clinique médicale. Paris, A. Delahaye, 1875.

**G. Hameau**, De l'influence du climat d'Arcachon dans quelques maladies de la poitrine. *Société de médecine de Bordeaux*, 1896.

Le climat d'Arcachon et le Sanatorium (ville d'hiver). G. Masson, Paris, et J. Féret, Bordeaux, éditeurs, 1887.

De l'action des climats maritimes dans les affections tuberculeuses.

314                  BIBLIOGRAPHIE.

*Rapport au Congrès international d'hydrologie et de climatologie.* Paris, 1889. O. Doin, édit., 1890.

**Hanot**, Phtisie pulmonaire. *Dictionnaire de médecine et de chirurgie pratiques.*

**Hautreux**, Golfe de Gascogne. Courants des côtes des Landes. Vents et courants. Climat de la Gironde. *Bulletin de la Soc. de géogr. commerciale de Bordeaux*, 1893, 1894.

**Hayem**, Leçons de thérapeutique. Les agents physiques et naturels. G. Masson, édit. Paris, 1894.

**Hérard, Cornil et Hanot.** La phtisie pulmonaire. Félix Alcan, édit. Paris, 1888.

**Houzel**, La phtisie pulmonaire au bord de la mer. *Congrès international de thalassothérapie.* Ostende, 1895.

**Jaccoud**, Curabilité et traitement de la phtisie pulmonaire. A. Delahaye et E. Lecrosnier, édit. Paris, 1881.

**Jourdanet**, Influence de la pression de l'air sur la vie de l'homme, *2e édition.* Vigot frères. Paris.

**Knoff**, Les sanatoria. Traitement et prophylaxie de la phtisie pulmonaire. G. Carré, édit. Paris, 1895.

**Laënnec**, Traité de l'auscultation médiate des maladies des poumons et du cœur. J. S. Chaudé, édit. Paris, 1826.

**F. Lagrange**, La cure d'air marin. *Revue théorique et pratique des maladies de la nutrition.* Juin, juillet, août, sept. 1896.

**Aug. Lalesque**, Topographie médicale de la Teste de Buch. Lavigne jeune. Bordeaux, mars 1835.

**F. Lalesque**, La circulation pulmonaire. Études critiques et expérimentales. *Thèse de doctorat.* Paris, G. Masson, édit. 1881.

Topographie et climatologie médicales d'Arcachon. G. Masson, édit. Paris, 1886.

Le climat d'Arcachon étudié à l'aide des appareils enregistreurs. *Congrès d'hydrologie et de climatologie.* Paris, 1889. O. Doin, édit. Paris, 1890.

Le sanatorium forestier d'Arcachon. *Congrès français de médecine.* Lyon, 1895.

Climat marin et tuberculose pulmonaire. *Presse médicale,* 1895.

La phtisie pulmonaire au bord de la mer. *Congrès international de thalassothérapie.* Ostende, 1895.

**F. Lalesque et Rivière,** Analyse bactériologique de l'air de la plage et de la forêt d'Arcachon. *Bulletin de la station zoologique d'Arcachon.* Travaux des laboratoires, 1895. O. Doin, édit. Paris, 1896.

**Lardier**, Essai de climatothérapie locale (Vosges). Les stations sanitaires des montagnes. *Congrès international d'hydrologie et de climatol.* Paris, 1889.

**G. Lauth**, Traitement de la tuberculose par l'altitude. O. Doin, édit. Paris, 1896.

**Layet**, Hygiène rurale. *Dictionnaire encyclop. des sciences médicales.*

**Ch. Leroux**, Indications et contre-indications du traitement marin chez les enfants. *Congrès international de bains de mer et d'hydrothérapie marine*. Boulogne, 1894, G. Masson, éditeur. Paris, 1895.

**Léon-Petit**, Le phtisique et son traitement hygiénique. Félix Alcan, édit. Paris, 1895.

**Le Roy de Méricourt**, Considérations sur l'influence de l'air marin et de la navigation. *Archiv. génér. de médecine*, 1863.

**Leysin**, Station climatique d'altitude. Typographie Paul Schmidt. Paris, 1893.

**Lindsay**, Traitement climatérique de la phtisie pulmonaire, *traduit et annoté par F. Lalesque* . O. Doin, édit. Paris, 1891.

**Lombard**, Traité de climatologie médicale : Édition de 1880.

**A. B. Marfan**, Maladies des bronches ; maladies chroniques du poumon ; maladies du médiastin. *Traité de médecine de Charcot, Bouchard, t. IV*. G. Masson, édit. Paris.

**Marié Davy**, Les mouvements de l'atmosphère et des mers. V. Masson, édit. Paris.

**Ludovic-Martinet**, Banyuls-sur-Mer.

**C. Maze**, Les vents plongeants. *Cosmos*, 11 janvier 1890.

**Miquel**, Des organismes microscopiques de l'air de la mer. *Semaine médicale*, 1884.

**Onimus**. Du traitement de la tuberculose pulmonaire. Des sanatoriums. Des avantages des climats tempérés. *Gazette médic. de Paris*, 1888.

L'hiver dans les Alpes-Maritimes et dans la principauté de Monaco. G. Masson, édit. Paris, 1894.

**Pascalin**, Influence du traitement marin dans les tuberculoses. *Congrès international de bains de mer et d'hydrothérapie marine*. Boulogne, 1894.

**E. Pereyra**, Des bains de mer d'Arcachon, de l'influence des bords de ce bassin sur les tubercules pulmonaires et les maladies du cœur, et de l'habitation de cette plage pendant l'hiver par les personnes atteintes de maladies chroniques. Bordeaux, 1853.

**E. Perrier**, Des stations médicales dans les maladies des enfants. Rueff et Cⁱᵉ, édit. Paris, 1896.

**Peter**, Leçons de clinique médicale. Asselin et Cⁱᵉ, édit. Paris, 1879.

**L. H. Petit**, Chronique sur le troisième Congrès pour l'étude de la tuberculose. *Revue de la tuberculose*, t. 1, 1893, G. Masson, édit.

Sur les hémoptysies qui surviennent au bord de la mer. *Congrès de thalassothérapie*. Ostende, 1895.

**Poirel**, Planisphère physique. Vents. Courants. Végétation. *Atlas de géographie moderne de Schräder, Prudent et Anthoine*. Hachette et Cⁱᵉ, 1896

**V. Raulin**, France (géographie). *Dictionnaire encycl. sciences médic.*

**G. Rayet**, Observations pluviométriques et thermométriques faites dans le département de la Gironde. *Commission météorologique de la Gironde. Bulletin annuel*. G. Gounouilhou, Bordeaux,

**E. Reclus**, Les phénomènes terrestres. Paris, 1892.
   Nouvelle Géographie universelle, t. II. La France.
**O. Reclus**, France, Algérie et Colonies. Hachette et C¹ᵒ. Paris, 1886.
**J. Renaut**, Traitement des bronchites chroniques. *Traité de thérapeutique
   appliquée d'Albert Robin*. Rueff et C¹ᵉ, édit. Paris, 1896.
**Richardière**, Une visite à Davos. *Semaine médicale*, 1886.
**Rochard**, Au marin. *Dictionnaire de médec. et de chirurg. pratiques.*
   De l'influence de la navigation et des pays chauds sur la marche et le
   développement de la phtisie pulmonaire. *Mémoires de l'Académie de
   médecine*, t. XX.
**De Rochas**, Mer. *Dictionnaire encycl. des sciences médicales.*
**A. Rotureau**, Arcachon. *Dictionnaire encycl. des sciences médicales.*
**A. Sabourin**, Traitement rationnel de la phtisie. G. Masson, édit. Paris,
   1896.
**G. Sée**, La phtisie bacillaire des poumons. A. Delahaye et E. Lecrosnier,
   édit. Paris, 1884.
**Jules Simon**, Des bains de mer : indications et contre-indications. *Gazette
   des hôpitaux*, 13 octobre, 1881.
   *Concours médical.* 1882.
**Springer**, Traitement de l'adénopathie trachéo-bronchique. *Traité de thé-
   rapeutique appliquée d'Albert Robin.* Rueff et C¹ᵉ, édit. Paris, 1896.
**Stéphan**, Documents sur le climat de Marseille. *Bulletin de la Commission
   météorologique des Bouches-du-Rhône*, année 1894.
**Thaon**, Les voyages en mer et les poitrinaires, 1883.
**Thoulet**, Le bassin d'Arcachon. L'ostréiculture. La pêche. Les dunes.
   *Revue des Deux-Mondes, 15 août 1893.*
**Troisier et Bergé**, Traitement de la phtisie pulmonaire. *Traité de théra-
   peutique appliquée d'Albert Robin*, Rueff et C¹ᵉ, édit. Paris, 1896.
**Vandremer**, Influence de l'air marin sur l'hérédité tuberculeuse. *Congrès
   international de bains de mer et d'hydrothérapie marine*. Boulogne, 1894.
**Van Merris**, Sur l'action thérapeutique du séjour à la mer dans les tuber-
   culoses. *Revue d'hygiène*, 1890.
**Van Rynn**, Les petites hémoptysies dans la tuberc. pulm. et les perturba-
   tions atmosphériques. *Journal de la Soc. royale des sciences médic. et
   nat. de Bruxelles.* 16 mars 1895.
**Verhaeghe**, De la rareté comparative de la phtisie pulmonaire sur les
   bords de la mer. *Bulletin Académie royale de médecine de Belgique*, 1858.
**Vidal**, Statistiques et fonctionnement de l'hôpital Renée-Sabran à
   Hyères-Giens. *Congrès international de bains de mer et d'hydrothérapie
   marine.* Boulogne, 1894.
**H. Weber**, Climatothérapie. *Traduit de l'allemand par A. Doyon et P.
   Spillmann.* Félix Alcan, édit. Paris 1886.

# TABLE DES MATIÈRES

# DEUXIÈME PARTIE

## Climatophysiologie.

### CHAPITRE PREMIER

#### Les effets de préservation.



### CHAPITRE II

#### Les effets physiologiques directs.

## CHAPITRE III

### Formule physiologique.



## TROISIÈME PARTIE

### Climathérapie.

### CHAPITRE PREMIER

#### Considérations générales et critiques sur la phtisiothérapie marine.

## CHAPITRE II

### Cure atlantique : marine et forestière.



## CHAPITRE III

### Conditions techniques de la cure marine et forestière.

## CHAPITRE IV

### Action prophylactique.

## CHAPITRE V

### Action symptomatique.



## CHAPITRE VI

### Action curative.



## CHAPITRE VII

### Indications et contre-indications.

6219-97. — CORBEIL. Imprimerie ÉD. CRÉTÉ.